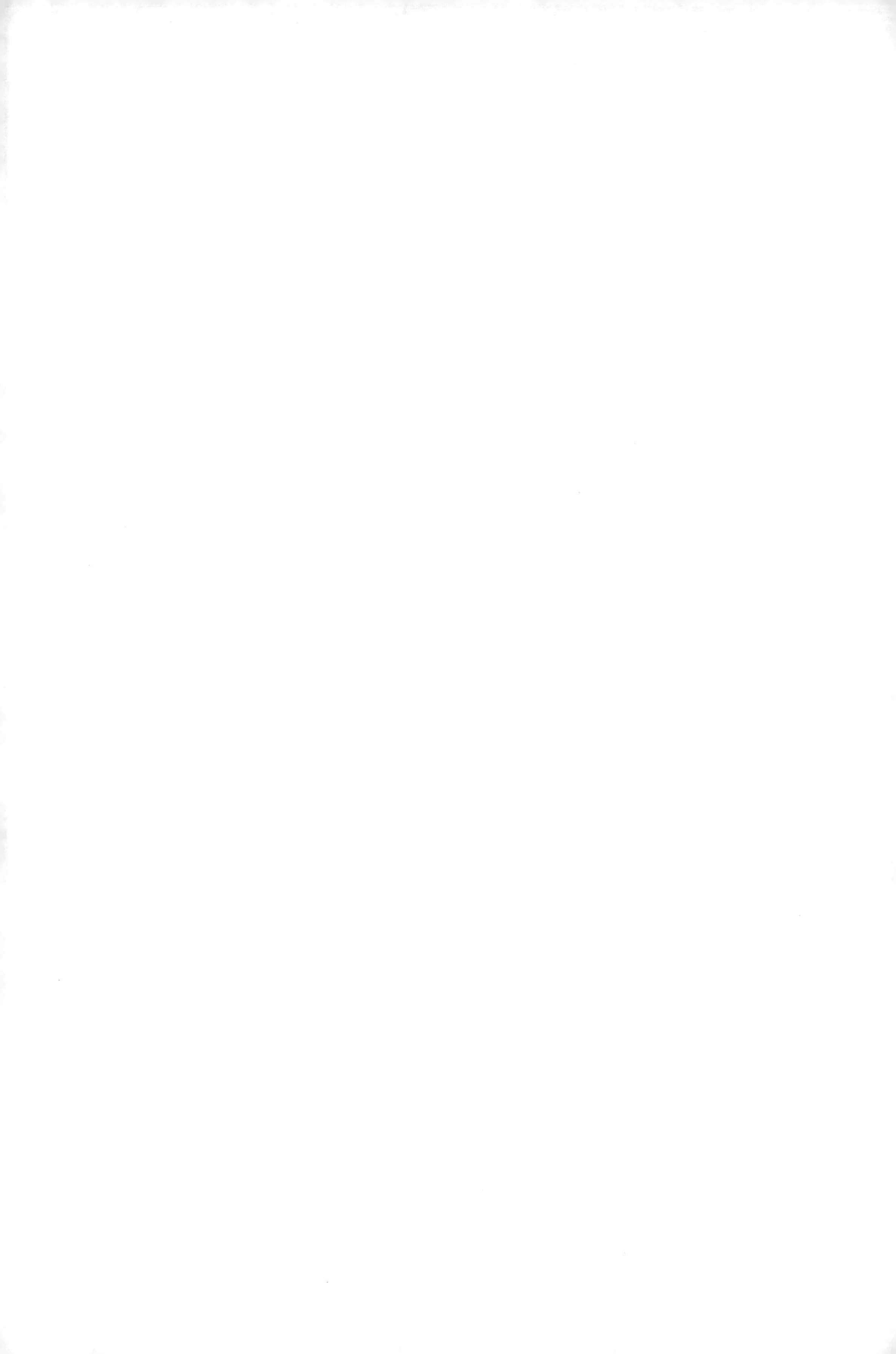

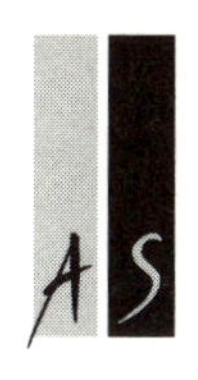

ELISABETH SIMONS | OSWALD OELZ

KOPFWEHBERGE

Eine Geschichte der Höhenmedizin

Mit einem Vorwort
von Reinhold Messner

AS Verlag

2. Auflage 2001
Bildredaktion und Gestaltung: Heinz von Arx, Urs Bolz, Zürich
Textredaktion und Lektorat: Andres Betschart, Zürich
ISBN 3-905111-59-4

«La nature n’a point fait l’homme
pour ces hautes régions; le froid et la rareté
de l’air l’en écartent.»

«Die Natur hat den Menschen nicht für
die hohen Regionen geschaffen;
die Kälte und die dünne Luft halten
ihn von dort fern.»

Horace Bénédict de Saussure

Inhaltsverzeichnis

Grenzen und Möglichkeiten des Mängelwesens Mensch in grosser Höhe

Lange bevor der Mensch in der Lage war, auf die höchsten Gipfel der Erde zu klettern, wusste er von Atemnot, Umnachtung und Gliederschmerzen, die Aufstiege in die Höhe begleiten. Oder er ahnte wenigstens, wie viel Strapazen mit dem Leben in der Höhe verbunden sind.

Vielleicht aber sind die Inkas gerade deshalb auf die Sechstausender der Anden gestiegen, weil sie sich neben der Sonnennähe auch Erleuchtung versprachen von den wirren Träumen in dünner Luft; die Chinesen sprachen schon in der Han-Zeit von den «Bergen des grossen Kopfwehs» im Süden und Westen ihres Reiches, und tibetische Mönche stiegen als Einsiedler bis in die Todeszone, um zu meditieren. Dies alles geschah, bevor das Bergsteigen Mode wurde. Warum? Weil die Höhe mit ihrer «giftigen Luft» neben körperlichen Beschwerden Erleuchtung und Überblick versprach?

Der Mensch als Mängelwesen kommt in der sauerstoffarmen Luft auf den Dächern der Welt – ob in den Alpen, in den Anden oder im Himalaja – rasch an den Rand seiner Leistungs- und Leidensfähigkeit. Und die Bergkrankheit hat mehr Bergsteiger umgebracht als Stürme, Steinschlag und Lawinen. Nun, wir Menschen sind nicht dafür gemacht, ohne besondere Technologie und auf Dauer in Gipfelhöhe des Montblanc oder sogar noch höher zu leben. Wir sollten ganz oben deshalb auch nicht verweilen und beim kurzen Aufenthalt äusserst vorsichtig operieren, uns nicht überschätzen.

Nun liegt mit der *Geschichte der Höhenmedizin* ein Einblick in die Grenzen und Möglichkeiten der menschlichen Natur beim Aufstieg in grosse Höhen vor. Was Elisabeth Simons, Historikerin, Ärztin und Bergsteigerin, und Oswald Oelz, selbst einer von denen, die auf den höchsten Gipfeln der Welt öfters irre gegangen sind, zusammengetragen haben, ist die Summe all dessen, was wir wissen und wissen sollten über jene «Höhenkrankheit», die niemanden verschont, der sich in eisigen Höhen selbst nicht schont. Am Wahn des Menschen, immer höher zu steigen, wird dieses Buch nichts ändern, auch nicht an seiner Zerbrechlichkeit. Aber wenn wir uns selbst in die Todeszone wagen, können all diese Erkenntnisse überlebensnotwendig sein. Und darüber hinaus sind sie ein Stück Alpingeschichte, sie gehören zu unserem kulturellen Erbe.

Diese fundamentale Arbeit, die auch einen dramatischen Teil des Eroberungsbergsteigens zusammenfasst, gibt uns die Möglichkeit, Höhenbergsteigen und den Aufenthalt in grosser Höhe als Therapie zu begreifen, als Hilfe, sich einzuordnen in dieser chaotischen und globalen Welt. Nicht dass Bergsteigen gesund wäre, es schafft nur Distanz und Übersicht. Wer hoch oben war, muss, wieder zurück im Tal, in den allzu menschlichen Niederungen nicht mehr alles sehen. Denn er hat gesehen. Die Welt von oben gesehen zu haben und zu erfahren, dass jenseits unserer Möglichkeiten jenes Unendliche liegt, das uns nicht zugänglich ist – das Jenseits eben –, das ist in jedem Fall all die Strapazen und Mühen unserer «Eroberung des Nutzlosen» wert.

Reinhold Messner

EINLEITUNG

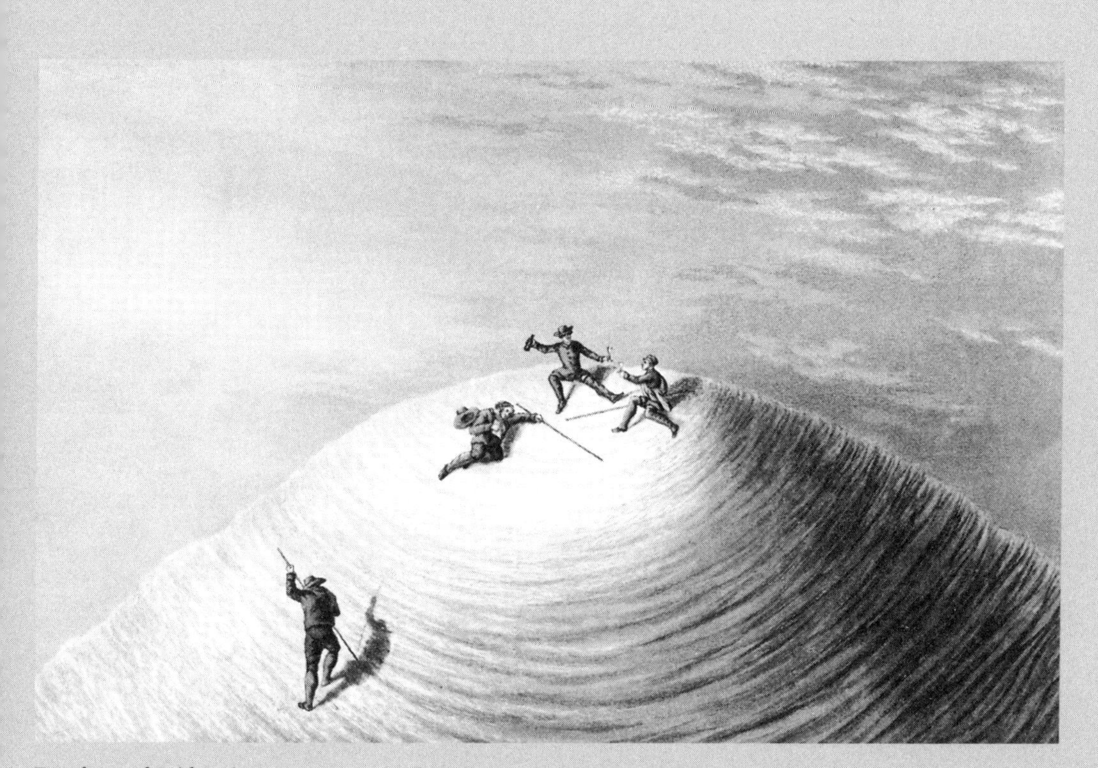

Freuden und Leiden einer Montblanc-Besteigung um 1850: Während die beiden Alpinisten auf dem Gipfel sich fröhlich zuprosten, liegt einer ihrer Kameraden von Atemnot geplagt im Schnee – Symptom des Höhenlungenödems. Erschöpft stützt sich der vierte Bergsteiger auf seinen Stock, um das Gleichgewicht zu halten. Er leidet an schwerer akuter Bergkrankheit. Kolorierter Stich von John MacGregor, London 1855.

Nur noch wenig mehr als 400 Höhenmeter trennten Edward Arthur Fitz Gerald vom heiss ersehnten Ziel seiner langen Reise, dem 6959 Meter hohen jungfräulichen Gipfel des Aconcagua. Es war Mittag, 14. Januar 1897. Doch nun kehrte während einer Rast stärker und stärker die Übelkeit zurück, die Fitz Gerald schon früher in grosser Höhe gequält hatte. Eben noch schien der Erfolg in Reichweite, und nun musste der britische Bergsteiger erfahren, dass sein Körper ihm das Weitergehen verweigerte. In tiefster persönlicher Enttäuschung beauftragte er seinen Führer, Matthias Zurbriggen, allein weiterzuklettern, um wenigstens den Erfolg der Expedition zu sichern. Mit Bitterkeit sah er ihn eine Dreiviertelstunde später nahe dem Gipfel durch das Schlusscouloir zwischen den zwei höchsten Erhebungen aufsteigen. Er wollte noch einmal kämpfen: «Ich stand auf und versuchte einmal mehr weiterzugehen, aber ich konnte nur zwei, drei Schritte machen, und dann musste ich wieder anhalten und nach Atem ringen. Meine Kämpfe um Luft wechselten sich mit schweren Attacken von Übelkeit ab. Manchmal fiel ich einfach um, und jedes Mal hatte ich grössere Schwierigkeiten, wieder aufzustehen. Schwarze Flecken zogen durch mein Gesichtsfeld, ich wanderte wie im Traum. Ich fühlte mich so schwindlig und krank, dass sich der ganze Berg um mich herum zu drehen schien. Die Zeit verging, es wurde spät, und ich war nun so hilflos, dass ich nicht mehr aufstehen konnte und meinen Gefährten Lanti bitten musste, mir zu helfen. [...] Und so gab ich meinen Kampf auf und startete nach unten.

Diesen Abstieg werde ich nie vergessen. Ich war so schwach, dass meine Beine sich bei jedem Schritt zusammenzufalten schienen, und immer wieder stürzte ich und schnitt mich an den herumliegenden zertrümmerten Steinen. [...] Schliesslich erreichte ich ein Schneefeld und rollte einfach ein gutes Stück des Weges nach unten. Je tiefer ich kam, umso mehr kehrte meine Kraft langsam zurück, die Übelkeit verschwand, aber rasende Kopfschmerzen, die so schlimm waren, dass ich nur noch mit grosser Schwierigkeit sehen konnte, dauerten an.»[1]

Fitz Gerald war ein Opfer der schweren akuten Bergkrankheit mit Funktionsstörungen des Gehirns und der Lunge, die zu den peinigenden Symptomen Übelkeit, Kopfschmerzen und Atemnot führten. Die Schwere der Kopfschmerzen, der extreme Schwindel, die Gleichgewichtsstörungen und die Sehstörungen lassen vermuten, dass bereits eine Hirnschwellung, also ein Hirnödem, bestand. Hätte er sich nicht mit Hilfe seines Gefährten nach unten gekämpft, wäre er bald bewusstlos geworden und gestorben. Die Flecken in seinem Gesichtsfeld deuten zudem darauf hin, dass Blutungen der Netzhaut des Auges aufgetreten waren.

Fast jeder Bergsteiger, der wiederholt in Höhen über 2500 bis 3000 Metern aufgestiegen ist, hat leichte bis mittelschwere Symptome der akuten Bergkrankheit schon am eigenen Leibe verspürt. Die Betroffenen leiden immer unter Kopfweh sowie zusätzlich und variabel unter verschieden schwerer Übelkeit, Mattigkeit, Lustlosigkeit, Appetitlosigkeit und Schlafstörungen. Dies sind Symptome, die durch eine Hirnfunktionsstörung als Folge des Sauerstoffmangels verursacht werden. Wenn der Bergsteiger diese Symptome nicht beachtet und weiter nach oben steigt, nehmen die Kopfschmerzen zu. Dazu kommen Erbrechen, Gleichgewichtsstörung bis zur Unmöglichkeit zu stehen, Benommenheit und schliesslich Bewusstlosigkeit. In diesem Zustand leidet der Patient an einem Hirnödem, an dem er, wenn er nicht rasch abtransportiert wird oder mit letzter Kraft selbst absteigt, bald verstirbt. Bei anderen Patienten stehen Symptome von Seiten der Lunge, also Husten, Atemnot und rasselnde Atemgeräusche, im Vordergrund. Diese Leute leiden unter einem Höhenlungenödem, bei dem der Patient in seinem eigenen Blutwasser ertrinkt, da die Sauerstoffaufnahme in den von Blutplasma gefüllten Lungenbläschen nicht mehr möglich ist.

Die leichte bis mittelschwere Form der akuten Bergkrankheit ist häufig und wird in Höhenlagen zwischen 2000 und 3500 Metern in den ersten Tagen des Höhenaufenthaltes je nach Untersuchungsort bei 10 bis 30 Prozent der neu Aufgestiegenen beobachtet. Wird schnell eine Höhe von über 4000 Metern erreicht, so liegt die Häufigkeit der akuten Bergkrankheit zwischen 30 und 60 Prozent, über 6000 Meter leiden die allermeisten. Das Höhenlungenödem tritt seltener auf, die Inzidenz oberhalb von 4000 Metern beträgt je nach Untersuchungsort 0,5 bis 2 Prozent. Das Höhenhirnödem kommt noch etwas weniger oft vor.

In der Zeit des raschen Transports und des zunehmenden Massentourismus in die Hochregionen der Erde treten die akute Bergkrankheit und die beiden Formen des Höhenödems immer häufiger auf. Dabei könnte uns schon die Geschichte lehren, diese Komplikationen des Höhenaufenthaltes zu erkennen und zu vermeiden. Mit Sicherheit haben die Menschen immer gelitten, wenn sie «zu schnell zu hoch» hinaufgestiegen sind. Die ersten Berichte darüber sind denn auch über 2000 Jahre alt. Seit Beginn der Eroberung der Alpen hat man die krank machenden Effekte der Höhe auch im westlichen Kulturkreis beschrieben und sie als unvermeidbaren Tribut für das Eindringen in lebensfeindliche Sphären hingenommen. Seither haben wir gelernt, was die akute Bergkrankheit ist, wie man sie vermeiden und notfalls behandeln kann. Die Entwicklung dieser Kenntnisse ist parallel zur Entwicklung des Bergsteigens verlaufen und dem Hauptstrom der medizinischen Forschung immer nachgehinkt, denn sie ist immer als Randgebiet verstanden worden, als eine Komplikation unnötigen spielerischen Tuns.

Der heutige Wissensstand

Physikalische und physiologische Grundlagen

Die auf der Erdoberfläche lastende Luftsäule wird mit zunehmender Entfernung vom Erdboden kleiner, und somit verringert sich der Luftdruck mit zunehmender Höhe: Er beträgt auf Meereshöhe 760 mm Hg und auf 8000 Meter Höhe noch 267 mm Hg. Das Volumen der Luft nimmt mit steigender Höhe zu, da sich Druck und Volumen eines Gases bei konstanter Temperatur umgekehrt proportional zueinander verhalten.

Bis in eine Höhe von etwa 11 000 Metern bleibt die Zusammensetzung der Luft unverändert. Der Anteil des Sauerstoffs am Gasgemisch, das unsere Umgebungsluft ist, beträgt konstant fast 21 Prozent. Entscheidend für die Wirkung der Höhenluft ist der Teil- oder Partialdruck des Sauerstoffs. Jedes Gas in einem Gemisch hat einen Anteil am Gesamtdruck, der seinem Volumenverhältnis entspricht. Somit beträgt der Sauerstoffpartialdruck (pO_2) auf Meereshöhe 159 mm Hg (= 760 x 0,21) und auf 8000 Meter Höhe noch 56 mm Hg (= 276 x 0,21).

Beim Aufstieg nimmt also der Sauerstoffgehalt in der Atemluft ab. Dadurch gerät der auf ausreichende Sauerstoffzufuhr angewiesene Organismus in den Zustand des Sauerstoffmangels, die Hypoxie. Das Ausmass der Folgen ist dabei wesentlich durch die Geschwindigkeit eines Aufstiegs geprägt. Je schneller dieser erfolgt, desto weniger Möglichkeit zur Adaptation und

Akklimatisation hat der Körper. Diese Anpassungsvorgänge setzen an den verschiedenen Stationen des Sauerstofftransports von der Einatmungsluft zum Gewebe an. Am besten bekannt ist sicherlich die Steigerung der Atmung und der Anstieg der Konzentration von Hämoglobin, also dem Farbstoff der roten Blutkörperchen.

Die Hypoxie und ihre Folgen

Als akute Hypoxie bezeichnet man den plötzlich (innerhalb etwa einer Stunde) einsetzenden Sauerstoffmangel. Dieser tritt hauptsächlich beim Fliegen ohne Druckausgleich oder im Dekompressionsversuch auf. Die Symptome manifestieren sich am zentralen Nervensystem mit dem Bewusstseinsverlust ab einer Höhe von 5000 Metern.

Chronische Hypoxie führt zu Anpassungsvorgängen des Körpers. Diese bestehen einerseits aus den schon nach Stunden einsetzenden Akklimatisationsmechanismen, anderseits aus der Adaptation, die Generationen benötigt.

Bei raschem Aufstieg auf Höhen über 2500 Metern kann es nach einer Latenzzeit, also einem symptomfreien Intervall von 6 bis 24 Stunden, zur akuten Bergkrankheit, zum Höhenlungenödem oder zum Höhenhirnödem kommen. Die Latenz erklärt sich dadurch, dass der Sauerstoffmangel zwar die zu Grunde liegende Ursache dieser Erkrankungen ist, seine Wirkung aber über Zwischenschritte, also indirekt, entwickelt. Je schneller der Aufstieg und je grösser die erreichte Höhe, desto wahrscheinlicher wird es, dass die Höhenkrankheit auftritt.

Die Symptome der akuten Bergkrankheit (acute mountain sickness, AMS) sind Kopfschmerzen, Gleichgültigkeit, Inappetenz, Schwindel, Übelkeit und Erbrechen sowie Schlafstörungen. Wenn kein weiterer Anstieg erfolgt, reicht eine Therapie der Symptome aus, um diese wieder zum Verschwinden zu bringen.

Das Höhenhirnödem (high altitude cerebral edema, HACE) ist die bösartige Form von AMS. Der Patient leidet neben vernichtenden Kopfschmerzen und Erbrechen an Wahrnehmungs- und Gleichgewichts- und Bewegungsstörungen (Ataxie) sowie Veränderungen des qualitativen und quantitativen Bewusstseins bis hin zum Koma. Ohne Abstieg, Abtransport und/oder Therapie stirbt der Patient.

Auch das Höhenlungenödem (high altitude pulmonary edema, HAPE) tritt meist bei Personen auf, die schon zuvor an den Symptomen von AMS gelitten haben. Die Latenzzeit nach dem Aufstieg beträgt bis zu vier Tagen. Es entwickelt sich Atemnot mit einer Leistungseinbusse, die über das Mass, das der jeweiligen Höhe entspricht, hinausgeht. Zu subjektiven Atembeschwerden (Dyspnoe) mit Engegefühl auf der Brust gesellen sich erhöhte Atemfrequenz (Tachypnoe) und schneller Herzschlag (Tachykardie), später auch starke Atemnot im Liegen (Orthopnoe). Der Husten ist erst trocken und dann produktiv mit schaumigem, blutdurchsetztem Auswurf. Die Untersuchung zeigt bei der Abhörung mit dem Stethoskop Rasselgeräusche über der Lunge als Zeichen der Wasseransammlung und möglicherweise eine Verstärkung des Pulmonalklappentons; häufig besteht erhöhte Temperatur oder Fieber. Im Röntgenbild findet sich ein unregelmässiges, fleckiges Infiltrat der Lunge und eine Betonung der Pulmonalgefässe bei normal grossem Herzen. Auch HAPE führt unbehandelt häufig zum Tod.

Die pathophysiologischen Mechanismen dieser Erkrankungen sind auch heute noch nicht restlos geklärt. Neben dem Sauerstoffmagel in der Umgebungsluft ist bei den betroffenen Individuen eine verminderte Atemsteigerung bei Sauerstoffmangel (hypoxic ventilatory response) ursächlich. So kommt es zu einem noch weiteren Abfall des Sauerstoffpartialdrucks und Anstieg des Kohlensäurepartialdrucks. Damit verbunden und bewirkt durch hormonelle Veränderungen entsteht eine Wasser- und Salzretention, die sowohl zu peripheren als auch zu zentralen Ödemen (Wasseransammlungen) führt.

Bei der Entstehung des Lungenödems ist zudem ein exzessiver Anstieg des Druckes im Lungenkreislauf ursächlich. Diese Steigerung der normalen Gefässverengung als Folge des Sauerstoffmangels führt über lokal vermehrten Blutfluss im Lungenkreislauf und eine erhöhte Durchlässigkeit der Kapillare zum Austritt von Flüssigkeit in das Lungengewebe. Im Gegensatz zum kardialen Lungenödem, bei dem eine Pumpschwäche des Herzens zum Wasseraustritt in die Lunge führt, bleiben dabei die Druckverhältnisse im linken Herzen normal.

Die medikamentöse Prophylaxe und Therapie erfolgt bei AMS und HACE mit Acetazolamid und Kortikosteroiden. Zur Vorbeugung und Behandlung des Lungenödems wird der Kalziumantagonist Nifedipin eingesetzt, der den pulmonalarteriellen Blutdruck senkt.

Nach wie vor ist die wirksamste Prophylaxe ein langsamer Aufstieg und die beste Therapie der Abstieg oder Abtransport in eine sauerstoffreichere Umgebung.

BIS 1600

FRÜHE ZEUGNISSE

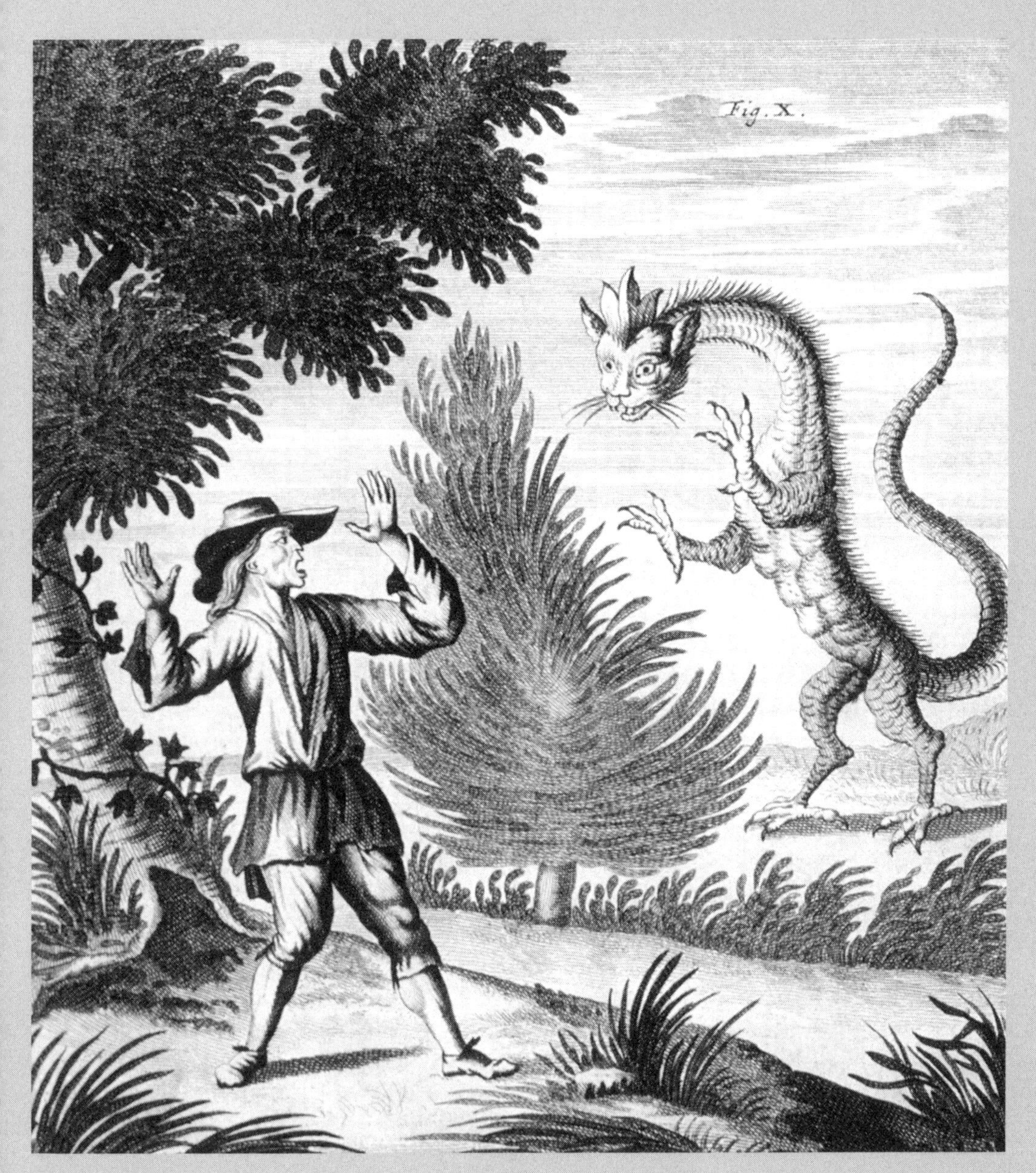

Das Hochgebirge ist im Mittelalter mit bedrohlichen Vorstellungen verbunden. Es hausen dort finstere Wesen: Drachen, Gnome und andere übel wollende Geister. Illustration aus Johann Jakob Scheuchzers *Itinera per Helvetiae Alpines regiones*, Leiden 1723.

Feindliche Berge und ihre seltene Besteigung in Europa

Das Verhältnis des Menschen zum Hochgebirge hat sich im Lauf der Zeit in Abhängigkeit von Erfordernissen und Bedürfnissen, Glauben und Zeitgeist geändert. Die Berge waren in verschiedenen Kulturen eher mit positiven oder mit negativen Vorstellungen besetzt – kaum aber liessen sie die Menschen gleichgültig.

So wähnte und wähnt man in einigen Kulturkreisen auf den höchsten Bergen die Wohnstätten der Götter oder fühlt sich ihnen dort oben zumindest nahe. Möglicherweise gab es daher auch schon im Altertum europäische Bergbesteigungen, bei denen die Symptome des Sauerstoffmangels auftraten. Mehrere Autoren erwähnen jedenfalls, die Olympbesteigungen (2911 m) der alten Griechen hätten den Gebrauch von feuchten Schwämmen als Atemhilfen nötig gemacht. Der englische Chemiker Robert Boyle (1627–1691) schrieb diese Aussage Aristoteles zu, obwohl bei Aristoteles bisher keine entsprechende Erwähnung gefunden wurde; eine vergleichbare Textstelle ist aber in den Schriften des heiligen Augustin (354–430) bekannt.[2] Der Physiologe Paul Bert zitierte Francis Bacon (1561–1626) in ähnlicher Weise, erwähnte dabei allerdings essiggetränkte Schwämme.[3]

In einem Renaissancegedicht von Fazio degli Uberti musste der Ich-Erzähler bei einer Olympbesteigung auf dem Gipfel mit einem feuchten Schwamm kuriert werden, da «Augen und Stirn schwer waren, das Herz zitterte und er kalt und fahl wurde».[4]

Auch wenn wir nicht wissen, wer diese häufig wiederholte Darstellung erschaffen hat, darf man annehmen, dass Symptome des akuten Sauerstoffmangels in Europa einmal bekannt gewesen waren, bevor sie wieder in Vergessenheit gerieten.

Im Reich der Drachen und Ungeheuer

Im abendländischen Mittelalter verband man mit dem Hochgebirge bedrohliche Vorstellungen. Es hausten dort finstere Wesen wie Drachen, Gnome und allerlei andere übel wollende Geister. Zudem erkannte man keinen Sinn in der Existenz der lebensfeindlichen Eis- und Steinmassen, in denen der Mensch den Naturgewalten ausgesetzt und von unheimlichen

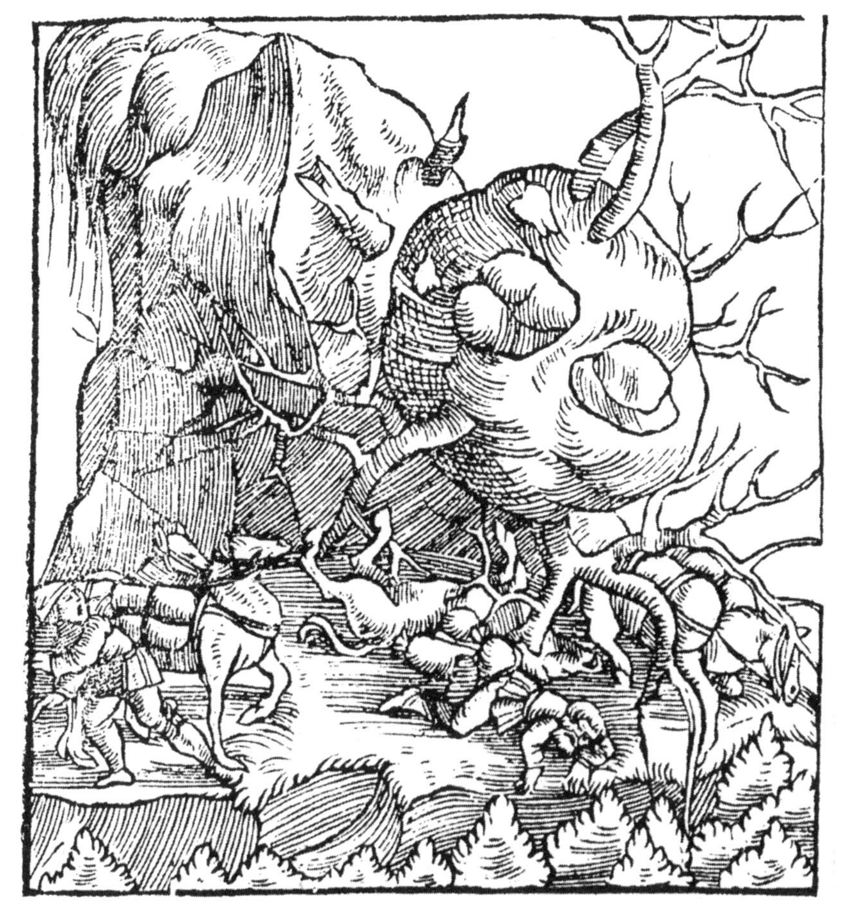

Die Eis- und Steinmassen des Gebirges bedrohen die Menschen in ihrer Existenz. Holzschnitt aus der Chronik von Johannes Stumpf, Zürich 1548.

Gefahren bedroht war. Deswegen wurde die Erschaffung dieser Steinwüste als Strafaktion des Himmels aufgefasst. Anschaulich zeigt das eine Sage, die von einem Alphirten berichtet, der seiner alten Mutter aus Geiz nur mit Rossurin gestreckte Milch gönnen wollte, der Frau hingegen, mit der er ehelos zusammenlebte, Käselaibe auf dem Weg ausbreitete, damit sie ihre Füsse nicht beschmutzte. Als von Gott veranlasste Strafe stürzten die Bergspitzen ein und begruben unter ihren Felsen die zuvor fruchtbaren Weiden.[5]

Vor diesem Hintergrund erstaunt es nicht, dass die Bergregionen Europas nur dann betreten wurden, wenn dies aus kriegerischen, merkantilen oder religiösen Gründen nicht zu umgehen war. Es bedurfte umwälzender Veränderungen des Weltbildes und der Lebensbedingungen, dass die Menschen die Schönheit der Bergwelt erkannten und die Neugierde entwickelten, das Unbekannte zu erforschen und zu erobern.

Einzelne Persönlichkeiten waren ihrer Zeit als Wegbereiter dieser Entwicklung weit voraus und kletterten ohne zwingenden Grund in die Höhe: Der römische Kaiser Hadrian bestieg um das Jahr 125 den Ätna, um dort den Sonnenaufgang zu erleben; Peter III., König von Aragon, erspähte 1276 auf dem Pic du Canigou in den Pyrenäen einen grossen Drachen in einem Bergsee; Francesco Petrarca, Dichter und Gelehrter der Renaissance, stand 1336 «allein von dem Wunsch geleitet, eine bemerkenswerte Höhe zu erreichen», mit seinem Bruder auf dem Gipfel des 1912 Meter hohen Mont Ventoux.[6]

Hätte auch das einfache Volk ähnliche Besteigungen vorgenommen, so wären diese wohl kaum dokumentiert worden. Es erscheint aber unwahrscheinlich, dass Menschen, die den ganzen Tag damit beschäftigt waren, ihr tägliches Brot zu sichern, Bergtouren zum Vergnügen unternommen haben könnten; sie sind vermutlich höchstens auf der Flucht, bei der Jagd oder wenn sie verirrtem Vieh nachsteigen mussten, höher hinaufgekommen, als sie eigentlich beabsichtigt hatten.

Conrad Gessner – erste Schritte in die Schweizer Berge

Neue Ideen, alte Vorstellungen

Umwälzende Veränderungen in Politik, Religion, Wirtschaft und Geistesleben markierten im 15. Jahrhundert den Übergang vom Mittelalter zur Neuzeit. Die neu eingeführte Geldwirtschaft änderte und beschleunigte den Handel; der Buchdruck ermöglichte eine viel schnellere Wissensvermittlung; die Entdeckung des Seewegs nach Amerika und Kopernikus' Erkenntnis, dass die Erde um die Sonne kreist – und nicht umgekehrt –, ergaben ein grundlegend verändertes Bild der Welt.

Diese neue Sicht der Dinge, verbunden mit dem erwachenden Interesse an der Natur, führte zu einer allgemeinen Aufbruchstimmung und ermöglichte auch erstmals einen gezielten wissenschaftlichen Vorstoss in die Berge. Die Naturwissenschaften erlebten einen Aufschwung und verzeichneten grosse Fortschritte: Die Anatomie basierte nun auf menschlichen anstatt auf tierischen Sektionsbefunden und räumte so wesentliche Irrtümer aus, die Chirurgie verfeinerte ihre Methoden und unterliess es, Wunden mit Öl auszukochen; gezielte Beobachtung führte zum Verständnis einzelner Krankheitsbilder.

Getrieben von wissenschaftlichem Interesse und Empfindsamkeit für die Schönheit der Berge, wagten sich in der Schweiz im 16. Jahrhundert einzelne Ärzte und Wissenschafter in die geheimnisvollen Hochregionen. Es war wohl kein Zufall, dass einige dieser Männer den bei Luzern gelegenen, heute als Ausflugsberg beliebten Pilatus als ihr Ziel wählten. Die mit diesem Berg verknüpften Geschichten und Sagen brachten die Angst vor dem Gebirge auf den Punkt: Der Name des Berges rührte daher, dass man annahm, der Geist des Pontius Pilatus hause in einem See unweit des Gipfels. Im Volksglauben war Pilatus als Selbstmörder gestorben, und die Legende berichtet, dass überall, wo man seine Leiche der Sitte gemäss in einem Fluss versenken wollte, in der Folge entsetzliche Überschwemmungen aufgetreten seien. Also habe man den abgelegenen Bergsee am ehemals Frakmunt geheissenen Berg bei Luzern als letzte Ruhestätte gewählt. Man war sicher, dass Pilatus sich mit Unwettern an der Luzerner Bevölkerung rächte, sobald seine Ruhe im Bergsee gestört wurde.[7]

Dieser Glaube war keineswegs nur im einfachen Volk verbreitet, sondern auch die Überzeugung der geistlichen und weltlichen Obrigkeit der Stadt Luzern. Um sicherzustellen, dass nur vertrauenswürdige Personen in die Nähe des Sees gelangten, durfte die Besteigung des Pilatus daher nur mit besonderer Bewilligung der Luzerner Regierung erfolgen. Noch 1387 mussten sechs Geistliche in Luzern ihren unbewilligten Besteigungsversuch im Gefängnis büssen. Sie wurden erst freigelassen, nachdem sie durch den Schwur der Urphede versichert hatten, dass sie ihre Tat nicht wiederholen und sich an den Gerichtspersonen nicht rächen würden. Der Lehnsbauer am Fusse des Pilatus war gegen eine Pachtreduktion verpflichtet, im Sommer den Weg zum See zu bewachen, und die Sennen der Gegend mussten bis 1589 zu Beginn des Alpsommers schwören, am See keinen Unfug zu machen und alle festzunehmen, die ebendieses versuchten.[8]

Das Interesse an der Bergwelt erwacht

Der Zürcher Conrad Gessner (1515–1565) bestieg 1555 mit behördlicher Erlaubnis den sagenumwobenen Pilatus und musste sich von einem Ortsansässigen begleiten lassen, um dem einfachen Volk so versichern zu können, dass seine Reise rechtens sei. Er schilderte anschliessend in einem Brief die auf dem Berg erlebten positiven Sinnesreize und verwies die Pilatuslegende ins Sagenreich. Seine Freude an der ihn umgebenden Bergwelt ist in seinen Worten spürbar: «Die Luft ist freier und gesünder und nicht durch dichte Ausdünstungen verdorben wie in der Ebene und auch nicht ansteckend und stinkend wie in den Städten und Wohnplätzen der Menschen.» Im Weiteren äusserte er sich auch über die Wirkung der Bergluft auf den menschlichen Körper: «Diese Luft wird von der Nase zum Gehirn geführt, und durch die Arterien zu Lunge und Herz; sie ist nicht nur nicht schädlich, sondern besänftigend.» [9]

Es ist verständlich, dass Gessner keine Schilderung von störenden Effekten der Bergluft gab, denn auf seinen zahlreichen Bergreisen kam er vermutlich nie höher als auf den Pilatus (2129 m).[10]

Gessner war ein Protagonist jener Menschen, die die von Angst und Ehrfurcht dominierte Distanz zu den Bergen zu Gunsten einer neugierigen und geniessenden Annäherung aufgaben.

Er stammte aus einer unbemittelten Familie und studierte mit Hilfe eines Stipendiums in Frankreich Altphilologie und in Basel Medizin. Da er zwischendurch als Lehrer angestellt war, promovierte er erst mit 25 Jahren, also für die damaligen Verhältnisse recht spät. In der Folge wirkte er über 20 Jahre lang als Arzt in Zürich, ab 1554 in der Funktion des Oberstadtarztes. Als Universalgelehrter befasste er sich mit Medizin, Botanik, Zoologie und Philologie. Er gilt als Begründer der Zoologie und schuf in der Botanik eine neue Art der Klassifikation. Im Jahre 1545 begann er zudem mit der Arbeit an einer umfangreichen *Bibliotheca universalis*, in der er sämtliche ihm bekannten Bücher katalogisierte. Bei solchem Interesse an Fauna und Flora und einer durch den frühen Protestantismus geprägten Haltung war es nichts als folgerichtig, auch den höher gelegenen Teil der Welt aktiv zu erkunden.

So teilte Gessner in einem Brief 1541 einem Freund mit, er wolle jedes Jahr einen oder mehrere Berge ersteigen, um die Flora kennen zu lernen, sich körperlich zu ertüchtigen und den Geist zu erfreuen. Es seien nur die trägen Geister, die zu Hause Winterschlaf hielten und nicht begriffen, dass sie zu Höherem berufen seien. Denn es sei eine Freude, die Berge zu beschauen und den Kopf zwischen die Wolken zu erheben.[11] Der Titel des Briefes, *De montium admiratione* – Von der Bewunderung der Berge –, sagte eigentlich bereits das Wesentliche über Gessners Haltung aus.

Offensichtlich blieb der Zürcher Arzt im Laufe der Jahre seinem Vorsatz der jährlichen Wanderung treu, denn 1555 berichtete er seinem Arztkollegen Chrysostomus Hueber von seiner kürzlich erfolgten Pilatusbesteigung, und in der Vorrede seiner Ausführungen nahm er wiederum Bezug auf seine Gewohnheit, jährlich eine Bergreise zu machen, da dies der Erholung und der Gesundheit förderlich sei.[12] Er erwähnte mehrfach diesen positiven Effekt des Wanderns auf den ganzen Körper. Diese Ansicht und die daraus resultierenden Freizeitaktivitäten der Humanisten waren im 16. Jahrhundert eine Neuheit.

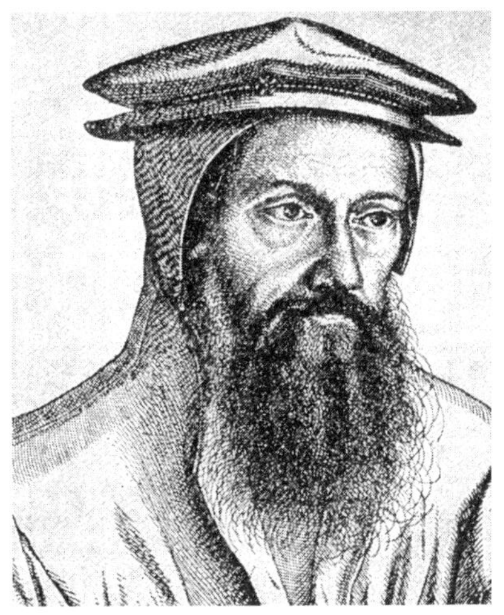

Conrad Gessner (1515–1565) findet die Luft in den Bergen freier und gesünder als in der Ebene.

Auch der Sankt Galler Reformator und Humanist Joachim von Watt oder Vadianus bestieg 1518 mit behördlicher Erlaubnis den Pilatus, und der Pfarrer Johann Rhellicanus beschrieb in seiner *Stockhorniade* eine Wanderung auf das Stockhorn bei Thun (2190 m) mit ausgedehntem Picknick, die den Charakter eines Vergnügungsausfluges hatte, auch wenn der Zweck der Exkursion ein botanischer war.[13] Gessners Freund, der Berner Theologe und Philologe Benedikt Marti, war 1557 ebenfalls auf dem Stockhorn und fand, dass «alle, die das nicht lieben, bewundern und mit Freude anschauen, als Pilze, Dummköpfe, träge Fische und Schildkröten zu bezeichnen sind».[14]

Auch gab es im 16. Jahrhundert im Gebiet der heutigen Schweiz mehrere Autoren, die Werke zur Topografie der Alpen veröffentlichten, etwa Josias Simler, Thomas Schöpf, Sebastian Münster, Johann Stumpf und Ägidius Tschudi. Im Jahr 1574 erschien das Buch *Comentarius Alpibus* des Zürcher Theologen Josias Simler. Der Autor des umfassenden Werks ging selbst vermutlich seit seiner frühen Jugend aus gesundheitlichen Gründen gar nicht mehr in die Berge und war somit einer der ersten Autoren und Wissenschaftler, die sich mit den Alpen nur theoretisch intensiv beschäftigten. Neben zahlreichen anderen Ratschlägen für den Alpenreisenden findet sich hier auch ein Kapitel über die Gefahren und Schwierigkeiten in den Bergen. Darin widmet sich der «Schreibstuben-Bergsteiger» auch der alpinen Ausrüstung, die im 16. Jahrhundert bereits viele der heute noch gebräuchlichen Hilfsmittel umfasste: So ist von Fusseisen, Stöcken, Seilen und Augengläsern die Rede. Die vom Humanismus und von der Reformation geprägten Intellektuellen des 16. Jahrhunderts näherten sich so der Gebirgswelt mit grossen Schritten an.

Frühe aussereuropäische Beobachtungen der Bergkrankheit

Aus klimatischen Gründen siedelten und reisten die Völker der asiatischen und südamerikanischen Länder seit Jahrtausenden in Höhen bis zu 5000 Metern und waren daher auch mit den dort auftretenden Gesundheitsstörungen vertraut. Die Zeugnisse aus diesen Ländern waren in der westlichen Welt allerdings lange nicht bekannt, und so erfuhr man von der Bergkrankheit erst, als die ersten Erlebnisberichte aus Südamerika eintrafen.

Wundersame Wirkung der «indischen Winde»

Die spanischen Eroberer litten bei ihren Reisen in den Anden unter Beschwerden, die den Indios als *Puna* oder *Soroche* bekannt waren. Als erster hat diese der Jesuit José de Acosta beschrieben. Der Pater war von 1572 bis 1587 in Peru tätig und verfasste nach seiner Rückkehr nach Spanien ein mehrbändiges Werk über die Neue Welt, die *Historia natural y moral de las Indias,* das 1590 in Sevilla erschien. Offensichtlich stiess das Werk auf breites Interesse, denn es wurde bald ins Italienische, Englische, Französische, Deutsche und Holländische übersetzt.

Im Kapitel 9 des dritten Buches befasste sich Acosta mit einigen wundersamen Aspekten der Winde in Indien *(De algunos efectos maravillosos de vientos en partes de Indias).* Er beschrieb Effekte der Winde oder der Luft, die in manchen Teilen Perus aufträten und von manchen Leuten als Seekrankheit, von anderen für «fabula» gehalten würden.

Seine eigenen Erfahrungen mit diesen Erscheinungen machte Acosta, als er auf dem Weg zum Pariacaca war. Der genaue Verlauf seines Reiseweges ist Gegenstand von Diskussionen; Daniel Gilbert vermutet auf Grund seiner Studien den höchsten Punkt von Acostas Reise bei einer Höhe von 4800 Metern.[15]

Acostas Schilderung seiner Leiden klingt dramatisch. Vielleicht war es diese Erzählung, die zur später weit verbreiteten Ansicht eines anfallsweisen Auftretens der Bergkrankheit führte. Möglicherweise war es aber sowohl bei Acosta als auch bei späteren Autoren der Versuch, eine schwer zu fassende und nicht sehr anschauliche Symptomatologie mit Kopfschmerz, Schwindel, Übelkeit, Atemnot und Schwäche besser zu vermitteln. Jedenfalls schilderte

Acosta die Krankheit als eine urplötzlich und heftigst einsetzende Schwäche, die ihn fast zu Boden schleuderte, bevor er sich nahezu die Seele aus dem Leib erbrach.[16]

In den weiteren Ausführungen wird deutlich, dass er auch bei anderen Gelegenheiten in grosser Höhe die Symptome dieser «Seekrankheit» verspürte, wenn auch weniger stark als am Pariacaca. Acosta schrieb, er habe keinen Zweifel daran, dass der Grund für diese merkwürdigen Begebenheiten der Wind oder die dort herrschende Luft sei. Sie sei dünn und durchdringend und gerate bis in die Innereien. Der einzige Schutz bestehe daher im Bedecken von Nase, Mund und Ohren und in warmer Wäsche als Schutz für den Magen.[17]

Nach Acosta finden sich zahlreiche Berichte von Südamerikareisenden, die ähnliche Szenen beschrieben. Sie stammen von Missionaren wie Alonso de Ovalle, Militärs wie Don Ulloa oder Gelehrten des 19. Jahrhunderts wie Alexander von Humboldt, Eduard Pöppig und Johann Jakob Tschudy.

Je nach Region, die bereist wurde, hiess die Krankheit bei den Indios *Puna, Mareo, Soroche* oder *Veta*, und auch die Erklärungsversuche für ihr Entstehen variierten. So wurden unter anderem die Ausdünstungen von verschiedenen Pflanzen oder Metallen verantwortlich gemacht.

Die meisten Autoren erkannten und beschrieben die wichtigsten Symptome: Kopfweh, Atemnot, Übelkeit und Erbrechen. Einzelne von ihnen scheinen auch festgestellt zu haben, welche Organsysteme betroffen sind. So erwähnte Pöppig den Blutandrang zu Kopf und Lungen,[18] und Meyen berichtet, die Tiere erstickten, und gefährlich seien auch die Veränderungen des Gehirns, die sich durch Übelkeit, Schwindel und Ohnmachten ausdrückten.[19] Von Humboldt äusserte bereits 1802 die Vermutung, er und seine Begleiter hätten am Chimborazo an Störungen gelitten, die sowohl vom Sauerstoffmangel als auch vom tiefen Luftdruck dieser Gegend herrührten.[20] Einige Jahrzehnte später unterstützte er jedoch eine ganz andere Hypothese: der Hüftkopf werde nur durch den äusseren Luftdruck in der Gelenkspfanne gehalten, und sobald dieser sinke, komme es konsequenterweise zu einer Beinschwäche. Dieser bizarr anmutende Erklärungsversuch erfreute sich lange Zeit grosser Beliebtheit.[21]

Kopfwehberge in Asien

Heute kennen wir Zeugnisse aus Asien, die älter sind als die der Eroberer Südamerikas, so eine fantasievolle Beschreibung der Bergkrankheit aus China:

«Als Nächstes gelangt man zu den Grossen und den Kleinen Kopfwehbergen sowie zu Roter Erde und den Fieberbergen. Sie erhitzen einen Menschen so, dass sein Gesicht bleich wird, sein Kopf schmerzt und er erbricht. Selbst den Eseln und dem Vieh ergeht es in gleicher Weise.»[22]

Die Schilderung der Gefahren einer Reise nach Ke-Pin stammt aus *Ch'ien Han Shu*, einem chinesischen Text aus der westlichen Han-Dynastie, der um 35 v. Chr. von Ku Pan verfasst wurde. Daniel Gilbert, der eine Übersetzung aus dem Chinesischen publiziert hat, lokalisiert die betreffende Reiseroute zwischen Kashi und Kabul mit der Überquerung des Kilik-Passes (4827 m).

In diesem Zusammenhang berichtet Gilbert auch von einem Todesfall, der wohl auf ein Höhenlungenödem zurückzuführen ist: Der chinesische Mönch Fa Hsien, der um 403 durch Afghanistan und Kashmir reiste, schilderte, wie sein Begleiter bei einer Bergüberquerung starb, nachdem weisser Schaum aus seinem Mund getreten war.

Ein weiteres aufschlussreiches Dokument stammt von Mirza Muhammad Haidar aus Taschkent. Er bereiste im frühen 16. Jahrhundert Zentralasien und verfasste zwischen 1541 und 1546 sein Reisebuch *Tarikh-i-Rashidi.* Darin berichtete er von der Krankheit *dam-giri* oder *yas*, die die Fremden befalle. Seine Beschreibung besticht noch heute als eine ausgesprochen klare Schilderung der Bergkrankheit; sie gibt sicherlich unter den frühen Zeugnissen das typischste und vollständigste Bild mit Hinweisen auf die Symptome des Lungen- und des Hirnödems:

«Die Symptome sind eine schwere Übelkeit, und immer ist die Atmung so betroffen, dass man erschöpft ist, als hätte man gerade einen steilen Berg mit einer schweren Last auf dem Rücken erklommen. Wegen dieser Beengung ist es schwierig zu schlafen. Falls aber einen der Schlaf dennoch übermannt, so sind die Augen gerade erst geschlossen, wenn man schon wieder schlagartig erwacht wegen des Engegefühls von Lunge und Brust. [...] Wenn er von dieser Krankheit bezwungen wird, wird der Patient verwirrt und beginnt Unsinn zu reden. Manchmal verliert er die Fähigkeit zu sprechen, und seine Handflächen und Fusssohlen werden geschwollen. Wenn dieses letzte

Symptom auftritt, stirbt der Patient häufig zwischen Morgengrauen und Frühstückszeit; manchmal aber schleppt er sich noch einige Tage dahin. Wenn sich in dieser Zeit sein Schicksal nicht besiegelt hat und er ein Dorf oder eine Feste erreicht, wird er vermutlich überleben. Ansonsten wird er sicherlich sterben.»[23]

Mirza Muhammad Haidars Reisebuch wurde zwar 1895 ins Englische übersetzt, bei den Höhenphysiologen des frühen 20. Jahrhunderts war es aber nicht bekannt.

1600–1850

SELTSAME PHÄNOMENE IN DEN ALPEN

Mit der Eroberung der Alpen werden vermehrt Gesundheitsstörungen in der Höhe beobachtet. Auch Henriette d'Angevil die 1838 als zweite Frau den Montblanc besteigt, leidet unter der akuten Bergkrankheit. Zeitgenös- sische Lithografie von Frédéric Margueron, Gen

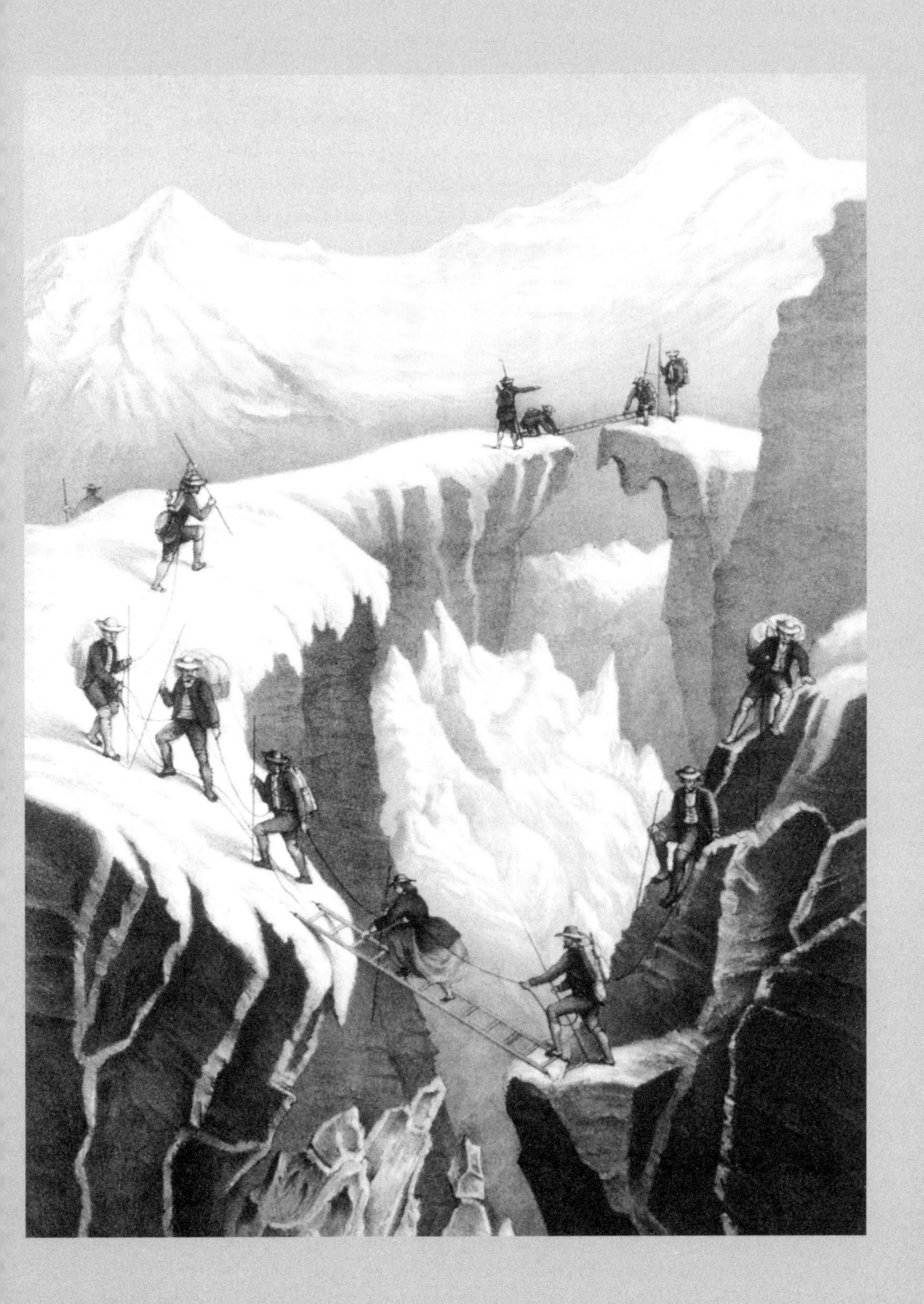

Wissenschaftliche Fortschritte mit Bedeutung für die Höhenphysiologie

In Europa dauerte es lange, bis man sich des Phänomens Bergkrankheit bewusst wurde; Berichte über die Bergkrankheit, die mit der exakten Beschreibung Mirza Muhammad Haidars vergleichbar wären, gab es in Europa weiterhin nicht.

Der erste Anlauf zur Eroberung der Alpen, den Conrad Gessner und seine Zeitgenossen im 16. Jahrhundert genommen hatten, erstarb im 17. Jahrhundert bald. Im Zeitalter der Religionskriege, der Bauernaufstände und der restaurativen Gegenreformation waren die Energien andernorts gebunden. Zudem verlangte das Weltbild nun mehr Klarheit und hatte kein Interesse am Chaos der rauen und wilden Bergwelt. Der Philosoph Thomas Burnetius äusserte in dieser Zeit über Berge und Hügel, sie seien das grösste Muster von Unordnung und wüstem Wesen, ohne Gestalt, Schönheit und Ordnung, «als ob sie vom Himmel gefallen oder das innerste Theil des Erdreichs sie gleichsam ausgekotzet haben».[24]

Obwohl die Gelehrten an den Universitäten zu einem grossen Teil in ihren mittelalterlichen Ansichten verharrten, gab es neue Tendenzen. Philosophische Strömungen suchten nach Erkenntnismethoden, und sowohl der auf äusserer Beobachtung beruhende Weg des Empirismus als auch die rein geistige Ableitung des Rationalismus förderten die Naturwissenschaften und führten zu zahlreichen Entdeckungen und zur Entwicklung technischer Instrumente, die ihrerseits in der Folge die weitere Erforschung der Natur ermöglichten.

Hohe Berge – tiefer Barometerstand

Verschiedene Wissenschaftler des 17. Jahrhunderts leisteten Beiträge zum Verständnis des Luftdruckes und seiner Veränderung in der Höhe sowie zur besseren Kenntnis der Atmungsvorgänge.

In Florenz entwickelte der Mathematiker und Philosoph Evangelista Torricelli, Nachfolger und Schüler Galileo Galileis, im Jahre 1643 oder 1644 das erste Quecksilberbarometer. Einige Jahre zuvor hatte in Rom Gaspar Berti mit einer haushohen Röhre zeigen können, dass sich eine verschlossene Wasserröhre nur bis zu einem gewissen Niveau in ein Reservoir entleert, dass also ein Vakuum existiert. Torricelli entwickelte mit dem schweren Quecksilber eine Platz sparende Variante von Bertis Röhrensystem und begriff, dass wir in Luft leben, die ein Gewicht hat und in Bodennähe am dichtesten ist.

Den experimentellen Nachweis für den sinkenden Luftdruck in zunehmender Höhe erbrachte dann vermutlich Florin Perier, der Schwager des französischen Mathematikers Blaise Pascal, auf dessen Vorschlag hin. Im Jahre 1647 bestieg er zusammen mit anderen Gelehrten und Geistlichen von Clermond-Ferrand aus den Puy de Dôme (1465 m). Mit grossem Staunen stellte die Gruppe fest, dass die Quecksilbersäulen aller mitgenommenen Barometer auf dem Berg sanken und beim Abstieg wieder anstiegen. Ein Barometer war in Clermond-Ferrand unter der Aufsicht eines Mönches verblieben und hatte dort den ganzen Tage keine Veränderungen gezeigt – mit dieser Kontrollmessung war das ein modern anmutendes experimentelles Design.

Der gesetzmässige Zusammenhang zwischen steigender Höhe und sinkendem Luftdruck wurde rasch erkannt und in der Folge zur Höhenbestimmung in der Landschaft genutzt.

In England wirkte Robert Boyle, Begründer der analytischen Chemie und Gründungsmitglied der Royal Society of London. Er wog um 1650 das Gewicht von Luft und führte zahlreiche Experimente mit Barometern aus. Die Entwicklung der Vakuumpumpe durch den Magdeburger Bürgermeister Otto von Guericke regte Boyle zu weiteren Versuchen an. Guericke hatte mittels einer Pumpe zwei aufeinander passende Halbkugeln so luftleer gemacht, dass sie von mehreren Pferden nicht auseinander gezogen werden konnten. Eine öffentliche Demonstration dieses Experiments im Jahre 1654 in Regensburg erregte viel Aufsehen und Interesse. So auch bei Boyle und seinem Mitarbeiter Robert Hooke, die nicht nur eigene Luftpumpen herstellten, sondern auch eine Druckkammer, in der Hooke dekomprimiert wurde. Gemeinsam stellten sie 1662 bei ihren Untersuchungen auch das reziproke Verhältnis zwischen Volumen und Druck eines Gases fest. Unabhängig von ihnen entdeckte Edmé Mariotte 1676 in Frankreich den gleichen Sachverhalt, der heute als Boyle-Mariotte-Gesetz bekannt ist.

Hooke konnte auch nachweisen, dass es bei der Atmung um etwas anderes als die blosse Bewegung des Brustkorbes ging. Er führte vor, wie er einen Hund mit einer künstlichen Beatmung (über einen Blasebalg) am Leben erhalten konnte, obwohl er ihm die Brustwand eröffnet und die Lunge mehrfach mit einem Messer eingeschnitten hatte.

Phlogiston oder Sauerstoff

John Mayow, ein in der zweiten Hälfte des 17. Jahrhunderts in Oxford tätiger Wissenschaftler, zeigte, dass ein Stoff in der Luft sowohl für das Brennen einer Flamme als auch für das Leben eines Tieres erforderlich war. Er nannte diesen Stoff, den er nicht isolieren oder herstellen konnte, *nitroaereal spirit.*

Trotz dieser wichtigen Erkenntnis konnte der deutsche Chemiker und Mediziner Georg Stahl mit seiner – das Umgekehrte behauptenden – Phlogistontheorie Fuss fassen. Stahl postulierte, dass alles brennbare Material teilweise aus *Phlogiston* bestehe und das Verlöschen einer Flamme oder das Ersticken eines Tieres unter einer Glasglocke durch die Sättigung der Luft mit diesem freigesetzten Phlogiston zu erklären sei.

Diese Theorie wurde erst durch die Entdeckung des Sauerstoffes widerlegt. Sie erfolgte möglicherweise unabhängig voneinander durch Carl Wilhelm Scheele, Joseph Priestley und Antoine Lavoisier. Da Lavoisier als Erster seine Feststellungen 1777 publizierte, wird meistens er als der Entdecker des Sauerstoffes gefeiert.

Die Entdeckung des Blutkreislaufs erfolgte bereits 1628 durch William Harvey. Bis zu diesem Zeitpunkt war man der Meinung gewesen, die Bildung des Blutes erfolge in der Leber, es trete dann durch Poren des Herzens in dessen linke Kammer, werde dort mit Pneuma vermischt und dann beim Aufbau der Organe verbraucht. Durch exakte anatomische Untersuchungen an menschlichen Leichen war nun eine Revision dieser Vorstellung möglich geworden; sie ebnete den Weg für eine ganz neue Betrachtungsweise der Vorgänge im menschlichen Körper. Noch vor der Entdeckung des Sauerstoffes erkannte Richard Lower einen Zusammenhang zwischen der Atmung und der verschiedenen Färbung von arteriellem und venösem Blut.

Die oben genannten Erkenntnisse und Entdeckungen bildeten eine wesentliche Grundlage für das spätere Verständnis der Höhenphysiologie und -pathologie. Ihre Erwähnung stellt jedoch lediglich eine Auswahl dar, in der zahlreiche andere fehlen.

Johann Jakob Scheuchzer – Alpinismus zwischen Wissenschaft und Glaube

Vierschrötige Älpler

Erst zu Beginn des 18. Jahrhunderts erwachte das Interesse an der Alpenregion erneut. Das Zeitalter des Barock näherte sich seinem Ende, und die belebte Natur wurde wieder vermehrt Gegenstand der Forschung, da die Hinwendung zur diesseitigen Welt auch die Natur miteinschloss. Die Menschen der damaligen Zeit waren wohl ihrer gepuderten Perücken und seidenen Strümpfe überdrüssig und verspürten den Wunsch nach mehr Natur und Natürlichkeit.

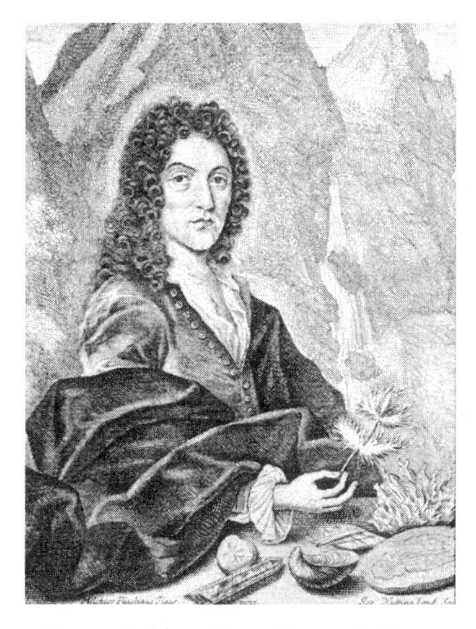

Johann Jakob Scheuchzer (1672–1733) ist rund 150 Jahre nach Conrad Gessner ein weiterer Pionier des Alpinismus.

Wie Gessner im 16. Jahrhundert war wiederum ein Zürcher Arzt Wegbereiter beim erneuten Vorstoss in die Berge. Johann Jakob Scheuchzer (1672–1733), der in Zürich als Sohn des Stadtarztes geboren wurde, kehrte 1695 nach dem Studium im Ausland in seine Heimatstadt zurück und war dort als Arzt tätig. Auf zahlreichen Reisen durchwanderte er die Alpen und interessierte sich für Pflanzen, Mineralien, Fossilien und die Alpenentstehung.

In seiner Grundhaltung stand Scheuchzer zwischen empirischer Wissenschaft und einem kirchlich geprägten Weltbild, das in Glauben und Ehrfurcht erstarrt war. So machte er zwar Gebrauch von modernen Entwicklungen der Wissenschaft wie der Höhenmessung mit dem Barometer, anderseits aber sammelte und publizierte er Erlebnisberichte von Begegnungen mit Drachen.

Deutlich wird diese Ambivalenz auch im Vorwort zu seiner *Naturhistorie des Schweizerlandes*, in dem es heisst, viel Arbeit sei erforderlich, wolle die Untersuchung der Natur mit Nutzen erfolgen.

«Ich sage mit Nutzen, und schliesse damit auf eine grosse Zahl jener Scribenden, welche auf dem Fuss der alten Schulweisheit die Natur nicht in der Natur, sondern in ihrem Gehirn suchen und ganze Bücher anfüllen mit kahlen Worten, mit leeren Schalen, in welchen kein Kern, sondern nur ein wurmstichiger Kern, oder nur nicht ein armes Würmlein sich findet, deswegen von ihrer Arbeit wenig Ehr treffen. Wer in diesem Studio etwas fruchtbarliches will ausrichten, der muss nicht immer hinter dem Ofen sitzen und phantastische Grillen ausbrüten, sondern die Natur selbst einsehen, Berge und Täler durchlaufen, alles allen Orten genau in acht nehmen, das was er observiert mit den mathematischen Grundsätzen vergleichen, weilen ja die heutige Naturwissenschaft anders nichts ist, als eine Mathesis ad corpora naturalia, horumque vires applicata, eine auf die Kräfte der Natur gerichtete Mathematik. [...] Insbesondere befleissige ich mich dahin, dass meine Arbeit seie eine Theologica naturalis, eine Anleitung zur Kenntnis Gottes aus der Natur.»[25]

Diese Ansprüche an seine eigene Arbeitsweise entsprachen einem empirischen Ansatz, gleichzeitig aber wollte der fromme Wissenschaftler durch seine Naturforschung die Bibel besser erklären, was er in seinen späteren Werken auch tat. In einer Umkehrung diente die Bibel auch seinem Kausalitätsbedürfnis, und so erklärte Scheuchzer die Existenz der Alpen mit seiner Theorie, dass die hohen Berge entstanden waren, um die grossen Wassermassen nach der Sintflut abfliessen zu lassen.

Mit Conrad Gessner als Vorbild führte Scheuchzer jährlich eine Bergreise durch und veröffentlichte seine Beobachtungen und Erkenntnisse in mehrbändigen Werken *(Beschreibung der Naturgeschichten des Schweizerlandes und Naturhistorie des Schweizerlandes)*. Obwohl eine grosse Zahl seiner Reiseberichte verloren ging, darf man annehmen, dass er nicht höher als bis auf 2500 Meter kam. Beim langsamen Reise- und Aufstiegstempo jener Zeit ist es somit nicht erstaunlich, dass Scheuchzer die Symptome der akuten Bergkrankheit nicht selber beobachten konnte. Er wusste jedoch um Beschwerden auf Grund der Luftveränderung und meinte 1706, dass «besonders die Berge nicht gewöhnte Leute auf den höchsten Stellen eine merkliche Schwierigkeit des Atmens empfinden». Er glaubte, dass die Ausdehnung der dünneren Luft die Lunge zusammendrücke, welche ihrerseits zwar auch mit sich ausdehnender Luft gefüllt sei, aber nur einen zu schwachen Gegendruck aufbringe. Beweisend für seine Ansicht sei die Tatsache, dass sich eine aufgeblasene Schweinsblase in der Höhe noch vergrössere, und ebenso erkläre sich durch diese Ausdehnung der Luft im Körperinnern die «vierschrötige, grosse, ansehnliche Gestalt der Alpleren und insgemein der Schweizer».[26]

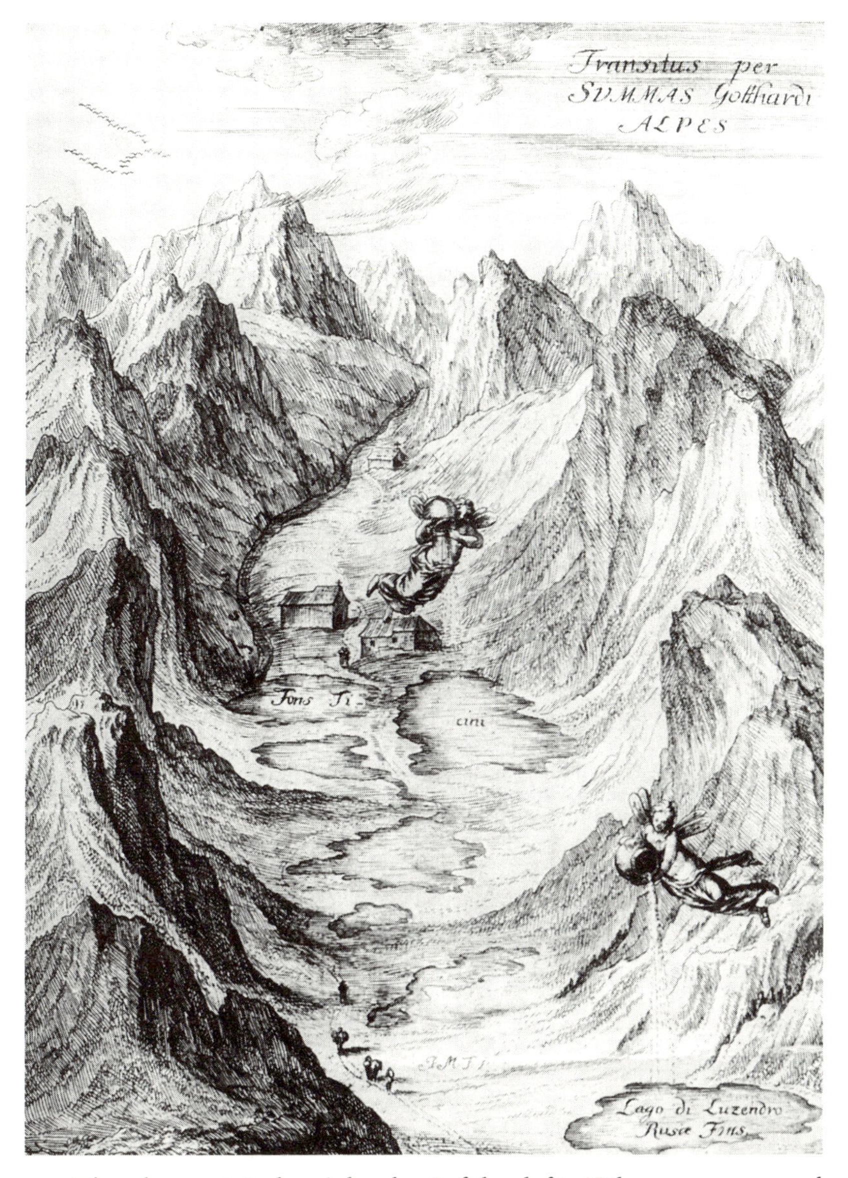

Die Wasserscheide auf dem Gotthardpass aus der Sicht Johann Jakob Scheuchzers. Aus der *Naturgeschichte des Schweizerlandes,* Zürich 1746.

Scheuchzer nutzte den sinkenden Luftdruck für Höhenmessungen und suchte gemeinsam mit seinem Bruder, dem Geologen Johann Scheuchzer, nach einer Möglichkeit, die Höhe der Berge mit dem Barometerstand auf ihren Gipfeln zu bestimmen. Im Gegensatz zu Johann Jakob hatte Johann Scheuchzer bei einem Versuch, die Stella (3162 m) in den Bündner Alpen zu besteigen, ernsthafte Atemprobleme. Er berichtete über ein Engegefühl in der Brust und vermutete, dies sei der Vorbote drohenden Bluthustens.[27]

Eine mögliche Ursache für körperliche Probleme in der Höhe erkannte Johann Jakob Scheuchzer in der Kälte. Denn in der kalten Luft flögen immer einige der subtilen Teile des Blutes aus Haut und Mund, was zur Schwächung der inneren Luft führe. Durch den dadurch überwiegenden Druck der äusseren Luft werde der Blutlauf und somit das Leben erst in den äusseren, dann in den inneren Organen geschwächt. Diese Schwächung führe dann anschliessend zum kalten Brand.[28]

Heimwehkranke Schweizer

Zehn Jahre später, 1716, wollte Scheuchzer nichts mehr wissen von einer negativen Wirkung der Höhenluft. Ganz offensichtlich waren einem gebildeten Mann wie Scheuchzer die Berichte aus der Neuen Welt über die Bergkrankheit bekannt, aber mit seiner gottesfürchtigen Grundhaltung nicht vereinbar:

«Man schreibt zwar viel von der fast unüberwindlichen Beschwerlichkeit des Atmens in den hohen peruanischen und pyrenaeischen Gebirgen, denen ich aber, weil sie von neueren Observationen nicht bestätigt werden, bis dahin wenig Glauben zustelle. Die pyrenaeischen Gebirge sind gewisslich nicht so hoch und die peruanischen vielleicht kaum höher als die schweizerischen und doch spüren wir auf deren obersten Alpspitzen keine Ungelegenheit. Eine etwelche Schwierigkeit des Atmens, welche dann und wann gespüret, war begleitet vielmehr mit einer Leichtigkeit und Erfrischung. Ich kann nicht glauben, dass die zum Nutzen der Menschen angelegten Gebirge so hoch ausgeführt seien, dass dem aufsteigenden Mensch von der Erweiterung der Luft im inneren Gefahr drohe.»[29]

Es konnte nicht sein, was nicht sein durfte. Scheuchzers Frömmigkeit und Heimatstolz führten dazu, dass er nicht nur eine schädliche Wirkung der «dünnen Luft» negierte, sondern im Gegenteil überzeugt war, die «dichtere Luft» des Tieflandes sei im Vergleich weniger gesund oder sogar schädlich. Ausführlich berichtete er in mehreren seiner Schriften über die Krankheit namens *Heimweh* oder *Nostalgia,* welche die schweizerische Nation im Ausland befalle und unterjoche, obwohl dieses Volk doch so frei, stark und tapfer sei und eine solche Krankheit eigentlich eher bei Franzosen, Italienern oder anderen Völkern zu erwarten wäre. Dieses *Heimweh* sah er als eine seltsame und gefährliche Krankheit, die dadurch hervorgerufen werde,

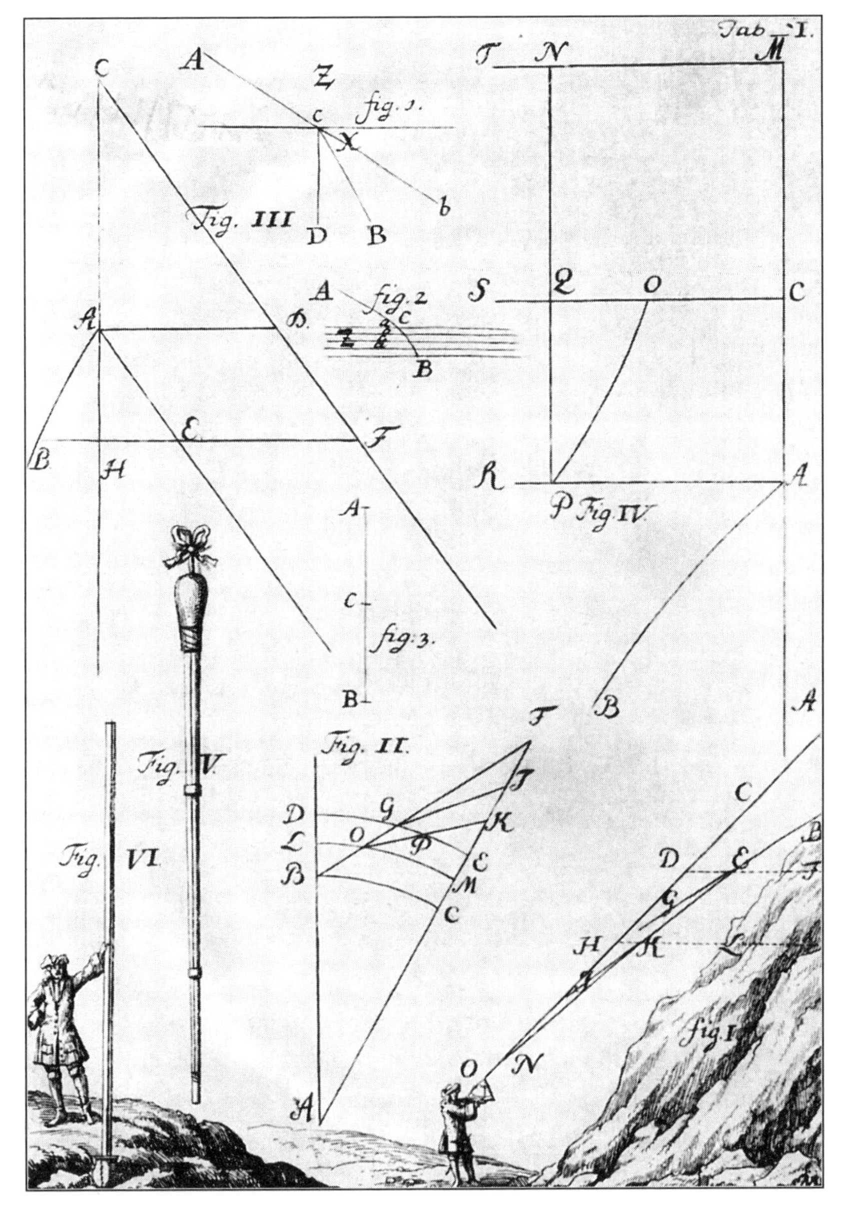

Mit Hilfe von Barometern bestimmt Johann Jakob Scheuchzer auf seinen Reisen die Höhe der Berge. Sie sind seiner Meinung nach nicht hoch genug, um für die Menschen eine Gefahr darzustellen. Aus der *Naturgeschichte des Schweizerlandes*, Zürich 1746.

dass die dünne Luft im Körper des Gebirgsmenschen beim Abstieg in niedere Länder von der dortigen schwereren Luft zusammengedrückt werde. «So werden dann die Hautzäserlein, äusserste Blut- und Spannäderlein zusammengedrückt, und der Kreislauf aller Säfte wird behindert.»[30]

Und so wie heute die Bergkrankheit mit der Rückführung des Patienten in die Tiefe behandelt wird, wollte Scheuchzer die Heimwehkranken mit der

Rückführung in die heimatliche Höhe behandeln. Wo das nicht möglich sei, solle man sie wenigstens hohe Türme besteigen lassen, damit ihnen etwas dünnere Luft zugeführt werde.

Gerade weil Scheuchzer im alten Glauben so verhaftet war, ist seine Erforschung des Gebirges auch als emanzipatorische Leistung zu werten. Er machte seine Feldstudien nicht alleine, sondern nahm jährlich einige seiner Schüler mit und bot so einer jüngeren Generation den Zugang zu einer Welt, die für die meisten seiner Zeitgenossen fremd und unverständlich war. In «Zedlers Universallexikon», einer weit verbreiteten Enzyklopädie aus Scheuchzers Todesjahr 1733, wird der Artikel zum Stichwort «Berg» mit den folgenden Sätzen eingeleitet: «Berg heisset ein Teil der Erden so über den Erdboden in einer ziemlichen Höhe erhaben ist. Man fragt deswegen billig, aus was für Ursachen denn solche grosse Werke sind gemacht worden und was sie für Nutzen haben.»[31]

Albrecht von Haller – Physiologie und Dichtung

Obwohl Albrecht von Haller (1708–1772) nur wenig später lebte als Scheuchzer, unterschied sich seine Denk- und Arbeitsweise in vielen Aspekten; sie war stärker durch die Aufklärung beeinflusst. Auf seinem wissenschaftlichen Hauptgebiet, der Physiologie, markierten seine Arbeiten den Beginn der experimentellen Wissenschaft. Haller leistete mit seinem Konzept der Sensibilität der Nerven und der Irritabilität der Muskeln wesentliche Beiträge zum Verständnis der Muskelbewegungen.

In seinem mehrbändigen Werk *Elementa physiologiae corporis humanae* beschäftigte er sich auch mit den Auswirkungen der «dünnen Luft» auf den menschlichen Körper. Seine Überlegungen zu diesem Thema wurden geprägt durch die Tierexperimente im luftleeren Raum, die in den vorhergehenden Jahren in grosser Zahl durchgeführt worden waren. Haller glaubte, die leichtere Luft dehne die Lunge nicht voll aus und die vom Druck entlasteten Gefässe könnten so leichter zerreissen. Ausserdem sei durch die weniger luftgefüllte Lunge der Blutfluss zum Herzen erschwert, was dessen Kontraktion vermindere. Aus diesen Überlegungen folgerte er, dass es für Menschen mit schwacher Lunge lebensgefährlich sein müsse, an höheren

Orten zu wohnen. Zwar machte auch er auf seinen Bergreisen nicht die persönliche Erfahrung der Bergkrankheit, kam er doch vermutlich nicht höher als auf die 2431 Meter hohe Furka, wo er «ohne Beschwerlichkeit Atem holen konnte». Die Berichte über Gesundheitsstörungen in der Höhe waren ihm aber offensichtlich bekannt, wenngleich er annahm, sie seien gar nicht primär durch die veränderte Luft bedingt: «... wenn andere Personen, wenn sie sich in die Luft auf hohe Berge begeben, kleine Fieber, Ohnmachten, Blutvergiessungen und Blutstürze ausstehen müssen [...] so könnte ich die Ursache davon vielmehr auf die Bemühung im Klettern, da die Kräfte des Atemholens aufs höchste angestrengt worden, schieben.»[32]

Aus dieser Mutmassung resultierte dann auch sein Ratschlag, man solle nicht allzu schnell auf grosse Höhen aufsteigen, da man sonst durch Erschöpfung der Atmung anfälliger werde. Für die Abnahme des Barometerstandes und somit des Luftgewichtes auf den Berggipfeln machte Haller nicht nur die Höhe, sondern auch noch die sinkende Temperatur, Winde und Dünste verantwortlich. Auch er als Experimentalphysiologe war also nicht frei von spekulativen Ansätzen und liess diese Behauptungen ohne wissenschaftlich plausible Erklärung im Raum stehen.

Hallers Beitrag zur Entwicklung des Alpinismus war jedoch nicht wissenschaftlicher, sondern dichterischer Natur. Als er von seinen Studien und Ausbildungsstellen in Tübingen, London und Paris 1729 in seine Heimat nach Bern zurückkehrte, schrieb er ein schwärmerisches Gedicht, «Die Alpen», in dem die glückliche Welt des Bergvolkes gepriesen wird. Das Gedicht entsprach dem Wunsch jener Zeit nach der Rückkehr zur Natur und wurde begeistert aufgenommen, wie sich an der Übersetzung in zahlreiche europäische Sprachen und an dreissig Auflagen zeigt.

Hallers Interesse an den Bergen war auch botanischer und geologischer Natur. Aber weder sein wissenschaftlicher Trieb noch seine Vorstellungen von den beglückenden Zuständen in der Bergwelt waren ausgeprägt genug, um ihn energische Vorstösse ins Hochgebirge unternehmen zu lassen. Haller übte jedoch direkten und indirekten Einfluss auf die nachfolgende Generation aus, die dann in die Berge aufbrach.

Horace Bénédict de Saussure – bergkrank auf dem Montblanc

Zurück zur Natur

Haller war entfernt verwandt mit dem Genfer Horace Bénédict de Saussure (1740–1799) und wirkte prägend auf ihn. Dieser war einerseits sehr naturverbunden und anderseits naturwissenschaftlich so interessiert, dass er schon in früher Jugend auf langen Wanderungen den nahen Jura durchstreifte. Nach seinem Studium erhielt er 1761 die angestrebte Professur für Mathematik in Genf nicht, wurde aber noch im gleichen Jahr mit Unterstützung und auf Empfehlung Hallers auf den Lehrstuhl für Philosophie gewählt. Aus dem Briefwechsel der beiden geht hervor, wie viel Respekt und Verehrung de Saussure seinem geistigen Vater Haller entgegenbrachte. Häufig unternahm er Erkundungsreisen in die Alpen, um Haller neue botanische Erkenntnisse liefern zu können. Er holte bei Haller Rat für die Planung seiner Routen und berichtete ihm brieflich über seine Erlebnisse und Funde.

Auch de Saussures erste Reise nach Chamonix 1760 war eine botanische Exkursion, von der er Haller Pflanzen zurückbringen wollte. Der Genfer war noch in einer Zeit aufgewachsen, in der man sich erzählte, die Schneemassen auf dem Montblanc seien die Strafe für die Sünden der Talbewohner. Die Reise zweier mutiger Briten ins wilde Tal von Chamonix im Jahre 1743 galt denn auch noch als ein äusserst gefährliches und gewagtes Unternehmen. Trotzdem – oder vielleicht gerade deswegen – war de Saussure vom Montblanc so fasziniert, dass er schon bei seinem ersten Aufenthalt in Chamonix eine hohe Belohnung aussetzte für denjenigen, der einen Weg auf den Gipfel dieses Bergs fände.

Für de Saussures naturkundliche Forschungen waren neben wissenschaftlichen Aspekten auch die Ideen der Bewegung «Zurück zur Natur» prägend. Er formuliert dies im Vorwort zum zusammenfassenden Werk über seine Alpenreisen: «Der sittliche Gesichtspunkt, woraus sich die Alpen betrachten lassen, ist ebenso interessant als der physikalische. Denn obschon im Grunde der Mensch überall sich gleich, und das Spiel der gleichen durch gleiche Bedürfnisse gezeugten Leidenschaften ist: So muss man, wenn es je zu hoffen ist, irgendwo in Europa Menschen anzutreffen, die gesittet genug sind, um nicht zu den Wilden gerechnet zu werden, und Naturmenschen genug, um noch unverdorben zu sein, diese Menschen in den Alpen suchen, in diesen Thälern auf der Höhe, wo sich weder Herrscher noch Reiche, noch häufige Besuche von Fremden finden. [...] Und wird man es wohl glauben, dass in diesen wilden Entfernungen ich Denker gefunden habe, Leute, die bloss durch die Stärke ihres natürlichen Verstandes sich über den Aberglauben erhuben, in dessen Becher sich der Pöbel der Städte so gierig berauscht. Dies sind die Vergnügungen derer, die sich in den Gebirgen der Studien derselben widmen.»[33]

Seine romantische Sichtweise zeigt sich auch an seinem Vorschlag, ein Theaterautor solle sich einmal des Themas der Kristallsucher annehmen. De Saussure entwarf als mögliche Handlung die Geschichte eines zwar armen, aber in seiner Naturverbundenheit glücklichen Mannes und seiner Braut, denen alle widrigen Umstände nichts anhaben können und die daher unbeschadet und siegreich alle Abenteuer bestehen.

Die geistige Verwandtschaft zu Jean-Jacques Rousseau (1712–1778), der das «Retournons à la nature» geprägt hatte, ist nicht zu übersehen. Genau dieser schwärmerischen Überhöhung der naturnahen und einfachen Zustände in den Bergen bedurfte es, um dem Alpinismus erst einmal den nötigen Antrieb zu geben. Anderseits war aber auch viel Zähigkeit und Beharrlichkeit nötig, um ein Ziel wie die Besteigung des höchsten Gipfels Europas voranzutreiben. Dass er diese besass, unterschied de Saussure von seinen Vorgängern.

Angestachelt durch die von ihm ausgesetzte Belohnung, wurden mehrere Versuche, den Montblanc zu besteigen, unternommen – auch zwei von de Saussure selbst. Sie blieben indes zunächst alle erfolglos.

«Erschlaffung der Gefässe» wegen geringem Luftdruck

De Saussure war ein sehr guter Beobachter und lieferte exakte und detaillierte Schilderungen der Beschwerden und der Mühsal in grosser Höhe.

Bereits 1779 bemerkte de Saussure auf dem Mont Buet (3106 m), dass bei einer Höhe von etwa 2700 Metern einige seltsame Veränderungen des Körpers auftraten, von denen ihm besonders Ermüdung und Pulsbeschleunigung auffielen:

«... Die eine von diesen Wirkungen ist, dass sich die Muskelkräfte mit einer ungemeinen Geschwindigkeit erschöpfen; [...] eine gänzliche Erschöpfung, eine absolute Unmöglichkeit seinen Marsch fortzusetzen, bis die Ruhe die Kräfte wieder ersetzt hat. [...] Auf einem hohen Berge wird man bisweilen so müde, dass selbst um die augenscheinlichste Gefahr zu vermeiden, man nicht vier Schritte oder vielleicht selbst nicht einen mehr machen könnte. Denn wenn man fortfährt sich weiter anzustrengen, so wird man von Herzklopfen und schnellen und starken Schlägen in allen Pulsadern überfallen, dass man in Ohnmacht sinken würde, wenn man zu steigen fortführe.» [34]

De Saussure bezweifelte, dass dies eine einfache Ermüdung sei, da er sich, anders als sonst bei grosser Erschöpfung, innerhalb kürzester Zeit bei einem Halt erholte. Als weiteres Argument führte der Naturforscher an, dass er bei seinen Jugendwanderungen im Jura nie Übelkeit oder nahe Ohnmacht erlebt und sich jeweils nach einem Restaurant gesehnt hätte, auch wenn er so erschöpft gewesen sei, dass er sich nicht mehr auf den Beinen halten konnte.[35] Dies betonte er auch an anderen Stellen und begab sich damit in Widerspruch zur Ansicht, Übelkeit und Ohnmachten seien ein Resultat der grossen Anstrengung beim Bergsteigen, die auch der verehrte Haller vertrat.

Weiterhin stellte er eine Schläfrigkeit in Situationen fest, die alles andere als zum Schlafen einladend waren. So berichtet er, dass einer seiner Führer, der ihm und seinen Instrumenten mit einem Schirm Schatten geben sollte, beständig mit diesem in der Hand einschlief. Ferner beobachtete de Saussure auch, dass nicht alle Personen von diesen Erscheinungen gleichermassen betroffen waren und dass vor allem Alpenbewohner eher verschont waren. Zudem gebe es deutlich stärkere Beschwerden mit Beklemmungen und Ekel.

All diese unangenehmen Symptome führte de Saussure auf die «verdünnte Luft» zurück, brachte aber diese Verdünnung noch nicht mit einer Abnahme des Sauerstoffs in Verbindung. Er erörterte die Möglichkeiten, dass die Lunge durch die dünne Luft nicht genug erweitert oder das Phlogiston ungenügend entladen werde, verwarf diese Theorien aber. Es bestünde keine Engbrüstigkeit, argumentierte er, sondern Müdigkeit, und zudem erfolge die Erholung ja beim Einatmen der gleichen Luft wie zuvor.

De Saussures bevorzugte Erklärung zeigt eine deutliche Beeinflussung durch die physiologischen Vorstellungen Hallers: «Ich wäre vielmehr geneigt zu glauben, diese Wirkungen müssten einer Erschlaffung der Gefässe, die durch eine Verminderung der drückenden Kraft der Luft verursacht werden, zugeschrieben werden.»[36]

Es folgen genaue Berechnungen darüber, wie gross der Druck sei, der auf Meereshöhe auf jeder Flächeneinheit des Körpers laste, ohne dass uns dies bewusst sei. Ebendiese Berechnungen finden sich auch schon bei Haller. Wenn sich nun dieser Druck mit dem sinkenden Barometerdruck erheblich mindere, komme es zu den beobachteten Störungen: «Die Gefässe würden besonders einen viel weniger beträchtlichen Druck auf die flüssigen Materien, welche sie einschliessen, ausüben und eben deswegen der Beschleunigung, welche die Muskelbewegung der ganzen Masse unserer Säfte zu geben sucht, weniger Hindernisse entgegensetzen. In erhabenen Gegenden also, wo die Gefässe nur schwach durch den Druck der Atmosphäre beschwert werden, müssen die Bewegungen, welche man im Klettern eines steilen Abhanges macht, den Lauf des Blutes viel mehr beschleunigen als in den niederen Gegenden, wo der Druck der Gefässe dieser Beschleunigung widersteht. Daher kommen ohne Zweifel jene schnelle Schläge in allen Pulsadern, jenes Herzklopfen auf den hohen Bergen, welche Ohnmachten verursachen würden, wenn man immer fortführe, sich mit zu grosser Heftigkeit zu bewegen. Aber auch durch eine Wirkung dieser nämlichen Erschlaffung der Gefässe, da sie schwach auf das Blut wirken, sobald man die Bewegung unterlässt, hört die Beschleunigung, welche durch diese Bewegung verursacht worden, in kurzer Zeit von sich selbst auf [...]. Was das Einschlafen anbelangt, so glaube ich, dass es die Wirkung der Erschlaffung der Gefässe und hauptsächlich derer des Gehirns sei.»[37] Die Vorstellungen waren also genau wie bei Haller mechanisch geprägt: Der menschliche Körper ist ein System von kommunizierenden Röhren, und die Luft wirkt rein physikalisch über ihre Druckerzeugung.

Unlust am Wein

De Saussure führte auf seinen Reisen zahlreiche wissenschaftliche Untersuchungen durch: Er arbeitete auf den Gipfeln mit dem Hygrometer und dem von ihm selbst entwickelten Elektrometer, sammelte Luft- und Schneeproben und führte Höhenmessungen durch. Bei der Frage nach der Ursache der Symptome, die er in der Höhe beobachtete, gab er sich jedoch mit spekulativen Erklärungen zufrieden, ohne den experimentellen Ansatz auch nur zu erwägen. De Saussure erweist sich darin als das Kind einer Generation, in der die Universalgelehrten vom Schlage eines Gessner, Scheuchzer oder Haller selten wurden. Er war kein Mediziner und machte keine physiologischen Untersuchungen, sein Schwerpunkt lag im physikalischen Bereich. Als breit gebildeter und interessierter Mann beobachtete und analysierte er jedoch auch die körperlichen Symptome und führte gelegentlich Atem- und Pulszählungen durch. Beispielsweise erkannte er die starke Sonneneinstrahlung als Ursache für die Verletzung von Häuten und Schleimhäuten. Diese Erkenntnis hatte vor ihm keiner so formuliert, obwohl aus Südamerika und Asien zahlreiche Berichte von Schleimhaut- und Hautblutungen vorlagen:

«Die Lebhaftigkeit der Luft und des Lichtes hatten mich aber bei diesem allem so übel zugerichtet, dass mein Gesicht feuerrot und geschwollen wurde, dass das Oberhäutchen desselben ganz losging und meine Lefzen sich spalteten und bluteten. Ich glaube die Ursache dieser Wirkung mehr dem Lichte als aber der Luft zuschreiben zu müssen. [...] Man kann sich aber die Lebhaftigkeit des Lichtes, welches in diesem mit Schnee bedeckten und mit einer hohen, fast aller Orten auch mit Schnee und Eis bekleideten Felsenmauer umgebenen Grunde des Tales herrschte, [...] kaum vorstellen. [...] Ich sehe also diese Wirkung für den höchsten Grad einer durch die Sonne hervorgebrachten Verbrennung an.» [38]

Auch von seinen gescheiterten Versuchen, den Montblanc zu besteigen, erzählte de Saussure zahlreiche Einzelheiten, die ihm dank seiner genauen Beobachtung aufgefallen waren. Er bemerkte, dass die von ihm so bezeichnete «Schlafsucht» nachliess, sobald beim Hinabsteigen eine dichtere Atmosphäre erreicht wurde. Des Weiteren fiel ihm die mangelnde Esslust der Bergsteiger auf, und er konstatierte verwundert, dass auch der mitgetragene Wein nicht konsumiert wurde. So musste de Saussure zuschauen, wie seine Führer den mitgetragenen Wein geradezu gewissenhaft bewachten, ihm aber ständig das gerade wieder geschmolzene Reservewasser wegtranken.[39] Das Verschmähen des Alkohols war ein Besorgnis erregendes Symptom, denn Spirituosen und Wein gehörten gerade beim einfacheren

Volk zu den Grundnahrungsmitteln, weshalb bei allen frühen Besteigungen ein grosser Vorrat davon mitgetragen wurde. Entgegen der später häufig geäusserten Meinung, Alkohol sei in grossen Höhen besser verträglich, stellten de Saussure und seine Begleiter fest, dass starker Alkohol das Übelbefinden noch verstärkte, und sie vermuteten, dies sei in einer Anregung der Zirkulation begründet. Die Appetitlosigkeit ging bei einem Führer gar so weit, dass er beschloss, das nächste Mal die unnötige Mitnahme von Lebensmitteln zu unterlassen und nur noch Riechwasser und einen Sonnenschirm einzupacken. «Stellte ich mir nun in Gedanken diesen grossen starken Bergmann vor, wie er über diese Schneelasten, in der einen Hand den Schirm und in der andern ein Fläschchen mit Sanspareille-Wasser haltend, hinanklimmt, so kam mir dieses Bild so fremd und lächerlich vor, dass meines Erachtens den Begriff, den er sich von der Beschwerlichkeit des Unternehmens machte, nichts besser beweisen kann.» [40]

Im Gegensatz zu vielen anderen Zeitgenossen war de Saussure nicht der Meinung, dass lokale Gegebenheiten unabhängig von ihrer Höhe zum Ausbruch von Krankheitssymptomen führten. Er verstand daher auch nicht, dass die von Chamonix aus betrachtet natürlichste Route auf den Montblanc gemieden wurde, weil man gemeinhin annahm, die dort herrschende Hitze und der Luftmangel erhöhten die Risiken für die Bergkrankheit. De Saussure wies schon 1781 auf die Verzögerung der Erstbesteigung durch dieses Vorurteil hin[41] – und in der Tat gelang am 8. August 1786 dem Führer Jacques Balmat von Chamonix und dem Dorfarzt Michel Gabriel Paccard die erste Besteigung des Montblanc genau über jenen Weg.

«... NICHT ERSCHAFFEN FÜR DIE HOHEN REGIONEN»

Im folgenden Jahr, 1787, erreichte dann auch de Saussure nach zwei zuvor gescheiterten Versuchen den Gipfel.

Die Nacht vor seiner eigenen Montblanc-Besteigung verbrachte de Saussure auf 3890 Metern Höhe auf dem Petit Plateau. Es kostete ihn anstrengende Überzeugungsarbeit, dies durchzusetzen, da die Führer glaubten sterben zu müssen, wenn sie im Schnee schliefen. Das hoch gelegene Nachtlager war sicher mit verantwortlich dafür, dass de Saussure anderntags beim weiteren Aufstieg und beim Gipfelaufenthalt reichlich Gelegenheit hatte, die verschiedenen Symptome der Bergkrankheit zu beobachten.

Horace Bénédict de Saussure und sein Sohn verbringen 1788 mit zahlreichen Begleitern sechzehn Nächte auf dem 3360 Meter hohen Col du Géant im Montblanc-Massiv: ein ungewöhnliches und gewagtes Unterfangen. Zeitgenössische Radierung von Henry l'Evêque.

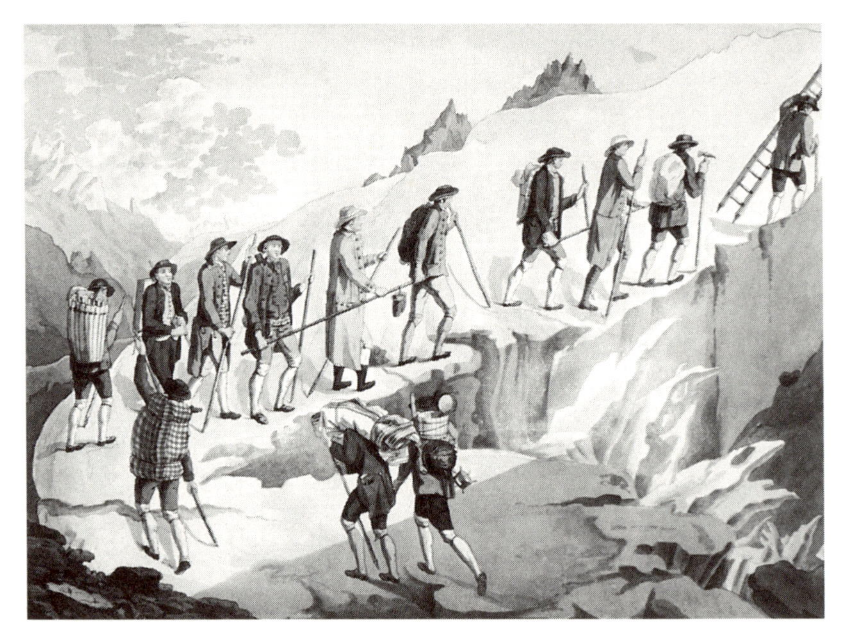

Anschaulich schilderte er das allgemeine Missbefinden mit Übelkeit, Atemnot, Appetitlosigkeit und Schwäche.[42]

Als er auf dem Gipfel seine Messinstrumente aufstellte, musste er jeden Moment wieder innehalten, um Atem zu holen; insbesondere das Bücken empfand er als unangenehm, da es die Atmung noch mehr erschwerte. De Saussure vermutete, die Frequenzsteigerung der Atmung diene dem Ausgleich der verminderten Luftdichte. Mit der gesteigerten Atmung und dem Anstieg der Pulsfrequenz, die er an sich und anderen Personen dokumentierte, komme es zu einem fieberhaften Zustand. Dieser erkläre den quälenden Durst, die Abneigung gegen Wein, starke Spirituosen und alle Art von Nahrung.[43]

De Saussure erweiterte seine Vorstellung von der mechanischen Wirkung der dünnen Luft zusätzlich, indem er vermutete, man könne den tieferen Druck der Luft durch eine erhöhte Atemfrequenz ausgleichen. Der Schluss läge da aus heutiger Sicht nahe, dass dann in der Luft eine Substanz enthalten sein müsste, die so zugeführt würde – aber davon erwähnte de Saussure nichts, obwohl zu diesem Zeitpunkt der Sauerstoff schon mehrere Jahre bekannt war. Also meinte er wohl, die Steigerung der Luftmenge mache den fehlenden Druck wett. Für ihn lag, anders als für Haller, die Ursache der beobachteten körperlichen Veränderungen einzig und allein in der veränderten Luft und nicht in der körperlichen Anstrengung. Seine Schlussfol-

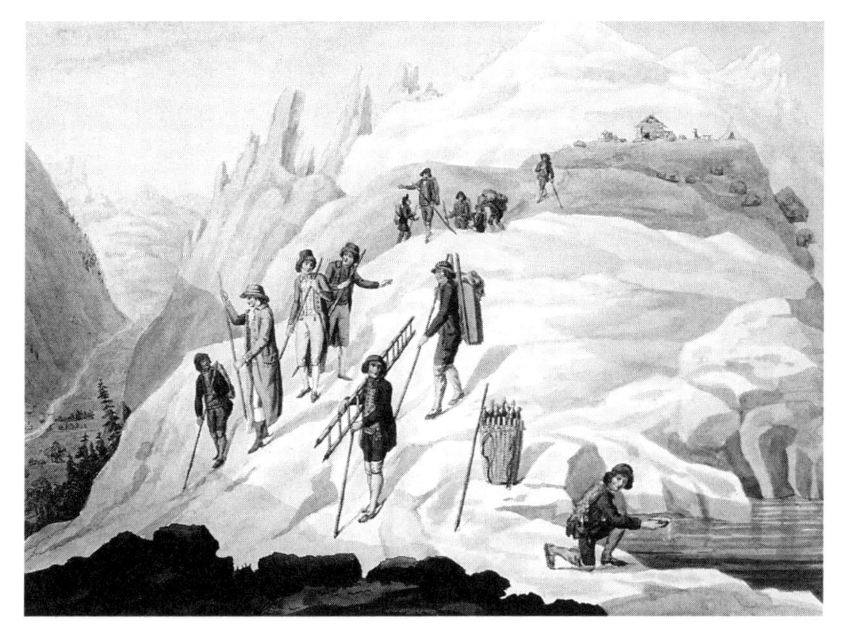

De Saussure stellt mit Verwunderung fest, dass seine Begleiter den Wein nicht berühren, sich aber geradezu auf das Wasser stürzen. Die Radierung von Henry l'Evêque zeigt eine Szene beim Abstieg vom Montblanc.

gerung war, «die Natur habe den Menschen durchaus nicht für die hohen Regionen geschaffen».[44] Diese Erkenntnis hinderte ihn aber ganz und gar nicht daran, seine Exkursionen ins Hochgebirge fortzusetzen.

Ein Jahr nach seiner Montblanc-Besteigung verbrachte de Saussure mit seinem Sohn und mehreren Führern 16 Nächte auf dem 3360 Meter hohen Col du Géant (dessen Höhe er mit 1763 Toisen nur 76 Meter zu hoch berechnete). In Anbetracht der Tatsache, dass es zuvor kaum möglich gewesen war, die Führer auch nur zu einer Nacht im ewigen Schnee zu motivieren, war dieses Unterfangen ungewöhnlich und gewagt. Die Motivation dafür erklärte de Saussure folgendermassen:

«Sie [die Physiker und Naturforscher] befinden sich immer etwa zur gleichen Tageszeit in den grossen Höhen und nur kurze Zeit, also können sie sich keine Meinung zum Zustand der Luft zu anderen Tageszeiten und erst recht nicht zur Nachtzeit bilden. Es erschien mir interessant daran zu arbeiten, diese Lücke in unseren atmosphärischen Kenntnissen auszufüllen; und auf einem hohen Gipfel genügend lang mich aufzuhalten, um den täglichen Lauf der verschiedenen Instrumente zu beobachten: der meteorologischen, des Barometers, des Thermometers, des Hygrometers und des Elektrometers – und auch die Entstehung der verschiedenen Wetterlagen zu beobachten: Regen, Winde, Gewitter.»[45]

Anlässlich des Aufenthaltes auf dem Col du Géant sollten auch mehrere physiologische Fragen beantwortet werden. Ihre Formulierung stammte von Louis Odier aus Genf. Der Mediziner war als Dozent und praktischer Arzt tätig und beriet de Saussure auf diesem Gebiet. Also untersuchte er auf dem Col du Géant die Körpertemperatur, die er unverändert fand, mass Atem- und Herzfrequenz in völliger Ruhe und die Pulsdifferenz im Liegen und Stehen, die sich in der Höhe nicht wesentlich veränderte. Des Weiteren sollte geprüft werden, ob die Dauer der Inspiration sich in der Höhe so verlängern lasse wie in der Ebene, ob sich die Flüssigkeitsbilanz verändere und ob die Wirkung der Luftverdünnung plötzlich oder langsam einsetze. Diese letzteren Untersuchungen machte de Saussure offenbar nicht, da sich weder in Louis Odiers Schriften noch bei de Saussure eine Diskussion der erhaltenen Ergebnisse findet.

Zusätzlich zu seiner schon anlässlich der Montblanc-Besteigung geäusserten Ansicht über die Wirkungsweise der dünnen Luft entdeckte er jetzt als weiteren Faktor die Trockenheit der Luft. Er machte Untersuchungen über die Verdunstung, bei denen er feststellte, wie viel ausgeprägter diese in der Höhenluft ist. Er berechnete die «trocknende Kraft» der Wärme in der dünnen Luft als fast dreimal so stark wie im Tiefland und erklärte sich damit die Austrocknung der Haut in der Höhe.[46]

Eine weitere Beobachtung de Saussures betraf die Zusammensetzung der Luft, die er in Spalten zwischen dem Schnee «sammelte». Aus den Analyseergebnissen, die man später in Genf erhielt, schien sich zu ergeben, dass der Sauerstoffgehalt tiefer sei als in der weiter vom Schnee entfernten Luft. De Saussure gab allerdings selber zu bedenken, dass die Menge seines Untersuchungsmaterials ungenügend sei. Später wurde ihm trotzdem die Theorie zugeschrieben, diese Luft sei sauerstoffärmer, da die Sonne und somit die Wärme zu einem Sauerstoffentzug der Luft durch den Schnee führten.[47] Diesen sonderbaren Gedanken äusserte er aber in dieser Form nie explizit.

Jean-André Luc – Zweifel an der Bergkrankheit

Mit Beginn der Erschliessung der Hochalpen am Ende des 18. Jahrhunderts wurden die Symptome der Bergkrankheit auch in Europa beobachtet. Über die meisten Gipfelbesteigungen (und nicht nur Erstbesteigungen) wurden

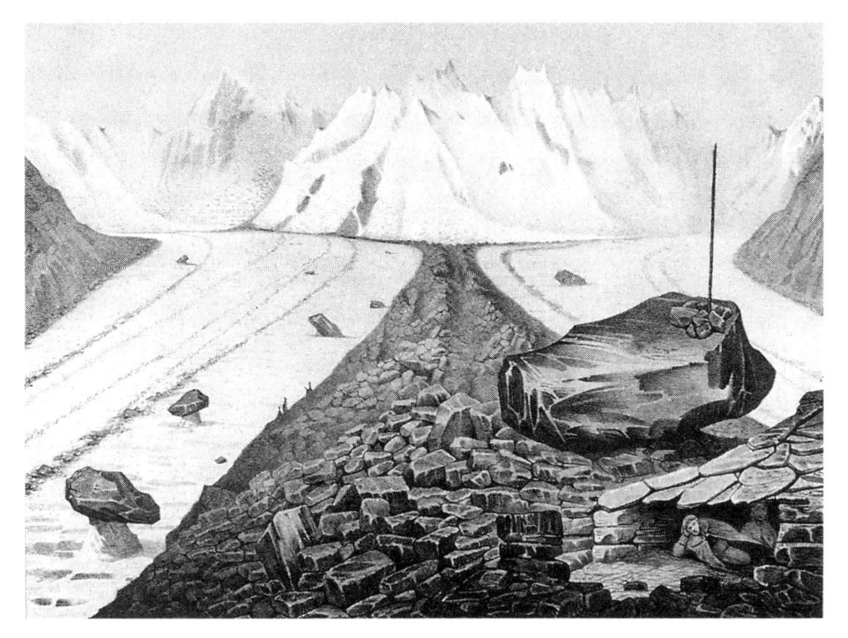

Die bergsteigenden Wissenschaftler bauen erste primitive Unterkünfte in den Alpen. Legendär ist das «Hôtel des Neuchâtelois» auf der Mittelmoräne des Unteraargletschers, wo Louis Agassiz (1807–1877) seine Gletscherstudien betreibt. Lithografie nach einer Zeichnung von Joseph Betannier, 1839.

ausführliche Berichte publiziert, die das Befinden der Teilnehmer eingehend schildern. Neben kranken Personen, die die ganze Symptomatologie der Bergkrankheit erlitten, gab es auch solche, die unbehelligt blieben und daraus den Schluss zogen, alle Berichte über die höhenbedingten Gesundheitsstörungen seien übertrieben oder unwahr. So schrieb der Genfer Physiker Jean-André Luc (1727–1817), die Ärzte mässen den Auswirkungen des Luftdruckes viel zu viel Bedeutung bei. Er und seine Begleiter hatten sich auf dem Buet (3106 m) unbeeinträchtigt gefühlt und nur am sinkenden Barometerstand bemerkt, wie hoch sie sich befanden.[48]

Auch das Brüderpaar Meyer aus Aarau erwartete bei seiner *Reise auf die Eisgebirge des Kanton Bern* Krankheitszeichen und wertete deren Ausbleiben dann als Argument für eine andere Theorie: «Keiner von uns ward in einer absoluten Höhe von 10–12 000 Fuss [falls schweizerische Fuss gemeint waren, entspräche dies 3000–3600 m; d. V.] und mehr, von Schläfrigkeit oder heftigem Fieber oder Erbrechen oder Ohnmachten oder dergleichen befallen, wovon einige Reisebeschreibungen viel erzählen. [...] Vieles, was man der Reinheit der Luft zuschrieb, mag gar oft nur Wirkung der Ängstlichkeit bei dem Anblick möglicher Gefahren gewesen sein, verbunden mit erhöhter Anstrengung, welche sehr natürlich eine schnellere Erschöpfung herbeiführt. Selbst die Anwandlung von Ohnmacht, die einem unserer Führer nahe beim Gipfel der Jungfrau begegnete, schien teils durch übermässige Anstrengung beim Aufsteigen, teils durch Furcht vor der Gefahr am meisten herbeigeführt zu sein.»[49]

Hier wird also die Ansicht vertreten, sowohl psychische Belastung als auch die körperliche Erschöpfung seien die verantwortlichen Faktoren für die beobachteten Symtome. Die Atembeschwerden, die auch die beiden Meyer verspürten, als sie unterhalb des Finsteraarhorns biwakierten, wurden nicht als ein Zeichen ihrer Bergkrankheit gewertet, sondern der Wetterlage zugeschrieben: «In der Nacht [...] verursachte uns der Föhnwind Beengungen auf der Brust. Die meisten von uns mussten aufstehen und in der Kälte Linderung suchen.»[50]

Die Diskussion, ob es die Bergkrankheit überhaupt gebe, dauerte noch das ganze 19. Jahrhundert hindurch an. Jene, die an ihre Existenz glaubten, verbanden ihre Einzelbeschreibungen gelegentlich mit Erklärungsversuchen – kritische Forschung gab es aber vorerst nicht. Ärzte und Wissenschaftler hatten dringendere Fragen zu lösen als die, warum es denen, die entgegen aller Vernunft auf die höchsten Gipfel zogen, dort oben schlecht ging. Zudem fehlten für Feldforschung noch die nötigen Methoden und Geräte. Auch gesellschaftspolitisch waren an der Wende vom 18. zum 19. Jahrhundert, im Zeitalter der Französischen Revolution, die Kräfte anderweitig gebunden. De Saussure ist nur ein Beispiel für die Wissenschaftler der Oberschicht, die sich in diesen Jahren politisch engagierten, und Lavoisier ein Beispiel für jene, die den Tod fanden.

Joseph Hamel – verhinderte Feldforschung

Es vergingen gut dreissig Jahre, bis nach de Saussure im Alpenraum wieder eine wissenschaftlich motivierte Bergbesteigung stattfand. Diese von Joseph Hamel (1788–1862) durchgeführte Montblanc-Expedition im Jahre 1820 verlief auf Grund eines Lawinenunglücks erfolglos, und die öffentliche Aufmerksamkeit galt mehr der Lawine als den wissenschaftlichen Aspekten der versuchten Besteigung.

Hamel bot sich – wie er schilderte, eher zufällig – die Gelegenheit einer Besteigung des Montblanc von der bisher nicht begangenen Westseite aus. Seine Hauptmotivation war, auf dem Gipfel physikalische Untersuchungen durchführen zu können. Die Beschreibung seiner Ausrüstungsgegenstände und die durchdachten Pläne für diese Untersuchungen wecken jedoch Zweifel, ob er wirklich so ungeplant und kurzfristig zum Gipfel aufbrach, wie er schreibt.

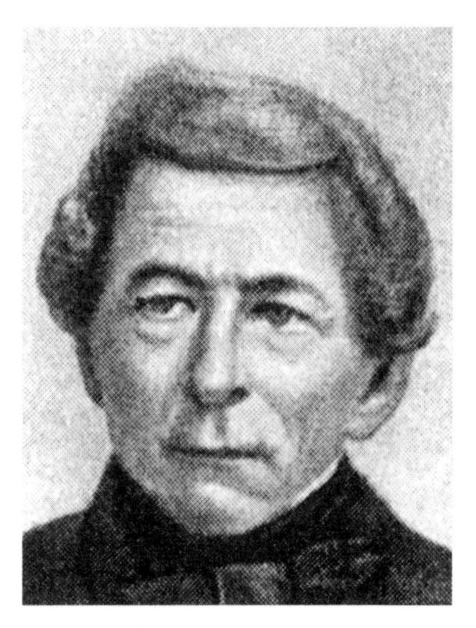

Joseph Hamels (1788–1862) Absicht, am Montblanc wissenschaftliche Versuche durchzuführen, wird von einem Lawinenunglück durchkreuzt.

Hamels erster Versuch von Saint-Gervais aus blieb erfolglos. Die Umkehr erfolgte am Dôme du Gouter, da man zu spät war, um ohne ein weiteres Nachtlager den Gipfel zu erreichen. Danach wollte Hamel einen Versuch von der bisher begangenen Nordseite machen, «… um mit Bestimmtheit sagen zu können, welche von den zwey Routen den Vorzug verdiene, denn bis jetzt war noch kein Reisender von beiden Seiten hinaufgestiegen. Ausserdem wünschte ich oben auf dem Berge verschiedene physikalische und physiologische Versuche und Beobachtungen zu machen.»[51]

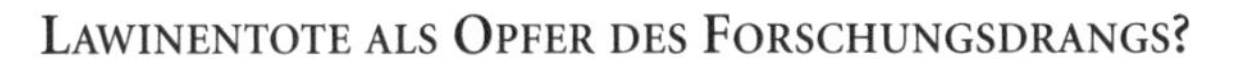

Lawinentote als Opfer des Forschungsdrangs?

Die Gruppe musste wegen eines Unwetters zwei Nächte auf Grands Mulets verbringen und begann von dort am 20. August 1820 den Gipfelaufstieg. Man glaubte sich schon fast am Ziel, und die Führer gratulierten sich schon zum guten Gelingen der Unternehmung, als beim letzten Queren des Gipfelhangs die Gruppe von einer Lawine verschüttet wurde. Trotz intensiver Suche konnten drei der Führer nicht mehr gefunden werden, und die Überlebenden kehrten um.[52]

Zum ersten Mal seit der Erstbesteigung des Montblanc hat es an diesem Berg Todesopfer gegeben. Es wurden Stimmen laut, die Hamel als den Verantwortlichen dafür sahen, da er trotz der schlechten Wetterverhältnisse die Tour hatte fortsetzen wollen. Das Unglück erregte einiges Aufsehen, und nach seiner Rückkehr nach Genf wurde Hamel gedrängt, einen schriftlichen Bericht über die Ereignisse vorzulegen. Dieser erschien im Herbst 1820 in der *Bibliothèque universelle de Genève* und in einer deutschen Übersetzung. In diesem ersten Bericht ging Hamel auch kurz auf die Art der geplanten

Versuche ein und erwähnte, wie er den «Effekt der Luftverdünnung» spürte, unterliess aber ausführlichere theoretische Überlegungen.

Im darauf folgenden Jahr wurde in Wien eine längere deutsche Version des Berichts im *Conversationsblatt* gedruckt, die später als Separatum erschien. Hamel fügte für diesen Sonderdruck noch einen Aufsatz mit dem Titel *Physiologische Bemerkungen über die Wirkung der dünnen Luft* an. Gemäss den Angaben des Verlegers wurde dieser Aufsatz im Titelblatt nicht erwähnt, da die ersten Bögen bereits gedruckt waren, als er geliefert wurde. Möglicherweise ist dies ein wichtiger Grund dafür, dass er vergessen wurde. Ein anderer Grund könnte darin liegen, dass das Interesse der Leser hauptsächlich der Schilderung des Unglücks und seiner Umstände galt. Obwohl Hamels Überlegungen zu Physiologie und Pathophysiologie der verdünnten Luft neue und wichtige Ansätze enthielten und seine Vorschläge für die Feldforschung der tatsächlichen Entwicklung um mehr als ein halbes Jahrhundert voraus waren, fanden sich in der Folge jedenfalls nur sehr selten Reaktionen auf seine Schrift. Lediglich der französische Physiologe Paul Bert, der für sein Werk *La pression barométrique* alles gesichtet hatte, was über die Veränderungen des Luftdruckes geschrieben worden war, fand anerkennende Worte für Hamel: «Eines seiner Projekte bewies einen überraschenden Scharfsinn und zeigte sehr klare, wissenschaftliche Hypothesen über Ursache und Auswirkungen der dünneren Luft.»[53] Für dieses Urteil ging Bert jedoch nicht von dem physiologischen Aufsatz aus, sondern vom eigentlichen Reisebericht, in dem sich auch schon interessante Beobachtungen und Überlegungen finden.

Neben den bekannten Symptomen schilderte Hamel auch eine bei Abnahme des äusseren Luftdruckes auftretende Flatulenz; damit ist er wohl der Erstbeschreiber der heute als *high-altitude flatus expulsion* (HAFE) bekannten unliebsamen Folge der Blähungen. Hamel glaubte auch zu spüren, wie beim Aufstieg Luft durch die Verbindung vom Mittelohr zum Rachen als Bläschen in den Mund trat, und beschrieb umgekehrt beim Abstieg: «Ich fühlte [...] von Zeit zu Zeit einen gelinden Schmerz in den Ohren, der durch den Druck der dichter werdenden Luft auf das Trommelfell entstand. Er wurde gehoben, wenn gelegentlich beim Schlingen des Speichels Luft durch die eustachische Röhre in die innere Höhlung der Ohren drang, wodurch das Gleichgewicht hergestellt ward.»[54] So genau hatte vor Hamel noch nie-

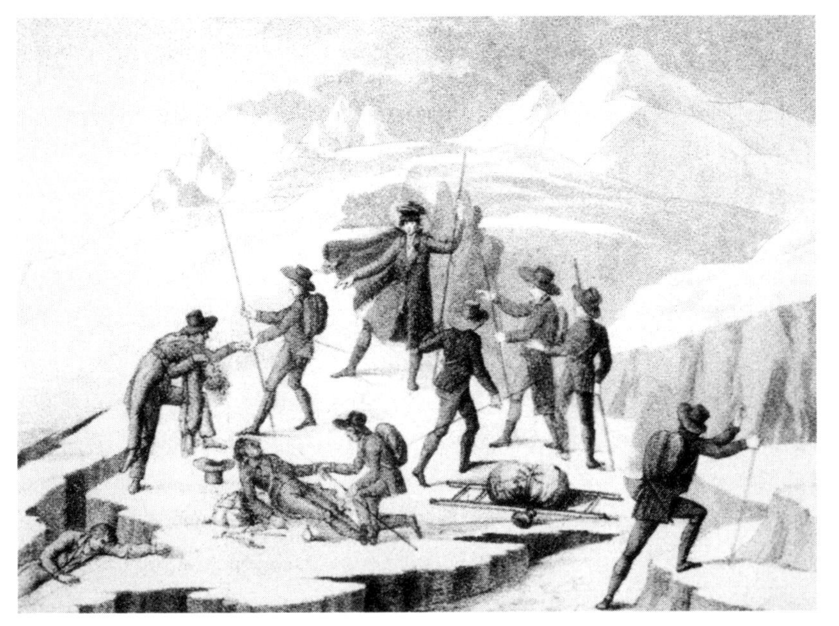

Der Niedergang einer Lawine fordert am 20. August 1820 die ersten Todesopfer am Montblanc; das Unglück zieht viel Aufmerksamkeit auf sich. Zeitgenössische Lithografie von C. Charton.

mand erkannt, was sich an den luftgefüllten Schädelpartien für Veränderungen abspielten.

Vielseitiger Versuchsplan

In den *Physiologischen Bemerkungen* führte Hamel seine Ideen über die Wirkung der Höhenluft weiter aus und hielt klar fest, dass die Zusammensetzung der Luft in allen Höhenlagen gleich bleibe und daher der absolute Sauerstoffgehalt in der Höhe sinke. Darüber hinaus erkannte er den Zusammenhang zwischen der auf den Bergen auftretenden Schwäche und dem Sauerstoffmangel und hatte auch Vorstellungen dazu, wie man diese Theorie weiter zu untersuchen hätte.

«Auf dem Gipfel wollte ich Beobachtungen über die Wirkung der verdünnten Luft auf den thierischen Organismus anstellen und schmeichelte mir, mehrere in physiologischer Hinsicht merkwürdige Tatsachen zu erfahren. Vorzüglich wünschte ich auszufinden, wie die atmosphärische Luft auf jener Höhe, wo das Barometer auf 16 Zoll herabsinkt und wo bei jeder Einatmung also nur etwas mehr als die Hälfte der gewöhnlichen Menge Lebensluft in die Lunge kömmt, auf das Blut einwirkt. Ich wollte Thieren, mir selbst und meinen Begleitern oben arterielles und venöses Blut abzapfen, um aus seinen Eigenschaften zu urteilen, ob es in der Lunge ebenso decarbonisiert werde, wie es bei der doppelten Menge eingeathmeten Sauerstoffs geschieht. Ich versah mich mit Kalkwasser, um zu untersuchen, ob bei diesem Mangel an Sauerstoff die ausgeathmete Luft dort oben dennoch ungefähr in demselben Verhältnisse Kohlensäure enthalte als in den niedern Regionen. Überhaupt war ich begierig die Ursache zu erfahren, warum sich die Muskelkraft in der dünnen Luft so schnell erschöpfe. Aller Wahrscheinlichkeit nach ist die unzureichende Quantität von Sauerstoff im Blute daran schuld.»[55]

«Chemische Versuche zeigen uns, dass beim freien Atmen Sauerstoff in der Lunge angehalten, und dass aus derselben Kohlensäure ausgestossen wird. Ob aber der Sauerstoff aus der Luft in das Blut aufgenommen werde, oder ob es sich sogleich in den Zellen der Lunge mit dem durch das Aderblut herbeigeführten Kohlenstoff vereinige, darüber sind die Meinungen geteilt. Auch ist nicht erwiesen, wo eigentlich das Blut den Kohlenstoff hernehme. Meine bis dahin gemachten Beobachtungen in dünner Luft veranlassen mich zu glauben, der Kohlenstoff werde, wenigstens grösstenteils, in der Muskelfaser, während ihrer Erregung, ausgeschieden.»[56]

Hamel wusste nicht, wie der Sauerstoff zum Muskel und der Kohlenstoff aus dem Muskel hinaus gelangt, aber er folgerte: «Sauerstoff ist zur Erzeugung von Muskeltätigkeit eine Hauptbedingung. In der dem Menschen zum Aufenthalte angewiesenen Region enthält die atmosphärische Luft (bei 28 bis 20 Zoll Barometerstand) mehr von diesem *pabulum vitae*, als zu den oben angeführten Zwecken nötig ist. Dieses Übermass scheint uns verliehen worden zu sein, damit wir uns auch einer schon viel benutzten Luft noch bedienen können, sowie auch damit es uns möglich sei, uns in Regionen zu erheben, wo wegen Abnahme der Dichtigkeit der Luftschichten bei jedem Atemzuge eine absolut geringere Menge von atmosphärischer Luft und also auch von Sauerstoff in die Lunge kommt.»[57]

Hamel erkannte völlig richtig, dass der sinkende Sauerstoffpartialdruck schuld ist an den in der Höhe auftretenden Problemen, und bemerkte auch, dass der Sauerstoffmangel die Muskulatur schwächt. Mit dieser Erkenntnis entfernte er sich schon weit von den bisher geäusserten mechanischen Theorien. Eine weitere Feststellung war, dass ein Teil der Symptomatologie zerebral bedingt ist. Hamel vermutete, die Schlafsucht entstünde durch eine Ausdehnung der elastischen Flüssigkeiten in den Hirnhöhlen, ausgelöst durch eine «Turgeszenz der Hirngefässe».

Ausser dem ehrgeizigen und zu dieser Zeit völlig ungewöhnlichen Projekt, auf dem Gipfel Blutentnahmen durchzuführen, hatte Hamel noch weitere bemerkenswerte Pläne: «Ich war [...] willens, comprimiertes Sauerstoffgas mitzunehmen, um seine wahrscheinlich grössere Herstellungskraft zu prüfen, konnte mir aber die nötigen Apparate hierzu nicht verschaffen. Ausserdem wünschte ich sehr, auf der Höhe Atmungsversuche mit dortiger dünner Luft anzustellen, und zwar einmal bei völliger Ruhe des Körpers und dann wieder bei einem durch Bewegung so hoch als möglich getriebenem Aufwand von Muskelkraft, um bei diesen zwei verschiedenen Zuständen des Körpers die Menge des in der Lunge zurückgehaltenen Sauerstoffs sowohl, als der ausgehauchten Kohlensäure kennenzulernen und miteinander zu vergleichen. [...] Leider hat de Saussure bei seinem sechzehntägigen Aufenthalte auf dem Col de Géant das Physiologische fast nur als Nebensache behandelt. Ich bin überzeugt, dass auf hohen Bergen viel in physiologischer Rücksicht gelernt werden kann, besonders aber würde man da über das Atemgeschäft und die davon abhängige Muskeltätigkeit wichtige Aufschlüsse bekommen.»[58]

Wie bereits erwähnt, fanden die geplanten Untersuchungen nicht statt, und es ist nicht bekannt, ob tatsächlich eine dafür ausreichende Ausrüstung zur Verfügung gestanden hätte. Trotzdem waren die theoretischen Ansätze und die Idee, diese vor Ort experimentell zu überprüfen, im Jahre 1820 bemerkenswert.

Der vielseitig interessierte und tätige Hamel nahm seine Ideen in den folgenden Jahren nicht wieder auf. Als Hofrat des Zaren bereiste er jahrelang ganz Europa, und obwohl er eigentlich von der Ausbildung her Mediziner war, beschäftigte er sich vor allem auch mit technischen Fragen, unter anderem der Eisen- und Waffenproduktion. Sein physiologisches Interesse war somit wohl nur eines unter vielen.

Die Publikation der *Physiologischen Bemerkungen* hatte offensichtlich kaum Resonanz, und so konnten Hamels Vorstellungen vom sinkenden Sauerstoffpartialdruck und von der veränderten Atmung die wissenschaftliche Entwicklung nicht weiter befruchten. Sein Vorschlag, durch Feldforschung das «Atemgeschäft» besser verstehen zu lernen, wurde erst viel später aufgenommen.

Zu wenig Sauerstoff oder zu viel Darmgas?

Zwei Jahre nach dem Lawinenunglück bestieg wieder eine Gruppe den Montblanc. Frédéric Clissold veröffentlichte genau so wie Hamel in der *Bibliothèque universelle de Genève* einen Bericht über seine Besteigung, in dem auch er theoretische Überlegungen zu den in der Höhe stattfindenden Veränderungen anstellte.

Ähnlich wie Hamel betont er die Konstanz der relativen Anteile der einzelnen Gase in verschiedenen Höhen und den daraus resultierenden Sauerstoffmangel mit zunehmender Höhe. Den gleich bleibenden Sauerstoffbedarf decke der Mensch entweder durch eine Vertiefung oder eine Frequenzerhöhung der Atmung. Dies war sowohl logisch gedacht als auch gut beobachtet. Clissold argumentierte praktisch: Da es möglich sei, mit einer halben Lunge zu leben, sollte man auch mit der Hälfte des Sauerstoffs auskommen. Er glaubte, die Anpassungsfähigkeit des menschlichen Körpers reiche aus, um die höchsten Gipfel des Himalaja zu besteigen, und definierte zwei wichtige Voraussetzungen: zeitliche Adaption an die Höhe und Schutz vor Kälte. Zahlreiche Zeitgenossen, so zum Beispiel Hamel, hielten es für ausgeschlossen, dass der Mensch jemals nur aus eigener Kraft auf den höchsten Berg der Erde würde gelangen können.[59]

Die Redakteure der *Bibliothèque universelle*, die Clissolds Aufsatz redigierten und kommentierten, störten sich daran, dass der Ausdehnung der Darmgase nicht grössere Beachtung geschenkt worden war. In den nächsten Jahrzehnten folgten weitere Autoren, die diesem Vorgang einen nicht unwesentlichen Anteil an der Ätiologie der Bergkrankheit geben wollten. Man vermutete, diese Ausdehnung führe zu einer Beengung der Lunge vom Bauchraum her und verursache so die Atemnot. Hamel und Clissold hingegen erkannten die Wirkung der Höhenluft auf das Gewebe und führten die Schwäche der Muskulatur auf den Sauerstoffmangel zurück. Damit vertraten sie eine modernere Auffassung von Krankheitsursachen, die durch die Fortschritte der mikroskopischen Anatomie und der Chemie geprägt war.

Theorien aller Art

Im Laufe des 19. Jahrhunderts wurden fast alle Gipfel im Alpenraum erobert, wobei insbesondere die wissenschaftlich interessierten Besteiger die dabei auftretenden gesundheitlichen Veränderungen wahrnahmen und analysierten. Es entstanden detaillierte Beschreibungen von Kopfschmerzen, Atemnot, Appetitlosigkeit, imperativem Schlafdrang und Hautverbrennung sowie regelmässige Zählungen der Herzfrequenz und der Schritte, die zurückgelegt werden konnten, bevor eine Ruhepause erforderlich war. Hin und wieder mass man auch noch die Körpertemperatur. Die Deutungsversuche der gesundheitlichen Veränderungen waren weiterhin spekulativ.

Es gab zahlreiche Autoren, die – wie auch schon Haller und de Saussure – vorrechneten, wie sich der auf dem menschlichen Körper lastende Luftdruck verringere, was mechanische Auswirkungen haben müsse; andere wollten, wie Hamel und Clissold, dem Sauerstoffmangel in der dünneren Luft die Verantwortung zuschieben, wobei nur einige begriffen, dass dieser Mangel ein absoluter und kein relativer ist. Die in den Anden kursierende Vermutung, dass Pflanzenausdünstungen bergkrank machten, wurde in Europa nicht diskutiert, da es evident war, dass die fraglichen Veränderungen oberhalb der Vegetationsgrenze auftraten.

Die Gedankenflüge und Spekulationen anderer Experten erweiterten die gängigen Theorien um neue Ideen, die ebenfalls ohne experimentelle Grundlage entstanden und oft nur schwer nachvollziehbar waren. Solche Publikationen erschienen bis weit in die zweite Hälfte des 19. Jahrhunderts, als einzelne Autoren schon mit ernsthafteren wissenschaftlichen Ansätzen und Experimenten die Frage der Bergkrankheit bearbeiteten.

Manche der publizierten Theorien scheinen auf den ersten Blick viel versprechende Ansätze zu verraten. Die weitere Lektüre zeigt jedoch, wie sehr diese Gedankengänge ein irrationales Konstrukt sind. Man bemühte sich ernsthaft, die höheninduzierten Veränderungen zu verstehen, hatte aber kaum technische Mittel und selten tragfähige Konzepte, diese zu untersuchen. Hamel, der mit den wenigen bekannten Fakten eine klare Theorie entwickelte und diese dann auch mit strukturierten Untersuchungen belegen wollte, war die grosse Ausnahme.

Die klinische Beobachtung alleine reichte nicht aus, um Rückschlüsse über die zugrunde liegenden Störungen zu ziehen. Es fehlte an der Erfahrung, um Symptome mit Organ- oder Gewebeveränderungen in Verbindung zu bringen. Die zunehmende Urbanisierung im 19. Jahrhundert brachte zwar die Möglichkeit, grosse Patientenzahlen in den neuen Spitälern zu beobachten und die Befunde bei den zahlreichen Sterbefällen in der Obduktion zu kontrollieren. Dies führte wohl zum besseren Verständnis der häufigen Krankheiten (wie etwa Tuberkulose) und zum Überdenken der bis dahin verheerend kritiklos angewandten Therapien – Aderlass und Abführen. Eine seltene exotische Erkrankung wie die Bergkrankheit hingegen war nur mit Hilfe von Spekulationen zu verstehen – und von diesen gab es zahlreiche. Nur eine subjektive Auswahl davon sei im Folgenden erwähnt.

Johann Hegetschweiler – fieberhafte Zustände

Der Zürcher Arzt Johann Hegetschweiler (1789–1839) war aktiver Botaniker, und so widmete er seine von 1819 bis 1822 unternommenen Touren in den Bündner und Glarner Alpen hauptsächlich der Pflanzenwelt. Er stellte aber auch Versuche über die «Einwirkung der Luft auf den Menschen und die Beschaffenheit derselben in grossen Höhen» an. Mit seinen Ergebnissen wollte er sowohl die Gebrüder Meyer widerlegen, die nichts von Gesundheitsstörungen wissen wollten, als auch Hofrat Hamel, der als einzige Ursache der Bergkrankheit den Sauerstoffmangel sah. Hegetschweiler ging als einer von wenigen auf Hamels Theorie ein – und lehnte sie ab.

Bei einem Versuch, den 3614 Meter hohen Tödi zu besteigen, stellte Hegetschweiler fest, dass ab einer Höhe von rund 3000 Metern die Symptome bei den beobachteten Personen individuell verschieden stark einsetzten und bei einigen wenigen auch in noch grösseren Höhen ausblieben. Puls und Atmung waren schneller als in der Ebene, der Durst gesteigert und der Appetit vermindert. Auffallend war offenbar die Lust auf saure Esswaren: «Selbst die Führer verschmähten einen Rest von altem Kirschengeist und bedauerten hingegen, nichts Säuerliches mitgenommen zu haben.»[60] Wieder einmal staunte man, dass die sonst allgemein herrschende Vorliebe für alkoholische Getränke auf einmal verschwunden war.

Hegetschweiler stellte Versuche mit Schwefel und Phosphor an, bei denen er einen beschleunigten Verbrennungsvorgang feststellte. In Flaschen, die je zur Hälfte mit Wasser und mit Höhenluft gefüllt waren, beobachtete er beim Schütteln mehr Luftblasen als in den Vergleichsflaschen mit Tieflandluft, daher schloss er auf einen grösseren CO_2-Gehalt der Höhenluft.

Seine Ideen über die Ursache der höhenbedingten Veränderungen sind schwer nachvollziehbar. Sie besagen im Wesentlichen, dass in der Höhe einerseits der Atmungsprozess chemisch (durch grössere Luftreinheit) und mechanisch (durch veränderte Funktion der Respirationsmuskeln) beschleunigt sei und dass anderseits der «Combustionsprozess» durch die Reinheit der Luft so angeregt sei, dass ein kalter Luftzug, auch bei Sauerstoffmangel, genüge, um zu einem fieberhaften Zustand zu führen. Dieses Fieber sah er als Ursache der Steigerung von Atmung, Sekretion und Puls und der daraus resultierenden Ermattung.

Mit dieser Theorie glaubte er Hamels Ansicht über den Sauerstoffmangel widerlegt zu haben und schrieb zufrieden: «... lustig klingt dann vollends, wenn der Hofrath meint, dass die Schenkelmuskeln am meisten Sauerstoff verbrauchen, denn beim Bergsteigen zeige sich die Schwäche vollends im Kniegelenk.»[61]

Die Theorien Hegetschweilers stellen ein Gedankengebäude dar, das jeder experimentellen naturwissenschaftlichen Basis entbehrt. Als der Arzt im Jahre 1839 als Repräsentant der liberalen Regierung von konservativen Putschisten in Zürich erschossen wurde, war er vor allem als Gründer des dortigen botanischen Gartens und als Politiker bekannt; seine höhenphysiologischen Überlegungen wurden vergessen.

Monsieur Rey – Wahnsinn und Fasererschlaffung

Anders als Hegetschweiler konnte sich ein Monsieur Rey nicht auf sehr viel eigene alpinistische Erfahrung berufen, als er sich zum Thema äusserte: Er hatte es lediglich reitend auf einige dem Galenstock benachbarte Gipfel geschafft. Rey publizierte 1842 im Rahmen einer Geschichte des Grossen St. Bernhard seine Erkenntnisse über die *Influence sur le corps humain des ascensions sur les hautes montagnes* – den Einfluss der Besteigung hoher Berge auf den menschlichen Körper, wobei er weitgehend die Berichte über das im Titel genannte Thema resümierte. Als eigenständige Beobachtungen erwähnte er, dass von den sieben Engländern, die den Gipfel des Montblanc erreicht hatten, drei vom Wahnsinn befallen worden seien und zwei von diesen – Undrell und Clark – auch gestorben seien. Er fragte sich, ob schon die Idee einer Montblanc-Besteigung ohne wissenschaftlichen Zweck Ausdruck eines verwirrten Geistes sei.[62]

Ihm war unverständlich, dass man bisher ignoriert hatte, wie schädigend es sein müsse, den Körper innerhalb von 36 Stunden mit einer Veränderung des Barometerstandes von zehn Linien zu konfrontieren. Alle, die den Montblanc bisher bestiegen hätten, seien von diesen Einwirkungen der verdünnten Luft mehr oder weniger gemartert worden. Die beobachtete Ermüdung resultierte seiner Meinung nach aus einer Fasererschlaffung, die durch die abnehmende komprimierende Kraft der verdünnten Luft bedingt sei.

Rey beendete seine Darstellung mit der Erwähnung einer anekdotenhaften Geschichte, die demonstrieren sollte, wie sehr in der Höhe die Eigenschaft der Luft verändert sei: Als er auf dem Gipfel des Montblanc angekommen war und bis dahin alle Gefahren glücklich überstanden hatte, wollte Capitain Sherwill 1825 einen Triumphgesang anstimmen und versammelte seine Führer um sich, um *God save the King* anzustimmen. Da aber die Führer weder Melodie noch Text kannten, blieb nach Suchen nur der *Ranz des vaches* übrig. Als man zu singen begann, habe sich herausgestellt, «dass jeder Sänger nur ganz knapp sich selber hörte und kaum noch den nächsten Nachbarn verstehen konnte». Es sei eine Kakofonie im wahrsten Sinne des Wortes gewesen.[63]

Professor Brachet – schwarzes Blut

Der Lyoner Professor Brachet machte Beobachtungen über den Zusammenhang von Muskelarbeit und Sauerstoffverbrauch, die viel Ähnlichkeit mit den schon von Hamel publizierten Befunden hatten. Die Schlüsse, die er zog und in einem Artikel mit dem Titel *Note sur les causes de la lassitude et de l'anhélation dans les ascensions sur les montagnes les plus élevées* veröffentlichte, waren allerdings nicht durch experimentelle Evidenz gestützt. Wie schon Rey publizierte auch Brachet nicht so sehr einen Erlebnisbericht, sondern legte das Schwergewicht auf die theoretischen Erörterungen. Er nahm auch noch einmal die Berechnungen über die Verminderung des auf dem Menschen lastenden Gewichts auf und verfiel dem Trugschluss, es entstehe so eine Art Saugwirkung wie bei Schröpfköpfen. Diese sei dann verantwortlich für ein verändertes Verhalten von Blutgefässen und Körperflüssigkeiten.[64]

Für die bei Anstrengung auftretende Atemnot hatte Brachet jedoch eine andere Erklärung. Schon früher hatte er Betrachtungen über die Blutfarbe in Abhängigkeit von der Muskelarbeit aufgestellt und bemerkt, dass die Umwandlung von Hellrot zu Schwarz mit dem Sauerstoffverbrauch korrelierte: «Wir haben erkannt, dass das arterielle Blut bei seiner Passage durch die Organe seine hellrote Farbe verliert und dunkelrot wird, mit anderen Worten, dass es zu venösem Blut wird. [...] Nehmen wir die Muskulatur als Beispiel. Ich habe zeigen können, dass das arterielle Blut, wenn es durch ruhendes Gewebe fliesst, viel weniger schwarz wird, als wenn es durch kontrahierte Muskeln fliesst. [...] In Ruhe fliesst das Blut weniger schwarz, weniger desoxygeniert, weniger carbonisiert zum Herzen zurück, wie wir gesehen haben. Daher braucht es weniger Sauerstoff, um in den hochroten Zustand zurückzukehren, von dem es weniger weit entfernt ist, und die Quantität, die sich in der verdünnten Luft findet, ist ausreichend für diesen Vorgang. Unter Bewegung, welcher Art auch immer, wird das Blut schwärzer, stärker desoxygeniert, während es die kontrahierten Muskeln passiert. Es fordert also mehr Sauerstoff, als ihm die schwache Dosis der in der Lunge enthaltenen dünnen Luft liefern kann. Es wird daher unumgänglich, die absolute Qualität durch das Tempo zu ergänzen, in dem die Luft erneuert wird, die mit dem Blut in Kontakt steht. Daher kommt die Beschleunigung der Atmung, die Kurzatmigkeit. [...] Die Müdigkeit beruht darauf, dass das weniger gut arterialisierte Blut den Muskeln nicht genug Anreiz bietet, um sich zu kontrahieren.» [65]

Gavarret – Kohlensäurevergiftung

Brachets grundsätzlich richtigen Ansätzen fehlt einmal mehr der experimentelle Beweis. Wie sehr anderseits Hypothesen falsch sein konnten, zeigt die im *Dictionnaire encyclopédique des Sciences médicales* von 1866 vertretene Ansicht, der Grossteil der für die Bergkrankheit charakteristischen funktionellen Störungen sei die Folge einer Vergiftung mit im Blut gelöster Kohlensäure.[66] Diese Theorie des Pariser Professors für medizinische Physik, Gavarret, basierte auf der Überlegung, dass der Mensch beim Anstieg in der Höhe eine grosse mechanische Arbeit leiste, die nur möglich sei mit einer gleichzeitigen Erhöhung der Produktion von Sauerstoff und Kohlensäure. Die häufig beobachtete erhöhte Blutzirkulation sei nötig zur Sauerstoffherstellung, um die Verbrennungsvorgänge zu unterhalten und gleichzeitig die vermehrte Kohlensäure auszuscheiden. Genau diese Ausscheidung sei aber bei raschem und langem Anstieg nicht mehr möglich, und die Vergiftung mit der Kohlensäure führe so zu den Symptomen der Bergkrankheit. Dieses Gedankengebäude fand gemäss Paul Bert, der es heftig kritisierte, breite Beachtung und Zustimmung.

A. Lepileur – Blutstau

Ein in der *Revue médicale* veröffentlichter, umfangreicher Bericht beschäftigte sich ausschliesslich mit medizinischen und physiologischen Fragen einer 1844 durchgeführten wissenschaftlichen Expedition auf den Montblanc und stellte somit ein Novum dar.

Der Autor, A. Lepileur, nahm im ersten Teil seiner Abhandlung ausführlich Bezug auf die bisher vorliegenden Beschreibungen aus Europa, Südamerika und dem Himalaja und machte sich Gedanken über die erheblichen Widersprüchlichkeiten, Ungenauigkeiten und Übertreibungen in den Schilderungen. Seine Kritik basierte einerseits auf der grossen zeitlichen Latenz zwischen den Reisen und ihren schriftlichen Aufzeichnungen – was möglicherweise zu einer ungenauen Darstellung führte –, anderseits sah Lepileur einen Grund für die Übertreibungen im Bestreben vieler Reisenden, ihren Unternehmungen einen wissenschaftlichen Anstrich zu geben. Ferner werde von den Führern in Chamonix gerne das gefährliche Element einer Montblanc-Besteigung betont und somit eine Erwartungshaltung gefördert, die erklären könnte, warum gerade vom Montblanc so viele Berichte von gesundheitlichen Störungen vorliegen. Schliesslich monierte Lepileur am Beispiel des von Rey berichteten und oben erwähnten *Ranz-des-vaches*-Gesanges, dass gewisse Reisende gerne mit grosser Übertreibung frühere Geschichten reproduzierten. Zwar habe schon de Saussure über die verminderte Schallleitung in der dünnen Luft auf dem Montblanc berichtet, aber wie solle man an die Geschichte des unhörbaren Liedes glauben, so fragte Lepileur, wenn es unmittelbar zuvor noch möglich war, miteinander zu reden, um sich auf einen Gesang zu einigen?[67]

Lepileur selber schilderte sehr minutiös alle bisher beobachteten Symptome, bevor er dann – und auch dies sehr detailliert – über seine Montblanc-Besteigung berichtete. Vor dem eigentlichen Gipfelanstieg war man schon zweimal bis zum Grand Plateau auf 3911 Meter aufgestiegen und hatte dort Instrumente in einem Zelt deponiert. Bereits ab einer Höhe von 3000 Metern waren jeweils die ersten Symptome der Höhenkrankheit mit Appetitlosigkeit, Schwäche, Müdigkeit und Kopfschmerzen beobachtet worden. Die Symptome wurden mit kleinen Mengen Alkohol erfolgreich bekämpft: «Wir nahmen alle etwas Wein. Das war es, was uns immer am meisten half; und das Experiment hatte uns bewiesen, dass der moderate Gebrauch von Spirituosen bei Hochtouren nützlich ist und nicht schädlich, wie immer wieder behauptet wurde.»[68]

Von diesem Heilmittel wurde auch auf dem Gipfel in nicht unbeträchtlichem Ausmass Gebrauch gemacht. Nichtsdestotrotz sprach sich Lepileur gegen einen übermässigen Alkoholgenuss aus, da er glaubte, dass Symptome wie Kopfschmerzen, brennender Durst, Übelkeit und Erbrechen sicherlich auch daher rühren könnten, dass die Bergführer sich gerne am Abend vor dem Aufstieg betränken. Sowohl den Alkoholkonsum als auch den Schlafmangel sah Lepileur jedoch nur als prädisponierende Faktoren für die Folgen der Luftverdünnung an.

Die von Brachet dargelegte These über das weniger arterialisierte Blut hielt er zwar für begründet, aber in ihrem Erklärungsansatz zu exklusiv. Er sah die schmerzhafte Müdigkeit als das Resultat eines Blutanstaus in den arbeitenden Muskelgruppen und schrieb dazu:

«Aber das Keuchen und die Müdigkeit gehören untrennbar zu einigen Phänomenen, deren Komplex die Bergkrankheit bildet. Diese Tendenz zur Übelkeit, der Appetitverlust, die drohende Ohnmacht, sobald Kopf und Rumpf nicht mehr nach vorne gerichtet sind, oder bei einigen Leuten sogar, wenn der Körper Halt macht, diese Kopfschmerzen, die manchmal während des Marschierens heftig sind und Moorcraft einen Schlaganfall befürchten liessen, die von Humboldt beobachtete Zahnfleischblutung, all dies scheint komplexe Gründe widerzuspiegeln, die nicht auf alle Individuen gleichsam einwirken und unter denen die Blutanstauung eine grosse Rolle spielt.»[69]

Ähnliche Erscheinungen, wie sie auch sonst bei grossen Anstrengungen aufträten, nämlich Blutstauung in den Kapillaren in Gehirn, Muskeln und Lunge mit nachfolgendem Schwindel und Müdigkeit, machten sich in der dünneren Höhenluft schneller und je nach individueller Disposition verschieden stark bemerkbar. Ausserdem führte Lepileur an, dass die Symptome ausgeprägter aufträten, wenn der Höhenanstieg rapid erfolge, womit sich auch erklären lasse, dass am Grossen St. Bernhard trotz seiner relativ bescheidenen Höhe von 2491 Metern häufig Störungen aufträten, da die meisten Reisenden am Morgen von Genf losreisten und so eine Höhendifferenz zurücklegten, die der von Chamonix zu den Grands Mulets entspreche.

Lepileur hatte erkannt, dass die Beschwerden eine Krankheit mit dazugehörendem Symptomenkomplex darstellten, und gab dieser Krankheit auch endlich einen Namen: *le mal de montagnes.* Dies war ein wichtiger Schritt vorwärts. Seine These vom Blutstau in Gehirn und Lunge lässt auf den ersten Blick vermuten, er sei der Entdeckung des Lungen- und Hirnödems sehr viel näher gewesen, als er es tatsächlich war. Denn auch bei Lepileur waren diese Theorien nicht durch physiologische Resultate untermauert. Seine Untersuchungen am Montblanc bestanden in einer regelmässigen gewissenhaften Messung der Pulsfrequenz und der nachfolgenden Korrelation mit dem sinkenden Luftdruck. Die Resultate wurden in einer detaillierten Liste festgehalten, ohne ihnen eine Signifikanz beizumessen.

Delaharpe und die Angsthasen

Immer noch gab es auch zahlreiche Autoren, die an der Existenz einer höhenbedingten Krankheit zweifelten.

Der Lausanner Arzt Jean Delaharpe (1802–1877) machte 1858 psychische Faktoren für die Beschwerden verantwortlich. Nach langer Erfahrung und Überlegung sei er zu dem Schluss gekommen, dass die so häufig geschilderten Symptome nicht durch die Verminderung des Luftdruckes ausgelöst seien. Gespräche mit zahlreichen Alpenbewohnern und Jägern und die eigenen Bergtouren (bis auf eine Höhe von 9000 Fuss = 2900 m) hätten ihm gezeigt, dass die Touristen einerseits nur zu gerne das erlebten, was sie innerlich schon erwarteten, und anderseits zahlreiche Städter und Stubenhocker völlig ungenügend vorbereitet und trainiert seien. In diesem Sinne sei es dann eine einfache und bequeme Konsequenz, die Luftverdünnung für die eigene Unfähigkeit und das daraus resultierende Versagen verantwortlich zu machen. Delaharpe hielt wenig von diesen verweichlichten Sitten: «Noch ein paar Jahre, und dann sind unsere jungen Leute, unfähig, sich ohne Dampf und Wagen fortzubewegen, nicht mehr in der Lage, einen Hügel hinaufzuklettern, ohne in Ohnmacht zu fallen oder unter Beklemmungen und Schwindel zu leiden.»[70]

In der Tatsache, dass Bergsteiger zwei Jahre zuvor ohne Beschwerden am Chimborazo unterwegs gewesen waren, sah Delaharpe einen ausreichenden Beweis dafür, dass die Höhenluft nicht das krank machende Element darstelle. Und auch den Berichten von höhenkranken Ballonfahrern wollte er keine Beweiskraft zugestehen: Für ihre Symptome sei unter anderem die Höhenangst verantwortlich.

Die Verbreitung dieser Haltung war folgenreich. Hatten sich noch einige Jahrzehnte zuvor namhafte Alpinisten nicht geniert, ihre Leiden zu schildern, ja ganz im Gegenteil diese manchmal recht farbig dargestellt, so wurden die Laienberichte in der Folge immer spärlicher, wohl weil man fürchtete, als ängstlicher und schwächlicher Versager dazustehen.

1850–1870

ERSTE SCHRITTE ZUR ERFORSCHUNG DER BERGKRANKHEIT

Die erste Darstellung ein
Kletterszene. Frontispiz
in Franz Josef Hugis *Nat*
historischer Alpenreise,
Solothurn 1830.

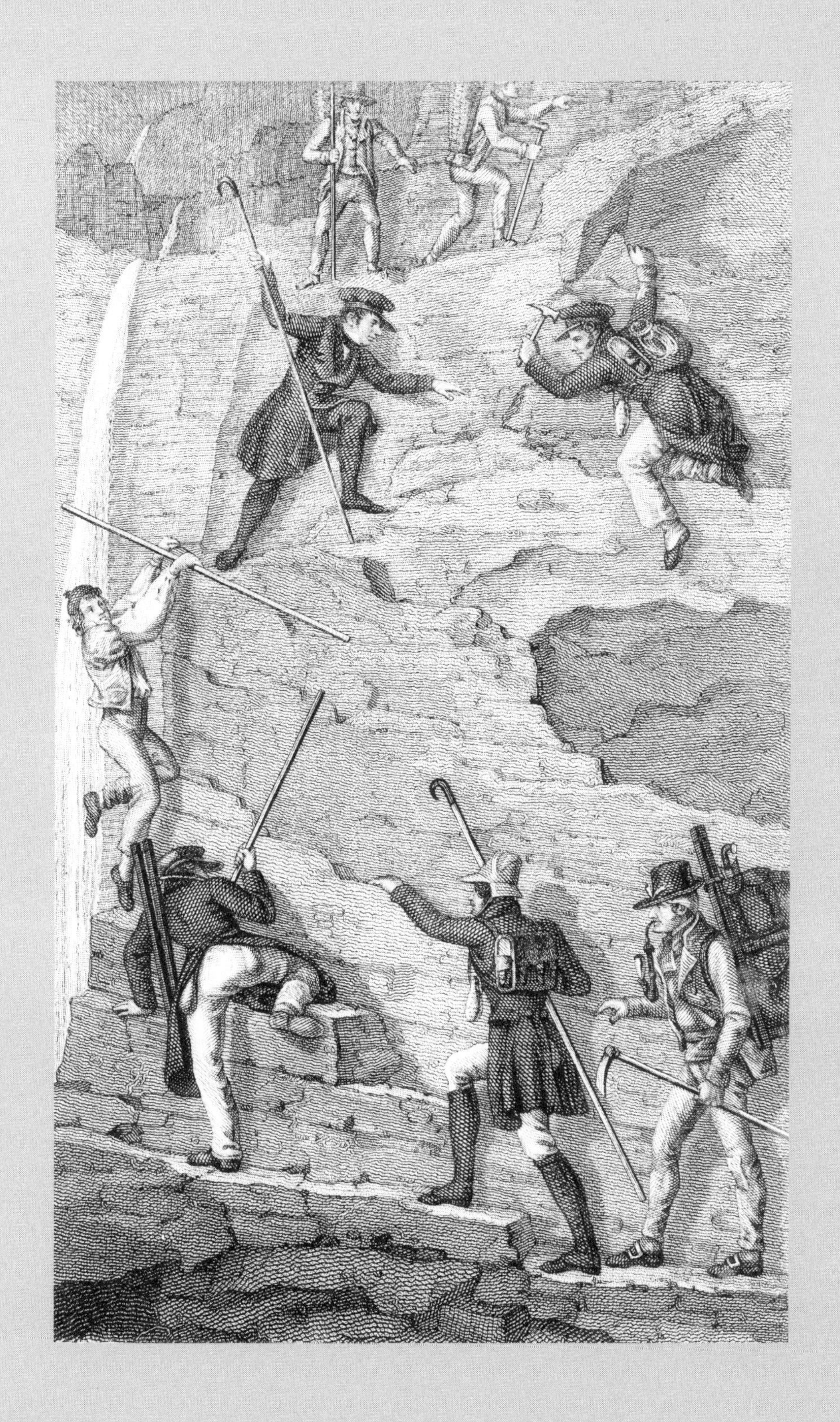

Das wissenschaftliche Interesse am Phänomen der Bergkrankheit war erwacht, obwohl seine Erforschung nicht vordringlich war. Nach wie vor gab es zu viele andere ungelöste medizinische Probleme. Zudem war die Anzahl der an unbehandelbaren Infektionskrankheiten leidenden Patienten unendlich viel grösser als die der Bergkranken, die ja gesund wurden, sobald sie ins Tal zurückkehrten. Anderseits war, wie die Gründung verschiedener Alpenvereine in Europa ab 1857 zeigt, der Alpinismus inzwischen zur beliebten Freizeitbeschäftigung geworden. Nur gut gestellte Personen konnten sich ein Bergabenteuer als Erholung leisten, und manche unter ihnen, die naturwissenschaftlich gebildet waren, wollten ihr Leiden analysieren. Möglicherweise regten sie dann auch andere, nicht bergsteigende Kollegen zur Beschäftigung mit diesem Thema an.

Conrad Meyer-Ahrens – die erste Monografie zur Bergkrankheit

Im Jahre 1854 erschien die erste der Bergkrankheit gewidmete Monografie. Der Verfasser war Conrad Meyer-Ahrens (1813–1873), ein Zürcher Arzt, der sich nicht physiologisch betätigte und auch – soweit wir wissen – nicht alpinistisch aktiv war. Wieso dennoch ausgerechnet er diese Fragestellung so intensiv bearbeitete, ist nicht ganz klar.

Er wird als der wichtigste Schweizer Medizinhistoriker des 19. Jahrhunderts angesehen und hat sich in seinen Werken vielen verschiedenen Themen gewidmet. Eine Vorstellung von der grossen Vielfalt seines Schaffens gibt die willkürliche Auswahl einiger seiner Studien:

Die Ärzte und das Medizinalwesen im Mittelalter – Die nosologischen Verhältnisse im russischen Amerika – Statistik der Irren und Taubstummen im Kanton Tessin – Von den giftigen Fischen – Statistik der Heilquellen und Kurorte in der Schweiz – Die Krankheiten auf den ostafrikanischen Inseln – Geschichte des schweizerischen Medizinalwesens. Die Reihe liesse sich noch lange fortführen. Gemäss seinen Biografen nahm Conrad Meyer-Ahrens Anregungen von aussen sehr bereitwillig auf, was vielleicht die ausserordentliche Themenbreite in seinem Werk erklärt.

Bergkrankheit – eine exotische Krankheit unter vielen

Meyer-Ahrens selber schrieb, dass es ihm ein besonderes Anliegen sei, das Fach der medizinischen Geografie zu bearbeiten. Sie sei die «Wissenschaft, welche uns die Gesetze kennen lehrt, von welchen die verschiedenen physiologischen und pathologischen Erscheinungen im Thierleben in den verschiedenen Gegenden und Ländern der Erde abhängen».[71]

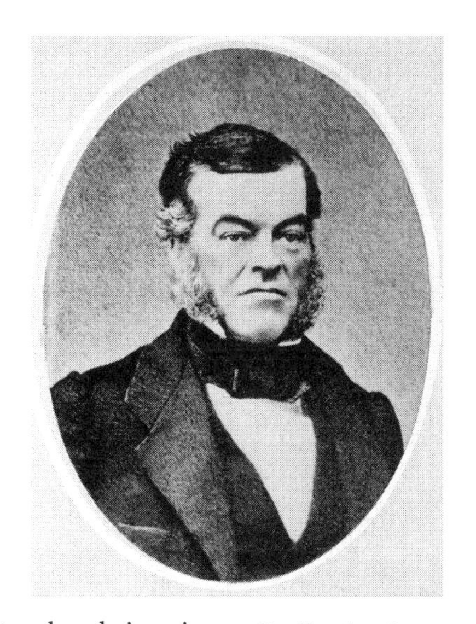

Der Zürcher Arzt Conrad Meyer-Ahrens (1813–1873) beschäftigt sich mit den Geisteskranken im Norden, mit der Schilddrüsenunterfunktion in Südamerika – und mit der Bergkrankheit. Zu diesem Thema verfasst er 1854 die erste Monografie.

Seine eigenen Reisen ans Rote Meer und nach Arabien inspirierten ihn sicherlich zu seinen Schriften über *Das Yemengeschwür am roten Meer* und *Die Blüten des Kossobaumes, die Rinde der Musenna und einige andere abessinische Mittel gegen den Bandwurm.* Soweit bekannt, gab es keine eigenen Reiseerlebnisse, die Meyer-Ahrens zu einer intensiven Beschäftigung mit der Bergkrankheit führten. Der Zürcher publizierte auch über gesundheitsfördernde Aspekte des Hochgebirgsklimas und war derjenige, der die neue Davoser Heilstätte Dr. Rüedis für Tuberkulosekranke bekannt machte. Somit war es sicher nicht fernliegend, sich auch mit den krank machenden Aspekten der Höhe zu beschäftigen. Zieht man ausserdem in Betracht, dass Meyer-Ahrens' Interesse an der geografischen Medizin gross genug war, um Beiträge über die Nerven- und Geisteskrankheiten im hohen Norden und die Verbreitung der Schilddrüsenunterfunktion in Süd- und Zentralamerika zu schreiben, muss man nicht weiter suchen, warum er sich auch mit der Bergkrankheit befasste: Er war ein universell interessierter Geist, und hier ging es doch um etwas, das sich in seiner unmittelbaren Nähe abspielte.

Eine Monografie schafft Ordnung

Das Erscheinen des Buches *Die Bergkrankheit oder der Einfluss des Ersteigens grosser Höhen auf den thierischen Organismus* war etwas Neues auf dem Untersuchungsgebiet. Zum ersten Mal befasste sich ein ganzes Buch mit dem Thema und machte es möglich, dass die Bergkrankheit als eine eigenständige Erscheinung erkannt und akzeptiert wurde. Sie war nun endlich eine Krankheit mit einem Namen und einer definierten Symptomatologie.

Und wenn auch die Südamerikareisenden die lokalen Namen für die Bergkrankheit in ihren Schriften gebrauchten, so gab es doch in den europäischen Sprachen lange keine entsprechende Bezeichnung. Sowohl die Krankheit selber als auch ihre Erscheinungen waren von den meisten Autoren beschrieben worden; eine klare Definition hingegen fehlte. Lepileur hatte neun Jahre zuvor den Begriff *mal de montagnes* geprägt, Meyer-Ahrens führte nun eine entsprechende deutsche Bezeichnung ein. Darüber hinaus charakterisierte er die Erkrankung durch eine klare Beschreibung ihrer Symptome. Die dritte beachtliche Neuerung war der wissenschaftliche Ansatz, mit dem Meyer-Ahrens diskutierte, ob die bekannten Erscheinungen tatsächlich an höhengebundene klimatische Einflüsse gekoppelt waren oder nicht. Der im Vorwort dargelegte Weg zur Erarbeitung einer Antwort zeugt von einer neuen Klarheit:

«Ich werde zuerst die mir bekannt gewordenen Beobachtungen in möglichster Vollständigkeit mitteilen, dann ein Bild des ganzen Complexes der beobachteten Erscheinungen zu entwerfen versuchen, hierauf den wichtigeren Symptomen eine specielle Besprechung widmen, darnach meine Ansichten über die Ursachen dieser Erscheinungen entwickeln, und zuletzt noch mit einigen Worten der Therapie gedenken.»[72]

Schon im Urteil seiner Zeitgenossen war Meyer-Ahrens ein Autor, der sich durch Fleiss und gewissenhafte Quellennutzung auszeichnete, und diese Qualitäten beeindrucken auch heute noch bei der Lektüre seines Buches. Gemäss unserer heutigen Terminologie ist das Werk eine Metaanalyse, in der der Autor alle bis zu diesem Zeitpunkt vorliegenden Berichte über die Bergkrankheit zusammentrug und auswertete. Er hielt sich dabei an die im Vorwort angekündigte Einteilung und wurde allen Punkten gerecht.

In einem ersten Teil gab Meyer-Ahrens die bisher gemachten Beobachtungen akribisch genau wieder, nach den verschiedenen Gebirgen geordnet und danach, ob Menschen oder Tiere betroffen waren. Ebenfalls zitierte er die Erscheinungen, die man bei Ballonfahrten sowie beim Tauchen festgestellt hatte.

In einem zweiten Teil beschäftigte sich der Autor mit dem Symptomenkomplex der Bergkrankheit, ihrer Ursache und Therapie.

Aus den zahlreichen gesammelten Berichten extrahierte er die vorherrschenden Symptome, um «in einem allgemeinen Schlussgemälde das

Gleichartige zusammenzustellen», und gelangte zu der folgenden, treffenden Beschreibung:

«Die wesentlichen, d. h. die am gewöhnlichsten vorkommenden Erscheinungen der Bergkrankheit sind bei den Menschen: Ekel, Abneigung gegen Speisen, meist auch gegen den Wein (doch hat man auch von alle dem das Gegenteil beobachtet), starker Durst (in der Regel nach Wasser, das am meisten erquickt), Übelkeiten, Erbrechen; beschleunigtes, keuchendes Atmen, beschleunigter Kreislauf, Pulsieren grosser Arterien, z. B. der Schläfenarterien, Herzklopfen, heftige Oppression, Erstickungsangst; Schwindel, heftige Kopfschmerzen, Anwandlungen von Ohnmacht, unbezwingbare Schläfrigkeit, nicht erquickender, sondern durch Beklemmung gestörter Schlaf; endlich ausserordentliche, wahrhaft fabelhafte Erlahmung der Muskeln.»[73]

Die Beschleunigung von Atem- und Pulsfrequenz sah er als die häufigste Erscheinung an und stellte in einer gesonderten Tabelle alle bisher dazu mitgeteilten Beobachtungen zusammen, um eine Relation zwischen der Zunahme der Höhe und der Zunahme der Pulsfrequenz zu untersuchen – eine gesetzmässige Beziehung liess sich aber nicht finden. Zusätzlich zum oben zitierten Symptomenkomplex führte Meyer-Ahrens noch andere Erscheinungen an, die teils seltener erlebt würden und die er als Folge des beschleunigten Kreislaufs und der «gestörten Blutmischung, Blutbildung und Blutumwandlung» ansah. Dies waren «Kopfschmerzen, Fieber, Erstickungsangst, Lungen-, Nieren- und Darmblutungen [...] und die verschiedenen Erscheinungen der gestörten Hirnfunktion, zunächst Trübsehen, Schwindel, Ohrensausen, [...] die Anwandlung von Ohnmacht, die fabelhafte, unüberwindliche Neigung zum Schlafe, die Schwächung der Sinnes- und Geistestätigkeiten, [...] ferner die Übelkeiten und das Erbrechen mit ihren Verbündeten und Vorboten».[74]

Die entzündlichen Erscheinungen von Haut und Augen sah er durch Temperaturwechsel, Verdampfung und starke direkte und reflektierte Sonneneinwirkung hervorgerufen.

In ätiologischer Hinsicht sprach er die Hauptrolle der absoluten Abnahme des Sauerstoffgehaltes in der dünneren Luft, der gesteigerten Wasserverdampfung und der intensiven Wirkung des Lichtes zu. Diese Faktoren wiederum führten zu der Störung von «Blutumwandlung, Blutbildung und zu einer veränderten Blutmischung». Wie man sich diese Veränderungen des

Blutes vorzustellen habe und wie er auf diese Schlussfolgerung kam, erklärte er nicht. Die direkte, unmittelbare Wirkung des verminderten Luftdruckes auf den Körper hielt er für weniger wichtig.

Es ist erstaunlich, dass Meyer-Ahrens in seiner ausführlichen Monografie lediglich einmal in einem Nebensatz zu vermehrter wissenschaftlicher Prüfung eines Sachverhaltes aufforderte. Dies, obwohl seine Zusammenstellung der Daten zeigt, wie ungenau und verschieden die Bedingungen der einzelnen Untersuchungen waren, so dass kein eigentlicher Vergleich möglich war. Eine Aufforderung zu seriösen Feldstudien hätte vermutlich Wirkung gezeigt, da sein Buch grosse Aufmerksamkeit fand. Meyer-Ahrens war aber ausschliesslich analytisch tätig und betrieb keinerlei eigene Forschung.

Es ist Meyer-Ahrens' Verdienst, als Erster im grösseren Ausmass Ordnung in die unüberschaubare Vielzahl von Berichten gebracht zu haben. Bei der Sichtung und Wertung all der unterschiedlichen Aussagen beharrte er nicht – wie viele vor ihm – darauf, einzelne eigene Erfahrungen zu stark zu gewichten. Weder schrieb er als persönlich Betroffener, noch hatte er sich durch eine eigene Theorie zu profilieren.

«Alles, was bis jetzt in ätiologischer Beziehung angeführt worden ist, deutet darauf hin, dass das Auftreten der Bergkrankheit im Allgemeinen an mehr oder minder bedeutende Höhen gebunden ist, dass es aber teils von den meteorologischen Verhältnissen, teils der zeitweisen Disposition, teils der allgemeinen Anlage, teils der ungleich raschen Lokomotion abhängt, auf welcher Höhe die Erscheinungen aufzutreten beginnen, oder ob sie ganz ausbleiben, ob sie mehr oder weniger intensiv auftreten, ob endlich nur einzelne Erscheinungen oder der ganze Symptomenkomplex zur Darstellung kommen.» [75]

Henri-Clermond Lombard – Ansichten eines Epidemiologen

Der Genfer Arzt Henri-Clermond Lombard (1803–1895) vertrat noch expliziter als Meyer-Ahrens die Meinung, es gebe mehrere Faktoren, die für den Ausbruch der Bergkrankheit verantwortlich zu machen seien. Seine Ausführungen zur Bergkrankheit boten ansonsten weder durch die Schilderung der Symptomatologie noch durch ätiologische Erklärungen viel Neues. Lombard hatte im Jahre 1856 ein kleines Buch über *Les climats de montagnes considérés au point de vue médical* veröffentlicht. Unter diesem Titel wurden sowohl die besonderen medizinischen Aspekte der mittleren Höhenlagen als auch die Bergkrankheit behandelt. Lombard fand, es sei unwesentlich, danach zu fragen, welche Veränderungen denn nun im Einzelnen durch die Dichteverminderung der Luft, durch den Sauerstoffmangel, durch die Oberflächenveränderungen der Gelenke oder durch die Veränderung der Luftfeuchtigkeit hervorgerufen werde.[76] Mit dieser Feststellung hob er sich deutlich von den meisten Autoren ab, die gerne einen einzigen ätiologischen Grund anführten und keine anderen Erklärungen akzeptierten. So waren es dann meistens nur der Sauerstoffmangel im Muskel, nur die Kohlensäurevergiftung, nur der verminderte Luftdruck oder nur die metallischen Ausdünstungen, die für den Ausbruch der Krankheit verantwortlich gemacht wurden. Die Berücksichtigung der Wechselwirkung zwischen den verschiedenen Organsystemen veranlasste Lombard allerdings, Ursachenforschungen für nutzlos zu erklären.

Lombard unterteilte die Einflüsse des Höhenklimas auf den menschlichen Körper in physiologische und pathologische. Da solche Veränderungen, die nur temporär auf unsere Organe einwirkten und keine schweren oder lang anhaltenden Störungen nach sich zögen, als physiologisch zu werten seien, war in seinen Augen auch die Bergkrankheit eine physiologische Veränderung. Erst wenn die verschiedenen Symptome länger anhielten, würde die Bergkrankheit zu einer eigentlichen Krankheit. Da man in Europa nicht lange genug in der Höhe verweile, gebe es die Krankheit hier nicht.

Im Vorwort seines Buches erklärte Lombard, es sei nun an der Zeit, nicht mehr spekulativ, sondern experimentell zu arbeiten. Aber auch er arbeitete nicht experimentell, sondern studierte epidemiologische Gesichtspunkte, indem er unter praktizierenden Kollegen in den Schweizer Bergregionen eine Art Umfrage durchführte, welche Krankheitsbilder in den Bergen gehäuft aufträten. Diese Arbeitsweise unterschied ihn aber doch von dem kritisierten spekulativen Ansatz.

Die drei Krankheitsgruppen, die seiner Meinung nach die alpine Pathologie bilden, waren: Blutungen, Entzündungen und Asthma. Tatsächlich findet man zahlreiche Beschreibungen von Blutungen der Haut und der

Schleimhäute und auch innerer Organe in den damaligen Reiseberichten. Es fällt uns schwer, diese Beschreibungen nachzuvollziehen, da sie im 20. Jahrhundert nicht mehr beobachtet wurden und keine Beeinträchtigung der Blutgerinnung in der Höhe besteht. Somit handelt es sich wohl um das von Lortet beklagte Phänomen, dass gewisse Autoren immer wieder von ihren Vorgängern abschrieben, um die Dramatik des Geschilderten zu steigern.

Lombard vermutete, dass Entzündungen im Hochgebirge häufiger seien, da durch den verminderten Luftdruck eine Veränderung im Kontakt der serösen Membranen auftrete und sich dann ein Blutandrang mit Erguss in den serösen Höhlen ausbilde. Dies erkläre das häufige Vorkommen und den foudroyanten Verlauf von Hirnhaut- und Lungenentzündungen in hohen Regionen. Auch die bei kranken Tieren im Gebirge beobachteten Zustände mit Krampfanfällen (Konvulsionen) und unkontrollierten Muskelzuckungen (Chorea) seien vermutlich durch einen zerebralen Erguss hervorgerufen. Eine klare Verknüpfung zwischen der Bergkrankheit und diesen von ihm vermuteten pathophysiologischen Vorgängen stellte er jedoch nicht her.[77]

André-Louis Gosse – anthropologische Instruktionen

Lombards Untersuchungen zur Epidemiologie der höhenbedingten Gesundheitsstörungen zeigten die wachsende Tendenz zu statistischen Erhebungen. Neben dem experimentellen Ansatz war dies ein weiterer wichtiger Schritt weg vom spekulativen Denken. Diese Methode lag auch einem Vorschlag seines Genfer Arztkollegen André-Louis Gosse (1791–1873) zu Grunde. Gosse war der Ansicht, die Erscheinungen der Bergkrankheit in Südamerika seien so häufig, dass sie durchaus die Aufmerksamkeit der Mediziner verdiene. Sorgfältige Beobachtungen könnten zu einem besseren Verständnis der Krankheit und ihrer Ätiologie führen. In einem 1860 vor der *Société d'Anthropologie de Paris* gehaltenen Vortrag forderte er zu einer genaueren klinischen Beobachtung auf und formulierte 22 Fragen für Perureisende. Sie zielten auf die Beschreibung des genauen klinischen Bildes und eine Erfassung prädisponierender Faktoren. Gosse interessierte sich für die

Reihenfolge im Auftreten der Beschwerden, ihre Vorzeichen, den Vorgang der Akklimatisation, den Einfluss von Kälte und Luftfeuchtigkeit auf den Krankheitsverlauf und die Wirksamkeit der vom Volk eingesetzen Heilmittel wie Koka oder Arsen. Er wollte wissen, ob es Alters- und Geschlechtsunterschiede und überempfindliche Personen gebe; die körperlichen Symptome interessierten ihn genauso wie die psychischen, und er wollte die Symptome nach den betroffenen Organsystemen geordnet erfragen: Nerven, Blut, Lunge und Muskulatur.[78]

Gosses Überlegungen beeindrucken durch einen wissenschaftlichen Ansatz, der keinen apparativen Aufwand erforderte, sondern lediglich durch systematische und gezielte klinische Beobachtung Erkenntnisse bringen sollte. Die *Instructions pour le Pérou* stiessen zwar in der anthropologischen Gesellschaft auf lebhaftes Interesse, wie die Redaktion betonte, eine entsprechende Anwendung des «Fragebogens» erfolgte aber nicht oder wurde zumindest nicht publiziert.

Louis Lortet und die Unterkühlung

Die ständige Weiterentwicklung technischer Geräte in der zweiten Hälfte des 19. Jahrhunderts verhalf dem physikalischen Experiment zu grösserer Bedeutung; ausserdem führte das Verständnis des Aufbaus und der Funktion der einzelnen Organe zu stärkerem Interesse auch an physiologisch-chemischen Untersuchungen. Meist wurden Experimente in den Laboratorien durchgeführt, einzelne Forscher begannen ihre Apparate aber auch bei der Feldforschung einzusetzen.

Louis Lortet (1836–1909), Doyen und Direktor des naturwissenschaftlichen Museums in Lyon, unternahm 1869 zwei wissenschaftlich motivierte Besteigungen des Montblanc, bei denen erstmals exakte physiologische Messgeräte zur Aufzeichnung von Pulskurven und Atembewegungen mitgeführt wurden.

Vor seiner Montblanc-Besteigung zweifelte Lortet an der wirklichen Existenz der Bergkrankheit, da er sich auf zahlreichen Bergtouren im Monte-Rosa-Gebiet immer wohl gefühlt hatte. Beim Aufstieg zum Montblanc aber wurden seine Zweifel widerlegt: «Die Nacht auf Grands Mulets ist schrecklich ...»,[79] konstatierte er, und in der Folge hatte er Gelegenheit, sämtliche Symptome bei sich und seinen Begleitern zu beobachten.

Mit einem so genannten Anapnographen machte Lortet auf dem Montblanc Aufzeichnungen der Atembewegungen, die er mit solchen von Lyon verglich. Es zeigte sich eine Verminderung des Atemzugsvolumens in der Höhe, bei gleichzeitiger Erhöhung der Atemfrequenz. Damit konnte er die schon fast fünfzig Jahre früher gemachte Beobachtung von Clissold dokumentieren. Die Zunahme der Atem- und Pulsfrequenz veranlasste Lortet zu der Annahme, das Blut habe zu wenig Zeit, um in der Lunge Sauerstoff aufzunehmen und Kohlensäure abzugeben. Als Ursache der Kopfschmerzen, unter denen zu seinem Erstaunen selbst die Führer litten, vermutete er eine mangelnde Oxygenierung des Blutes oder eine venöse Blutstauung im Gehirn.

Lortet war überzeugt, mit Messungen der Körpertemperatur die Hauptursache der Bergkrankheit gefunden zu haben. Er hatte weite Strecken des Aufstiegs mit einem Thermometer im Mund zurückgelegt und dabei festgestellt, dass während des Marschierens die Körpertemperatur mit zunehmender Höhe deutlich abnahm. Er erklärte dies so: Da in der Höhe mit jedem Atemzug weniger Sauerstoff in die Lunge gelange, habe der Körper nicht die nötige Menge zur Verfügung, um einen so starken Verbrennungsvorgang wie die Muskelarbeit beim Aufstieg zu unterhalten. Somit fehle in mechanische Kraft umwandelbare Wärme, und dadurch kühle der Körper aus. Seine ätiologische Schlussfolgerung lautete: «Die unter dem Namen ‹Bergkrankheit› bekannten Krankheitserscheinungen sind sicherlich auf die erhebliche Abkühlung des Körpers zurückzuführen; möglicherweise ausserdem auf eine Vergiftung mit Kohlensäure.» [80]

Der englische Arzt William Marcet, der ihn begleitete und eine eigene Darstellung der Experimente veröffentlichte, war gleicher Meinung.

François-Alphonse Forel und der Temperaturanstieg

Lortets Theorie von der Unterkühlung als Ursache der Bergkrankheit löste in den folgenden Jahren eine Diskussion in der *Société médicale de la Suisse romande* aus. In deren Bulletin äusserten sich Professor Forel aus Lausanne und andere in mehreren Publikationen zu diesem Thema.

François-Alphonse Forel (1841–1912) war seit 1870 Inhaber des Lehrstuhls für Anatomie und Physiologie in Lausanne und wurde später durch seine Teilnahme an der Schweizer Grönland-Expedition bekannt. Verwundert über Lortets Ergebnisse, nahm er selber während etwa zwei Wochen bei zahlreichen Bergbesteigungen im Wallis bis auf 3800 Meter Höhe die Temperaturmessung auf die gleiche Art vor. Seine Ergebnisse waren grundsätzlich verschieden, stellte er doch während des Ansteigens eine leichte Temperatursteigerung fest. Er vermutete bei Lortet und Marcet methodische Fehler als Ursache der unterschiedlichen Resultate: Es sei äusserst schwierig, den Mund während eines anstrengenden Aufstiegs so geschlossen zu halten, dass wirklich keine kalte Luft eindringe und zu falsch tiefen Messwerten führe, argumentierte Forel mit gesundem Menschenverstand. Er selber hatte ein Stück Kautschuk an der Thermometerspitze befestigt, um so auf die Zähne beissen zu können, ohne Angst haben zu müssen, er könnte das Glas zerstören und dann das Quecksilber im Mund haben. Erst nach mehrfachem Üben sei es ihm möglich gewesen, die richtige Methode herauszufinden, um das Thermometer während des Bergsteigens im fest geschlossenen Mund zu halten – eine Schwierigkeit, die man sich lebhaft vorstellen kann. Forel störte sich weiterhin daran, dass Lortet und Marcet eine Wiedererwärmung des Körpers nach dem Anhalten beschrieben, die in so schnellem Ausmass gar nicht möglich sei, auch dies deutete darauf hin, dass der Mund im Ruhen besser geschlossen war und daher die Körpertemperatur erst dann exakt gemessen wurde.

Wann und wo stimmt die Temperaturmessung?

Auf der Suche nach einer geeigneteren Methode der Temperaturmessung während des Aufstiegs publizierte Forel seine eigenen Untersuchungen, die er an anderen Körperstellen vorgenommen hatte. Mit etwas Erstaunen lesen wir da, dass er das Thermometer versuchsweise unter einem wattegefüllten Kissen geschützt an der vorderen Bauchwand platzierte (das Ablesen der Skala erfolgte mittels eines Spiegels) oder die Hautfalte der Leiste, welche jedoch nur beim Mann geeignet sei, testete. Weiter mass er die Temperatur frisch gelösten Urins, wobei dieser während der Dauer der Miktion, die bei Professor Forel 20 Sekunden betrug, schon etwas abkühlte und nicht mehr die genaue Körpertemperatur hatte. Als beste Methode erwies sich schliesslich die der rektalen Messung. Es wird niemanden verwundern, dass die erwähnten Methoden während des Aufstiegs selber nicht durchführbar waren.[81]

Um die Aussagekraft des Temperaturverhaltens während der körperlichen Arbeit beurteilen zu können, führte Forel als Nächstes an sich selbst zahlreiche Messungen durch, um den Tageszyklus seiner Temperaturkurve bestimmen zu können.

Seine Neugierde wurde dadurch geweckt, dass er völlig andere Ergebnisse als Lortet erhalten hatte, wobei er an der Exaktheit seiner Messungen selber zweifelte. So verbesserte er seine Methode, um dann nachzuweisen, dass er damit reproduzierbare Resultate erhalte. Ausserdem führte er seine erneuten Messungen in einer Höhe von bis zu 2000 Metern durch, um sicher zu sein, dass die Resultate nicht durch eine eventuell vorhandene Bergkrankheit verfälscht würden. Die Ergebnisse seiner Untersuchungen waren, dass die Muskelarbeit des Aufstiegs die Körpertemperatur im Mittel um 1,34 Grad Celsius über den Normalwert hebe. Forel war wieder um eine breite Abstützung seiner Aussagen bemüht und ermittelte die Zahlen als Durchschnittswert aus 21 Versuchen. In einem weiteren Schritt untersuchte er dann das Temperaturverhalten im Hochgebirge. Auch dort verzeichnete er bei allen Versuchen einen Temperaturanstieg, diesmal im Durchschnitt um 1,38 Grad Celsius, aber er scheute sich in seiner Exaktheit, dies als Konklusion zu formulieren, da er nicht ausschliessen konnte, dass die gleichzeitig bestehende Bergkrankheit die Körpertemperatur beeinflusst hatte.[82] Diese Befürchtung war, wie wir heute wissen, durchaus berechtigt.

Forels Vorgehensweise war ein bemerkenswertes und in jener Zeit noch seltenes Beispiel wissenschaftlichen Arbeitens. Durch die Evaluation der verschiedenen Formen der Temperaturmessung versuchte er die beste Untersuchungsmethode zuverlässig festzulegen; er bemühte sich ausserdem, so viele verfälschende Faktoren wie möglich auszuschliessen. Wo dies nicht gelang, schränkte er die Gültigkeit seiner Aussagen ein. Nicht zuletzt ist auch erwähnenswert, dass Forel seine Messungen mit einer völlig klaren Fragestellung begann, und dies war keine Selbstverständlichkeit.

Der englische Forscher Thomas Clifford Allbutt hatte durch die Entwicklung eines handlichen Thermometers im Jahre 1866 solche Untersuchungen erst möglich gemacht. Auch er führte bei einer Montblanc-

Besteigung 1870 Messungen der Körpertemperatur durch und stellte ebenfalls ein Ansteigen derselben fest. Die Theorie der Kälteentwicklung durch Muskelarbeit als Ursache der Bergkrankheit war somit durch exakte Messungen widerlegt.

Therapie mit Zuckersirup

Die Diskussion zwischen Forel und Lortet weckte vor allem in der Schweiz unter Medizinern und Physiologen das Interesse an der Bergkrankheit, es fand seinen Niederschlag in Vorträgen und Beiträgen in wissenschaftlichen Zeitschriften und Publikationen der Alpenvereine.

So teilte der Arzt Ch. Dufour aus Genf beispielsweise Forels Ansicht über die Unbrauchbarkeit der Kältetheorie, vertrat aber ansonsten andere Ansichten. Er meinte, die Bergkrankheit werde durch einen Mangel von brennbaren Elementen im Blut hervorgerufen. Der gesteigerte Brennstoffbedarf beim Bergsteigen könne nicht mehr durch die kontinuierliche Resorption von Fettgewebe gedeckt werden, und so komme es zu einer Muskelermüdung.

Die alte Theorie von der Ermüdung als Ursache der Bergkrankheit wurde nun also wiederbelebt und erfuhr durch Dufour eine etwas modernere Erklärung. Mit der Kenntnis der verschiedenen Grundnährstoffe vermutete er, der Körper verbrenne erst die ihm in Blut und Muskeln zur Verfügung stehenden, nicht stickstoffhaltigen Substanzen, und dann brauche er entweder aus der Verdauung bereitgestellte oder aus der Fettschicht resorbierte Stoffe, um weiterhin «Brennstoff» zur Verfügung stellen zu können. Daher sei es logisch, dass man, wenn man während des Aufstiegs nichts esse, irgendwann entkräftet sei und sich die Bergkrankheit einstelle. Die Empfehlung an die Mitglieder des Schweizer Alpen-Clubs (SAC) lautete daher, während eines Aufstiegs regelmässig Glukosesirup zu sich zu nehmen.[83]

Der Fehler in Dufours Argumentation zeigte sich schon am Anfang seines Artikels: Die Symptome, die er unter dem Begriff der Bergkrankheit subsummierte, schlossen auch solche ein, die möglicherweise wirklich mit Glukosesirup therapierbar sind, nämlich zitternde Knie, starke Ermüdung durch den Marsch, moralische Niedergeschlagenheit. Durch diese Ausweitung des Symptomenkomplexes wurde Dufours Erklärungsversuch in sich stimmig, er betraf aber nicht die akute Bergkrankheit.

1870–1920

IN LABORATORIEN UND AUF BERGEN – DIE ANFÄNGE DER MODERNEN HÖHENPHYSIOLOGIE

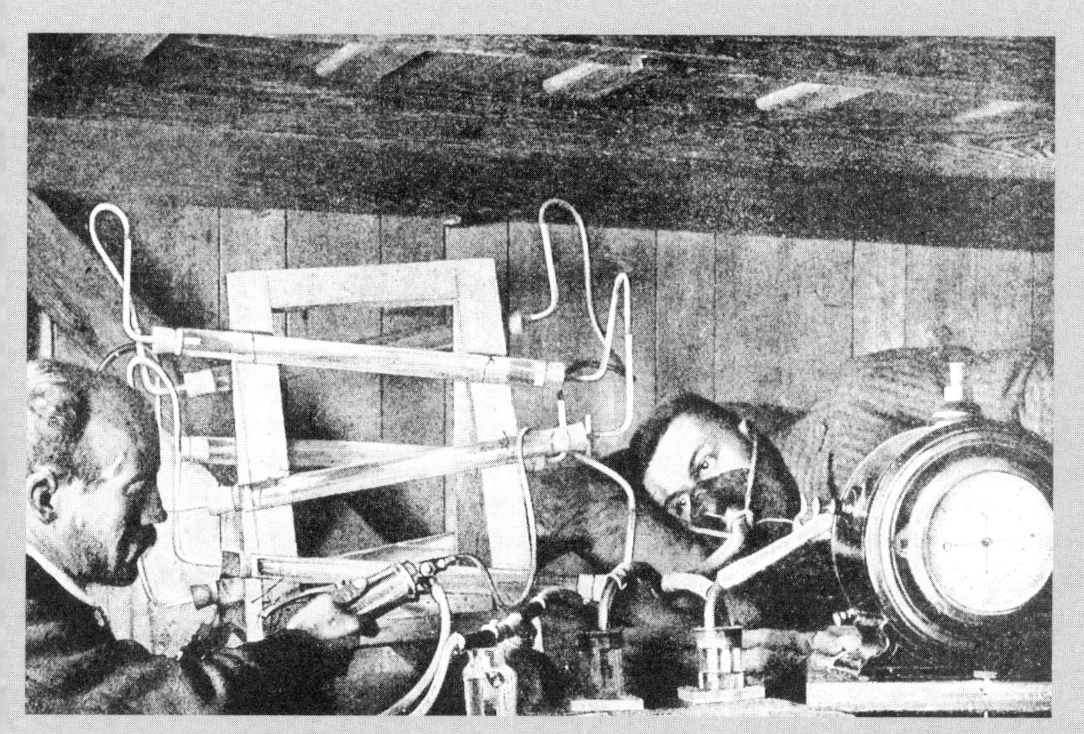

Im ausgehenden 19. Jahrhundert untersuchen die ersten Höhenphysiologen die Wirkung der Höhenluft auf rund 4500 Metern Höhe in einfachen Laboratorien im Monte-Rosa- und im Montblanc-Massiv. Darstellung einer Versuchsanordnung Angelo Mossos.

Im späten 19. Jahrhundert nahm das Interesse an der Höhenphysiologie und -pathologie weiter zu. Neben den Alpinisten setzten sich nun auch Luftschiffer und Erholungssuchende, die ihre Ferien in den Bergen verbrachten, dem niedrigen Luftdruck aus.

Seit dem ersten Aufstieg einer Montgolfière 1783 in Frankreich hatte sich die Luftschifffahrt schnell entwickelt, und schon 1804 erreichte Louis Gay-Lussac im Ballon eine Höhe um 7000 Metern. Er verzeichnete Atemschwierigkeiten und eine Zunahme der Puls- und Atemfrequenz. Zahlreiche Katastrophen durch Brände und Abstürze, aber auch teils harmlose, teils tödliche durch Sauerstoffmangel bedingte Zwischenfälle verhinderten die weitere Entwicklung nicht. So konnten sich der Meteorologe James Glaisher und der Zahnarzt Henry Coxwell im Jahr 1862 in einer Höhe von mehr als 8000 Metern noch knapp vor dem Tode retten, obwohl einer von ihnen bereits bewusstlos und der andere teilweise gelähmt war. Für die Aeronauten Joseph Crocé-Spinelli und Theodore Sivel hingegen kam 1875 jede Hilfe zu spät. Der Physiologe Paul Bert wollte sie noch warnen, dass sie zu wenig Sauerstoff dabei hätten, erreichte sie aber nicht mehr. Nur der dritte Passagier, Gaston Tissandier, überlebte den Flug auf eine Höhe über 8000 Metern; er lieferte einen eindrücklichen Bericht über die Folgen des akuten Sauerstoffmangels in dieser Höhe:

«Gegen 7500 Meter Höhe ist der Zustand von Betäubung, in dem man sich befindet, erstaunlich. Körper und Geist erschlaffen langsam fortschreitend, unmerklich, ohne dass man es wahrnimmt. Man leidet gar nicht; im Gegenteil: Man empfindet eine innere Freude, als werde man von Lichtstrahlen durchflutet. Man wird gleichgültig, man denkt weder an die riskante Situation noch an Gefahren. Man steigt und ist glücklich zu steigen. Der Höhentaumel ist kein leeres Wort. [...] Ich wollte ausrufen: ‹Wir sind auf 8000 Metern!› Aber meine Zunge war wie gelähmt. Plötzlich schloss ich die Augen und fiel hin, verlor vollständig das Bewusstsein. [...] Meine zwei Kameraden waren in der Gondel zusammengekauert, die Köpfe unter den Reisedecken versteckt. Ich sammelte meine Kräfte und versuchte sie aufzurichten. Sivels Gesicht war schwarz, die Augen matt, der Mund offen und mit Blut gefüllt. Crocé hatte halb geschlossene Augen und einen blutigen Mund.» [84]

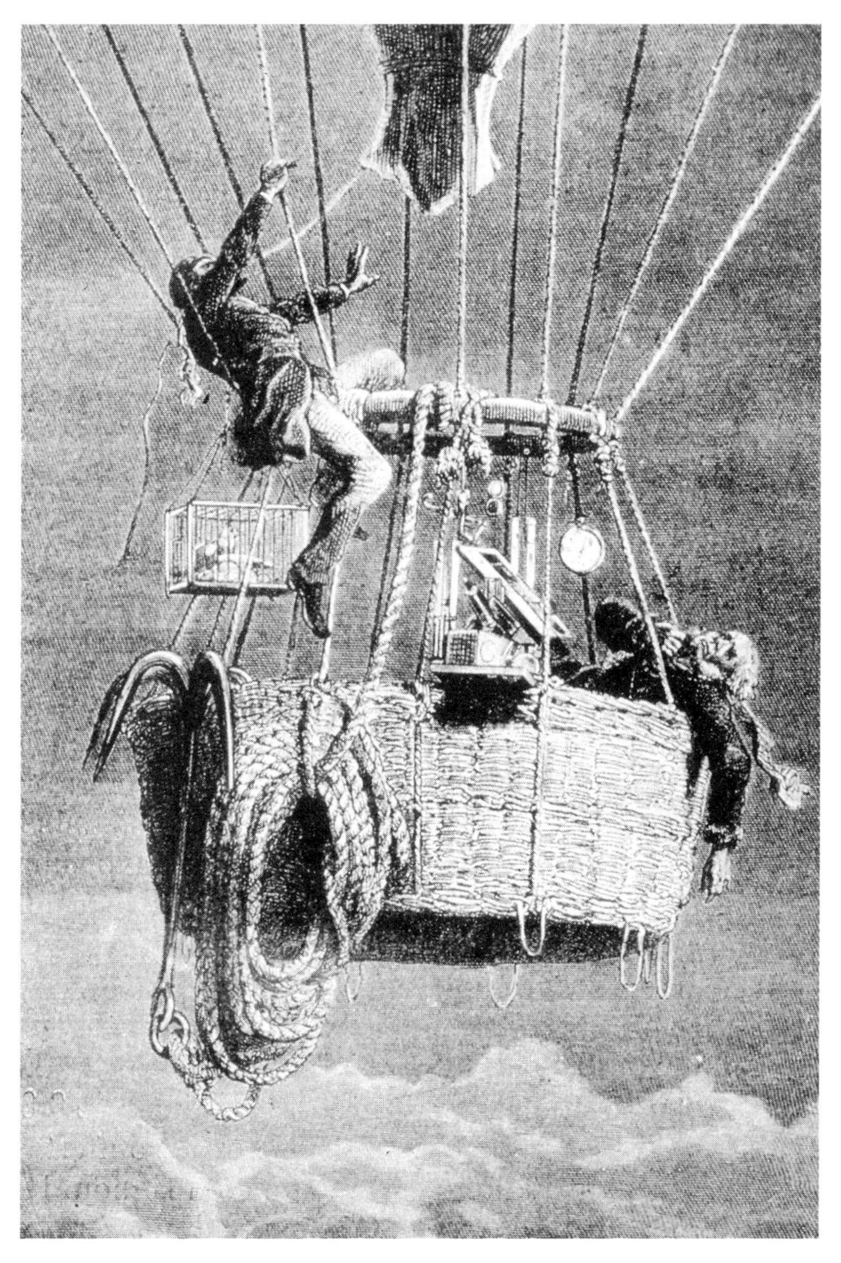

Die Luftschiffer erfahren durch den raschen Aufstieg in grosse Höhen häufig die Folgen des akuten Sauerstoffmangels. James Glaisher und Henry Coxwell können sich auf einer Höhe von mehr als 8000 Metern nur noch knapp retten.

Paul Bert – «Vater» der Höhenphysiologie

Nachdem sich nun auch die Touristenströme in die Berge wagten und die experimentelle Medizin ihren langsamen Siegeszug antrat, war auch bei den Höhenphysiologen die Zeit reif für wissenschaftliche Expeditionen.

Paul Bert, 1833 in Auxerre geboren, kam nach einem auf väterlichen Wunsch absolvierten Jurastudium zur Medizin. Als Schüler des berühmten Physiologen Claude Bernard (1813–1878) übernahm er 1869 dessen Lehrstuhl in Paris und beschäftigte sich auf wissenschaftlichem Gebiet schwerpunktmässig mit der Respirationsphysiologie.

Der überzeugte Republikaner Bert war auch politisch tätig als Mitglied der konstituierenden Nationalversammlung und als Unterrichtsminister nach dem Deutsch-Französischen Krieg von 1870/71. Die Belastung durch diese Aufgaben verzögerte dann auch die Arbeit an seinem Hauptwerk *La pression barométrique*, welches 1878 erschien. Bert starb 1886 an der Ruhr in Indochina – nur ein halbes Jahr nachdem er dort sein Amt als Generalresident der Französischen Republik angetreten hatte.

Höhenluft und Blutarmut

Die Freundschaft mit dem französischen Arzt Denis Jourdanet (1815–1891) hatte Berts Interesse an der Höhenmedizin wesentlich angeregt und beeinflusst. Jourdanet war mehrere Jahrzehnte in Mittel- und Südamerika tätig, wo er sich mit den Krankheiten beschäftigte, die in den hohen Regionen auftraten. Seine Erfahrungen beschrieb er in mehreren Büchern, er selbst aber betrieb keine experimentelle Forschung.

Jourdanet war zur Überzeugung gelangt, dass sowohl die roten Blutkörperchen, die Erythrozyten, als auch der Luftdruck für den Sauerstoffgehalt des Blutes verantwortlich seien, und entwickelte die Theorie von der *Anoxyhémie*. Sie besagt, dass die Symptome der Bergkrankheit genau wie die der Blutarmut durch einen Sauerstoffmangel hervorgerufen seien, da entweder der Luftdruck oder die Anzahl der Erythrozyten vermindert sei. Für den experimentellen Beweis dieser These stellte er Paul Bert die finanziellen Mitttel zur Verfügung.

Seine Meinung über die Höhenpathologie hatte Jourdanet bereits 1863 und 1864 in seinen Büchern *De l'Anémie des Altitudes et de l'Anémie en géné-*

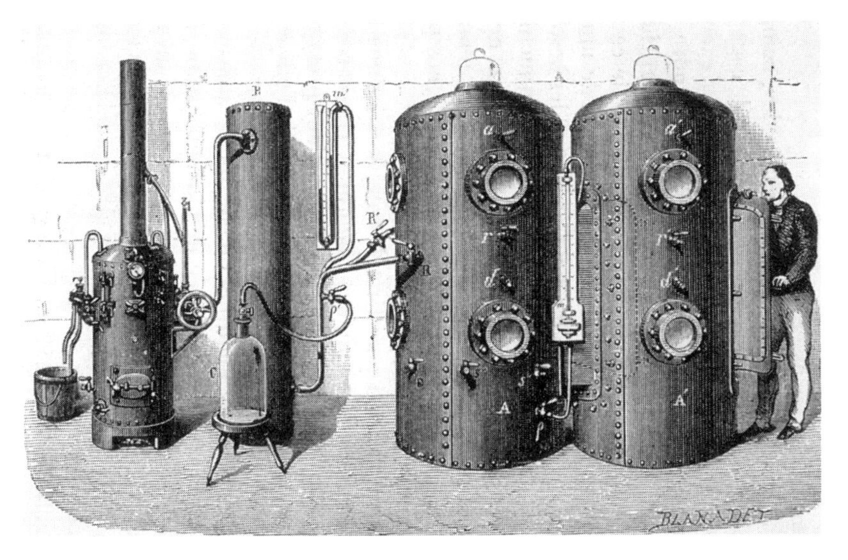

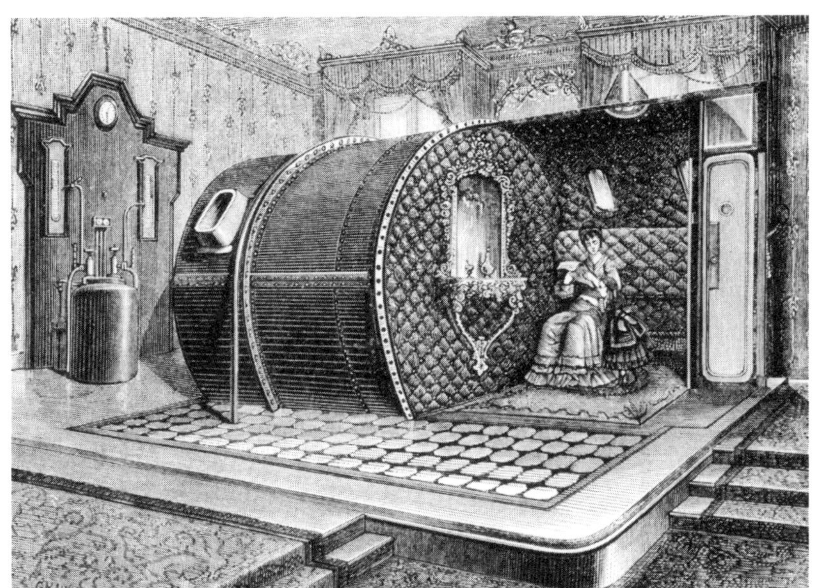

Dank finanzieller Unterstützung seines Gönners Jourdanet kann der Physiologe Paul Bert eine moderne Dekompressionseinrichtung anschaffen und die Wirkung der «Luftverdünnung» untersuchen (oben). Die «aerotherapeutischen Kammern», in denen seit etwa 1840 lungenkranke Patienten mit komprimierter Luft behandelt werden, sind wesentlich komfortabler (unten).

ral und *Le Mexique et l'Amérique tropicale: climat, hygiène et maladies* dezidiert vorgetragen.[85]

Er führte aus, dass nach einem schnellen Aufstieg auf eine grössere Höhe der Mensch zwar noch genug Sauerstoff zum Leben habe, aber Muskeln und Nervensystem durch den Sauerstoffmangel deutlich beeinträchtigt seien und ihre Aufgaben nur mangelhaft erfüllen könnten. Er zog den Vergleich mit dem Zustand nach einer anämisierenden Blutung oder nach einem

Aderlass. So wie der Aderlass durch die Entfernung von Sauerstoffträgern eine Schwäche hervorrufe, so führe auch der Sauerstoffmangel in der Höhe zur Bergkrankheit.[86]

Die Klarheit und Stimmigkeit von Jourdanets Ausführungen erübrigt einen inhaltlichen Kommentar. Umso erstaunlicher mag es erscheinen, dass seine Theorien einen Sturm der Entrüstung auslösten. Er hatte in seinen Büchern auch bemerkt, dass die Hochlandbewohner, unter anderem durch einen grösseren Thoraxumfang, für ihre Umgebung besser ausgestattet seien als aus dem Flachland stammende Menschen. Diese Sichtweise kam – gemäss Bert – denjenigen ungelegen, die davon träumten, auf der mexikanischen Hochebene eine französische Kolonie zu etablieren. So wurde der Militärarzt Coindet ausgeschickt, um diese Fragen zu untersuchen und Jourdanet zu widerlegen. Über mehrere Jahre hinweg führten die Kontrahenten in der *Gazette hebdomadaire de médicine et de chirurgie* in scharfem Ton eine schriftliche Auseinandersetzung. Jourdanets Feststellungen waren durch langjährige Erfahrungen und Beobachtungen gestützt – und zudem richtig –, aber eben politisch ungelegen.[87]

Paul Bert konnte mit dem von Jourdanet zur Verfügung gestellten Geld eine Laboratoriumseinrichtung anschaffen. Dazu gehörte auch eine grosse Stahlkammer, in der er an Tieren und Menschen Dekompressionsversuche durchführte.

Bevor er die Resultate dieser Untersuchungen im zweiten Teil seines monumentalen Werkes *La pression barométrique* vorstellte, widmete sich Bert auf 500 Seiten mit einer nicht zu übertreffenden Genauigkeit und Ausführlichkeit der Geschichte der Luftdruckerkrankungen. Er führte in getrennten Teilen sowohl für die mit Unterdruck als auch mit Überdruck verbundenen Krankheitserscheinungen erst alle Erlebnisberichte an, die im wörtlichen Zitat abgedruckt und durch einen kommentierenden Text verbunden wurden. Dann beleuchtete er die bisher aufgestellten Theorien und Untersuchungen zur Klärung der Ätiologie und schloss mit einem kritischen Resümee. Intelligent, beissend und manchmal sehr amüsant zu lesen ist seine Kritik an den im Laufe der Jahrhunderte aufgestellten und verfochtenen Hypothesen über die Ursachen der Bergkrankheit.

Bert fühlte sich seinem Gönner Jourdanet sehr verpflichtet und hob wiederholt hervor, dass ihm allein die Urheberschaft eines brauchbaren

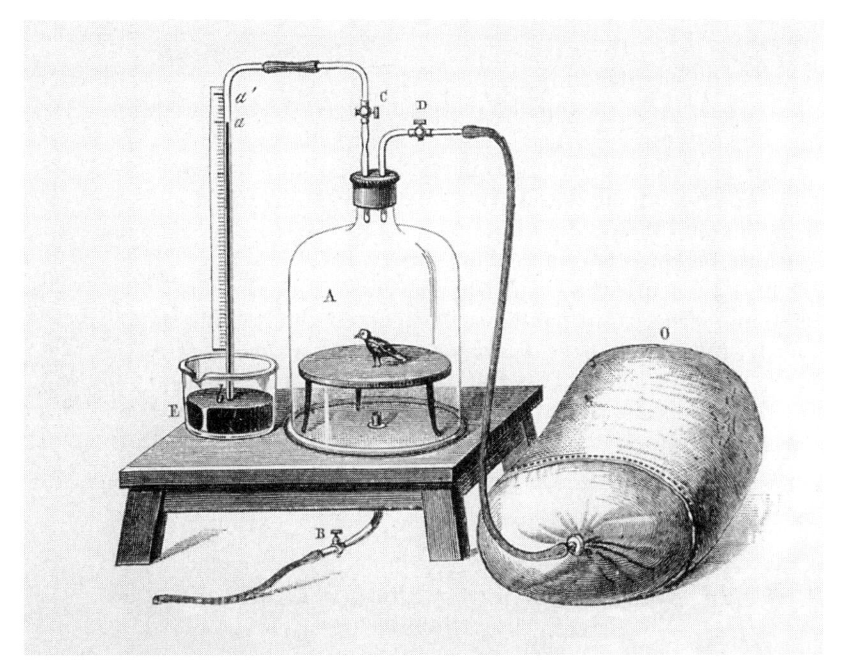

Die Untersuchungen zur Wirkung komprimierter und dekomprimierter Luft führt Paul Bert an sich selbst und an verschiedenen Tieren durch. Ein höhenkranker Spatz erbricht dabei ohne Unterlass. Darstellung der Versuchsanordnung in Paul Berts Studie.

Konzepts zustehe. Allen anderen, die den Sauerstoffmangel auch schon vor Jourdanet als ursächlich anschauten, gebühre nicht das Verdienst des Entdeckers, da sie eher zufällig auf diese Wahrheit gestossen seien und sie nicht wie Jourdanet genügend gewichtet und gegen alle Angriffe verteidigt hätten.

Wenn Spatzen kotzen

Im Hauptteil des fast 1200 Seiten umfassenden Buches folgten dann Berts umfangreiche Experimente. Viele von ihnen hatte er schon in den frühen 70er-Jahren durchgeführt und bereits 1874 unter dem Titel *Recherches expérimentales sur l'influence que les modifications dans la pression barométrique exercent sur les phénomènes de la vie* publiziert.

Er hatte zeigen können, dass sowohl ein Übermass als auch ein Mangel an Sauerstoff von einem gewissen Ausmass an nicht mehr mit dem Leben vereinbar ist und dass die Wirkung der Gase auf den Organismus von ihrer absoluten Menge, also von ihrem Partialdruck, abhängt. Er bewies im Experiment, dass der Sauerstoffgehalt des Blutes mit sinkendem Partialdruck abnimmt, da die Bindung des Sauerstoffs an das Hämoglobin sich leichter löste, aber keine weitere Steigerung des Oxyhämoglobins bei Erhöhung des Sauerstoffdrucks eintrat.

Da er also den Grund für die Krankheitssymptome im Sauerstoffmangel erkannt hatte, versuchte Bert diese durch Sauerstoffapplikation zu beheben. In einem berühmten Selbstversuch dekomprimierte er sich selber gemeinsam mit einer Ratte und einem Spatz auf einen Druck von 248 mm, womit er – was den Luftdruck anbelangt – den Mount Everest «erreicht» hatte. Im Verlaufe seines Experimentes verspürte er Sehbeschwerden, Übelkeit und einen Druck im Kopf. Alle Symptome verschwanden, nachdem er begann, kontinuierlich Sauerstoff zu inhalieren, und nach 13 Minuten notierte er bei einem Druck von 295 mm: «Puls 64 pro Minute; mein Unwohlsein ist vollständig verschwunden.» Seine «Kontrollgruppe» litt jedoch weiterhin, da sie keinen zusätzlichen Sauerstoff erhielt, und der Spatz erbrach ununterbrochen.[88]

Weiter stellte Bert fest, dass die Kälte nicht der einzige Grund für die Entstehung der Bergkrankheit, aber ein wichtiger Kofaktor sei, da sie den Sauerstoffbedarf des Körpers noch weiter erhöhe. Er vermutete auch, dass die Kälte die Ursache dafür sei, dass die Bergsteiger in den Alpen schon in niedrigeren Höhen als in den Anden von der Bergkrankheit befallen werden. Schliesslich wies er auch darauf hin, dass es einen bedeutenden Unterschied mache, ob man langsam von einer bereits grösseren Höhe, also an Sauerstoffmangel gewöhnt, einen Anstieg mache oder ob man von der Ebene direkt auf einen Gipfel steige. Ferner fragte sich Bert, ob beim adaptierten Höhenbewohner das Blut durch quantitative oder qualitative Veränderungen fähig geworden sei, eine grössere Menge Sauerstoff bei gleichem Volumen zu absorbieren,[89] vermutete jedoch, dass solche Anpassungsmechanismen über einen langen Zeitraum hinweg stattfinden würden und möglicherweise sogar mehrerer Generationen bedürften. Hygieniker und Naturforscher sollten sich mit den Fragen der Adaptation beschäftigen, regte er an – er selber aber wollte auf dem experimentellen Terrain bleiben, wo er sich seiner Schritte sicher war.

Auf Grund seiner im Experiment gesicherten ätiologischen Erkenntnisse entwickelte Bert das Konzept der therapeutischen Sauerstoffapplikation und gab Ratschläge zur Prophylaxe, die auch heute noch weitgehend Gültigkeit haben: Kälteschutz, angemessene Ernährung, Beschränkung der Muskelarbeit auf das erforderliche Mass; vorhergehende Besteigungen und längere Höhenaufenthalte; hoch gelegenes Schlaflager vor der Gipfelbesteigung; Unterbruch des Anstiegs durch häufiges Anhalten; häufige und kleine Mahlzeiten.

Knapp und prägnant

Bert vollbrachte die erstaunliche Leistung, die essenziellsten Folgerungen seines monumentalen Werkes in den nur knapp drei Seiten umfassenden *Conclusions générales* zu kondensieren. Einige von ihnen sollen wiedergegeben werden:

A. Die Verminderung des Luftdrucks wirkt auf die Lebewesen nur über eine Verminderung der Sauerstoffspannung in der Atemluft und im Blut, das ihre Gewebe ernährt (Anoxyhämie; Jourdanet).

B. Die Erhöhung des Luftdrucks wirkt nur über eine Erhöhung der Sauerstoffspannung in Luft und Blut. Bis 3 Atm. hat dies eine gesteigerte Oxygenierung zur Folge, ab 5 Atm. flacht sie ab und hört auf, wenn der Druck genügend erhöht ist. Alle Lebewesen versterben mehr oder weniger schnell in stark komprimierter Luft. […]

D. Die schädlichen Effekte des verminderten Luftdruckes können durch die Einatmung sauerstoffreicher Luft behandelt werden.

E. Ganz allgemein gesprochen, hängt die Wirkung der nützlichen und schädlichen Gase auf die Lebewesen von der Spannung ab, die sie in der umgebenden Atmosphäre haben – der Spannung, die sich errechnet, indem man ihren prozentualen Anteil mit dem Luftdruck multipliziert.[90]

Da Bert viele seiner Resultate schon zwischen 1871 und 1874 publiziert hatte, konnte er im 1878 veröffentlichten Buch *La pression barométrique* bereits zur Kritik an seiner Theorie, die von verschiedener Seite laut geworden war, Stellung nehmen. Er tat dies mit der Sicherheit des Wissenschaftlers, der um die Richtigkeit seiner Thesen weiss.

Es gab aber auch viele Zeitgenossen, die seine Theorien überzeugt aufnahmen und seine Ratschläge befolgten. So wurde in der Luftschifffahrt die Mitnahme und Anwendung von komprimiertem Sauerstoff bald Routine, und Professor Forel aus Lausanne schrieb bereits 1874, dass die seit Jahren behandelte Frage der Ätiologie der Bergkrankheit nun durch Bert vermutlich endgültig und brillant beantwortet worden sei. Der Genfer Arzt Ch. Dufour, der die Bergkrankheit mit Glukosesirup heilen wollte, revidierte seine Theorie nach der Lektüre von Berts Experimenten und erklärte die Bergkrankheit nun als eine Kombination von *Höhenkrankheit* und *Ermüdungskrankheit*. Erstere sei, wie von Bert bewiesen, durch den Sauerstoffmangel verursacht, und letztere entstünde bei Muskelarbeit, die neben dem Sauerstoffmangel auch einen Kohlensäureüberschuss im Blut hervorrufe.[91]

Bis zum Anfang des 20. Jahrhunderts wurde die Wichtigkeit von Berts Werk allgemein anerkannt, wenn auch teilweise stark kritisiert; später jedoch geriet Bert etwas in Vergessenheit und wurde erst wieder ins Bewusstsein gerückt durch die Übersetzung seines Buches ins Englische im Jahr 1943 und die Arbeiten der Schweizer Medizinhistoriker Erwin Ackerknecht und Nikolaus Mani. Das Attribut «Vater der Höhenphysiologie» gehört heute unbestritten zum Namen Paul Bert, da er als Erster ein wissenschaftliches Konzept im Bereiche der Höhenphysiologie experimentell bewiesen und dabei wesentliche Feststellungen gemacht hat, die auch heute noch gültig sind.

François Viault – die Polyglobulie

Bert äusserte in *La Pression barométrique* die Vermutung, die Anzahl der roten Blutkörperchen steige bei Höhenexposition an. Im Jahre 1882 untersuchte er das Blut von bolivianischen Hochgebirgstieren und fand ein ungewöhnlich hohes Absorptionsvermögen für Sauerstoff. Daraus schloss er, dass dieses Blut einen höheren Hämoglobingehalt aufweise als das europäischer Tiere.[92]

Im Jahr 1883 setzte der Agrikulturchemiker A. Müntz in den Pyrenäen Kaninchen aus, untersuchte sieben Jahre später den Hämoglobingehalt im Blut ihrer Nachfahren und fand Berts Vermutung bestätigt.[93]

Fast gleichzeitig entdeckte der Histologieprofessor François Viault (1849–1918) aus Bordeaux auf einer Perureise bei den Bewohnern der 4392 Meter hoch gelegenen Ortschaft Morococha sehr hohe Erythrozytenzahlen. Nach einem dreiwöchigen Aufenthalt stieg die Anzahl dieser roten Blutkörperchen auch bei ihm und seinem Begleiter stark an.[94] Diese Entdeckung war ein weiteres Indiz dafür, dass der Sauerstoffmangel in Höhenlagen einen Anpassungsmechanismus in Bewegung setzt. Zudem gab sie eine mögliche wissenschaftliche Erklärung für die beobachtete Heilwirkung des Gebirgsklimas.

In der Folge führte man bei Menschen und Tieren zahllose Untersuchungen der Hämoglobin- und Erythrozytenzahlen in der Höhe durch, trug die Mikroskope auf Berghütten und Himalajalager und nahm sie auf Ballonfahrten mit. Die Ergebnisse variierten stark: Man fand durch Höhenexposition nicht veränderte Werte der roten Blutkörperchen und des Hämoglobins oder sofortigen und signifikanten Anstieg nach eintägigem oder erst nach mehrwöchigem Höhenaufenthalt sowie gleichermassen ausgeprägtes Absinken der Werte. Die Messungen waren also sehr unzuverlässig, und die Studien dienten nicht nur der wissenschaftlichen Forschung, sondern auch dem Konkurrenzkampf zwischen den Höhen- und den Tieflandkurorten.[95] Letztere sahen sich durch die zunehmende Beliebtheit der Lungenheilstätten im Hochgebirge bedroht, und die Polyglobulietheorie bot nun eine plausible Erklärung für den günstigen Effekt des Höhenaufenthaltes. Und da die Tuberkulose in Ermangelung anderer Therapiemöglichkeiten mit monatelangen Höhenkuren behandelt wurde, nahm man alle Hinweise auf therapeutische Mechanismen dankbar auf.

Nach mehrwöchigen Gebirgsaufenthalten zeigten denn auch die meisten Untersuchungen eine Vermehrung von Hämoglobin und Erythrozyten, wobei die Zahl letzterer stärker anstieg. Damit war aber noch nicht erklärt, ob es sich um eine relative oder absolute Zunahme handelte. Wie Viault vermuteten viele Forscher eine vermehrte Erythrozytenbildung. Andere hingegen postulierten eine Umverteilung des Blutes oder eine Eindickung. Zahlreiche Tierexperimente erbrachten keine schlüssigen Beweise für die verschiedenen Theorien, die Resultate waren widersprüchlich. Der Basler Physiologe Friedrich Miescher (1844–1895) motivierte in seinen letzten Lebensjahren einige seiner Schüler, die Akklimatisierungsprozesse in verschiedenen Höhenlagen der Schweiz zu studieren. Damit wurde eine Stimulation der Blutbildung bereits in Höhen über 985 Metern (Serneus im Prättigau) nachgewiesen.[96]

In den nächsten Jahren schied man die Faktoren Licht, Temperatur und Druckerniedrigung mit normalem Sauerstoffgehalt als Ursache dieser Veränderungen aus, so dass sich die Überzeugung durchsetzte, der verminderte Sauerstoffpartialdruck rege das Knochenmark zu vermehrter Produktivität an.[97]

Die Existenz eines «Hämopoietins» im Serum, eines Stoffes, der die Blutbildung anrege, wurde bereits zu Beginn des 20. Jahrhunderts von Carnot und Deflandre indirekt nachgewiesen.[98] Bis zur Isolierung dieses heute als Erythropoietin (EPO) bekannten Wachstumsfaktors verging aber noch viel Zeit.

Die andere Seite – Zweifler in den Alpenvereinen

Trotz der zahlreichen Berichte über das Leiden in der Höhe und trotz der Entwicklung der wissenschaftlichen Disziplin Höhenphysiologie gab es immer noch zahlreiche Skeptiker, die die Existenz der Bergkrankheit negierten oder sie als psychische Schwäche abtaten. Diese Meinung war hauptsächlich in den Alpenvereinen beheimatet, wo harte Männer wenig freundliche Worte für die vermeintlichen Zeichen der Verweichlichung übrig hatten.

Beispielhaft dafür ist der Beitrag eines SAC-Sektionsvorsitzenden, der 1874 in der gleichen Ausgabe des *Bulletin de la Société médicale de la Suisse romande* erschien wie Forels Forschungsbeiträge zur Körpertemperatur im Hochgebirge.

Der Autor, E. Javelle, stellte einleitend fest, dass die Bergkrankheit – im Gegensatz zur Seekrankheit – keine klar definierte Krankheit darstelle und man manchmal auch einfach nur die Höhenangst am Rande eines Abgrundes mit diesem Namen bezeichne. Seiner Meinung nach ist die exzessive Schwäche, die jede Bewegung fast verunmöglicht, im Wesentlichen auf die psychische Prädisposition zurückzuführen, und daher soll eine positive Übererregung («surexcitation du système nerveux») die Schwäche unterdrücken und einen Ausbruch der Krankheit verhindern. Diese Übererregung könne erreicht werden durch gefährliche Passagen, die den Erhaltungstrieb auslösen, durch Wetteifer in der Gruppe, Ablenkung in einem interessanten Gespräch, Selbstachtung und Freude an der Besteigung.[99]

Javelle war offensichtlich ein Vordenker des heutigen Adrenalinjunkies. Seine Argumentation implizierte Schwäche und Eigenverschulden des Bergkranken an seinem Leiden und verführte dazu, die Höhenbeschwerden zu negieren oder zumindest nicht darüber zu berichten. Wer wollte denn schon gerne zugeben, dass er, auch wenn er den Gipfel erreicht hatte, dort von einer Krankheit befallen wurde, der er mit der richtigen mentalen Verfassung hätte entgehen können? Oder noch schlimmer: Wer wollte selbst daran schuld sein, dass er scheiterte und das Ziel gar nicht erreichte, weil seine innere Einstellung nicht stimmte?

«KLETTERN, UM ZU KLETTERN»

So beklagte sich auch Bert über die Unergiebigkeit der diversen Zeitschriften der Alpenclubs: «Ich habe Seite um Seite die Zeitschriften der englischen, schweizerischen, italienischen, österreichischen und französischen Alpenclubs überflogen und geduldig Hunderte von monotonen Erzählungen gelesen, und überall habe ich nur wenige Mitteilungen gefunden, die sich mit unserem Thema beschäftigen.»[100]

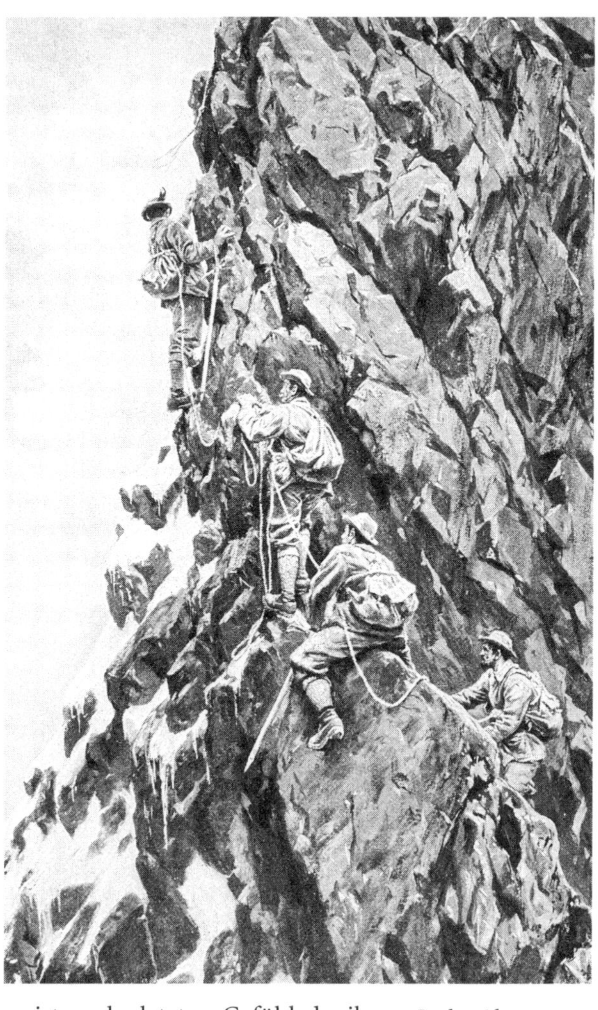

In den Alpenvereinen wird die Existenz der Bergkrankheit vielfach bezweifelt. Harte Männer haben wenig freundliche Worte übrig für diese «Zeichen der Verweichlichung». Eine Kletterpartie im ausgehenden 19. Jahrhundert.

Er wunderte sich, warum über eine so häufig auftretende Krankheit nicht mehr geschrieben worden sei, und erklärte es sich folgendermassen:

«Der Grossteil der Touristen, deren Erzählungen diese Zeitschriften füllen, haben bei ihren Bergbesteigungen kaum wissenschaftliche Sorgen. Sie klettern, um zu klettern oder um zu sehen – oder häufig um sagen zu können, dass sie geklettert seien und was sie gesehen hätten. Es ist meistens das letztere Gefühl, das ihre Berichte beherrscht. Und genau dies ist auch der Grund, dass wir sie jedes Jahr wieder sehen, wie sie auf der Suche sind nach irgendeinem Horn, Spitz oder Joch, das bisher unbestiegen oder einfach vergessen war. Eine Jungfräulichkeit, die häufig nur mit Schrecken zu erobern ist – und um dieses nutzlose Verdienst wollen sie sich streiten. Schliesslich ist auch die Frage der Ehre involviert; man fürchtet beinahe die Lächerlichkeit der Bergkrankheit, wie die der Seekrankheit. Früher suchte man an sich nach den Symptomen, rühmte sich bereitwillig, sie ausgestanden zu haben wie eine geheimnisvolle Gefahr, die man gemeistert hatte; heutzutage weigert man sich, sie zu beobachten, ja sogar sie zuzugeben; manchmal leugnet man sie.»[101]

Abgesehen davon, dass Bert für dieses Heldentum wenig Verständnis hatte, war er offensichtlich der Meinung, man solle Berge besteigen, um zu forschen und nicht zum Selbstzweck. Seine eigene höhenphysiologische Forschung fand denn auch fast ausschliesslich im Labor statt.

Beginn der Feldforschung

Allmählich fand eine Umkehrung der Verhältnisse statt: Hatten sich früher die Bergsteiger auch ein wenig wissenschaftlich betätigt, waren es nun die Wissenschaftler, die in die Berge reisten, um zu forschen.

Im Jahre 1889 wurde in Basel der erste internationale Physiologenkongress durchgeführt. Dort trafen sich drei Männer, die in den nächsten Jahren wichtige Forschungsarbeit auf dem Gebiet der gerade entstehenden Höhenphysiologie leisten sollten: Angelo Mosso aus Turin, Nathan Zuntz aus Berlin und Hugo Kronecker aus Bern.

Jeder dieser drei repräsentierte eine andere Theorie über die Ätiologie der Bergkrankheit, und jeder von ihnen erzielte in der Folge bei gross angelegten Forschungsexpeditionen neue Resultate und gewann weitere Erkenntnisse. Miteinander repräsentieren sie die Ära der am Ende des 19. Jahrhunderts einsetzenden höhenphysiologischen Feldforschung in den Alpen.

Forscher als Bergsteiger

Während die vermehrt experimentelle Ausrichtung der Physiologie und der Medizin den Forschungsort vom Krankenbett ins Laboratorium verlegt hatte, wandte sich die systematische Höhenforschung von Paul Berts Anfängen im Laboratorium ins Feld, also in die Berge. Der zunehmende Alpentourismus und die rasante Entwicklung von Wirtschaft und Technik waren zumindest für Kroneckers Feldexperimente verantwortlich. Strassen und Eisenbahnen wurden nicht nur in die entlegensten Bergtäler gebaut, sondern von enthusiastischen Ingenieuren und Industriellen bis auf die Gipfel hinauf projektiert und gebaut. Dabei stellte sich die Frage, ob ein breites Publikum rasch auf grosse Höhen transportiert werden könne, ohne gesundheitliche Schäden zu erleiden. Zur Beantwortung bedurfte es entsprechender Untersuchungen, und so gab die wirtschaftliche Entwicklung Impulse für den wissenschaftlichen Fortschritt.

Spätsommer 1891 am Montblanc

Noch bevor Hugo Kronecker seine Hauptuntersuchungen zum passiven Transport in die Höhe durchführte, fand im Jahre 1891 eine Vermessungsexpedition zum Gipfel des Montblanc statt, die in der Höhenmedizin traurige Berühmtheit erlangte, weil sich in ihrem Verlauf erstmals ein Fall von Bergkrankheit mit tödlichem Verlauf ereignete.

Der französische Naturwissenschaftler Joseph Vallot hatte bereits 1890 am Montblanc auf der Höhe von 4358 Metern ein Observatorium errichtet, das nach Erweiterungsarbeiten 1891 und 1892 sechs Räume umfasste, von denen vier wissenschaftlich nutzbar waren.

Jules César Janssen (1824–1907), Astronom und Direktor des Observatoriums von Meudon, hatte den Plan entwickelt, auf dem Gipfel – und somit nur 450 Meter höher – ein weiteres Observatorium zu erbauen. Ausschlaggebend war dafür vermutlich nicht nur die Aussicht auf bessere meteorologische Forschungsergebnisse, sondern die Rivalität mit Vallot und Janssens Ehrgeiz, Herr über die höhere Forschungsstätte zu sein.

Den Weg zum Gipfel des Montblanc pflegte Janssen auf eher ungewöhnliche Art zurückzulegen, da er zur «Schonung seiner geistigen Fähigkeiten» nicht zu Fuss aufsteigen konnte und wollte: Er wurde in einer eigens konstruierten, vier Meter langen Tragbahre mit pendelndem Stuhl bis Grands Mulets getragen. Von dort aus liess er sich auf einem ebenfalls extra angefertigten Schlitten ziehen.[102]

Es gibt sie doch, die Bergkrankheit

Im Sommer 1891 wurden auf dem Gipfel des Montblanc Sondierungsbohrungen durchgeführt, um die Möglichkeiten einer Verankerung des geplanten Observatoriums im Fels zu prüfen. Leiter dieser Expedition war der Zürcher Ingenieur und Topograf Xaver Imfeld (1853–1909), als technischer Leiter des Projektes konnte niemand Geringeres gewonnen werden als Gustave Eiffel, der mit seinem Turm an der Pariser Weltausstellung 1889 Weltruhm erlangt hatte. Begleitet wurde das Unternehmen von zwei Schweizer Ärzten, die sich ausdrücklich mit der Erforschung der Bergkrankheit befassen wollten – obwohl auch sie als aktive SAC-Mitglieder an der Existenz dieser Krankheit zweifelten: der Zürcher Gynäkologe Theodor Egli-Sinclair

Der Astronom Jules César Janssen lässt sich «zur Schonung seiner geistigen Fähigkeiten» auf einem Schlitten auf den Gipfel des Montblanc ziehen. Zeitgenössische Darstellung.

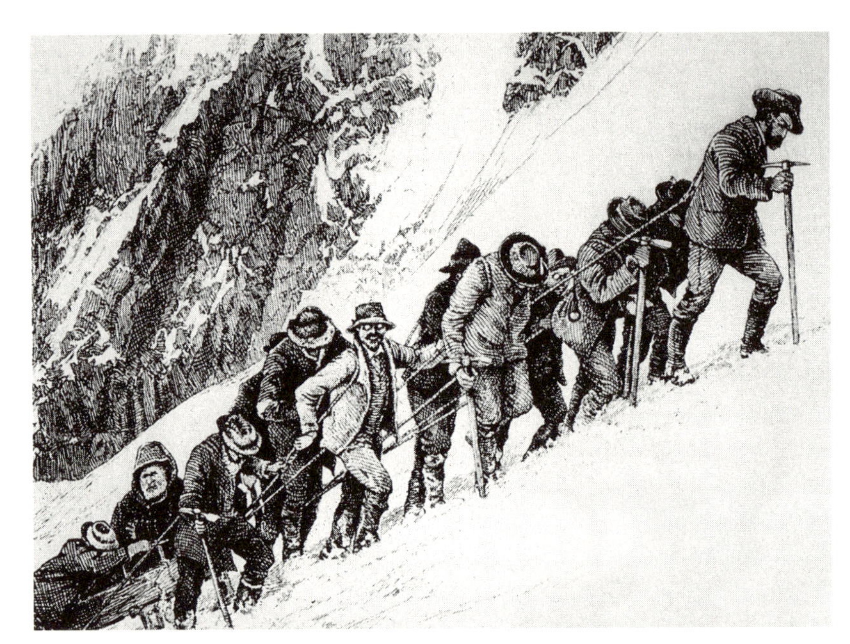

und der Allgemeinpraktiker Ernest Guglielminetti aus Brig. Während ihres Aufenthaltes am Montblanc mussten sie ihre Ansichten drastisch ändern.

Theodor Egli-Sinclair (1844–1932) hatte der Expedition ursprünglich ohne Forschungsabsichten seine Begleitung angeboten. Es war der Expeditionsleiter Imfeld selbst, der aus nicht ganz uneigennützigen Gründen solche Untersuchungen anregte: Der Ingenieur, der Bahnprojekte auf den Gornergrat und das Matterhorn zur Konzessionierung eingereicht hatte, wollte rasche Forschungsergebnisse, um beweisen zu können, dass der Aufenthalt in grossen Höhen gesundheitlich unbedenklich sei.

Ernest Guglielminetti (1862–1943) wiederum war ein Schüler Hugo Kroneckers, der zu diesem Zeitpunkt im Auftrag des Bundesrates mit den möglichen gesundheitlichen Folgen der Jungfraubahn beschäftigt war und dafür einen Untersuchungsplan für den Montblanc ausgearbeitet hatte.

Die geplanten Untersuchungen konnten in der Vallot-Hütte jedoch nur zum Teil durchgeführt werden, weil beide Ärzte heftig unter der Bergkrankheit litten. Sowohl Egli-Sinclair als auch Guglielminetti schilderten ihren Zustand anschaulich und eindrücklich: Nach der Ankunft in der Vallot-Hütte auf 4358 Metern setzte erschwerte Atmung ein, die zunehmenden Einsatz der Atemhilfsmuskulatur erforderte. Dann kamen Stirnkopfschmerz, Brechreiz, Appetitlosigkeit hinzu. Die beiden Zweifler erhielten perfekten Anschauungs-

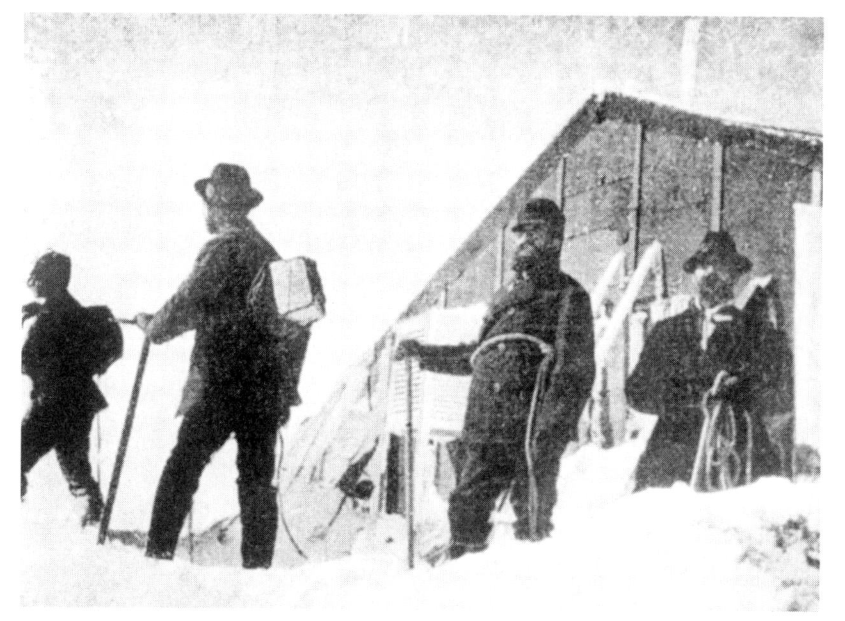

Die Ärzte Theodor Egli-Sinclair (Mitte) und Ernest Guglielminetti (rechts) müssen auf dem Montblanc am eigenen Leib erfahren, dass die Bergkrankheit tatsächlich existiert. Die Aufnahme vor dem Observatoire Vallot zeigt sie mit ihrem Führer Alphonse Payot (links).

unterricht: «Der Optimismus unserer Anschauungen über die Bergkrankheit ist bedeutend im Sinken, denn da haben wir ja schon das erste und vorwiegendste Symptom derselben, die Atemnoth. [...] Wir sind froh, dass wir Bedienung haben, die uns die gefrorenen Schuhe und Gamaschen abnimmt und die Füsse in Holzschuhe steckt; das selbst zu thun, wäre uns recht schwer gefallen.»[103]

Eine Besserung ihres Zustands trat erst am vierten Tag ein. Trotz ihres Übelbefindens und grosser Lustlosigkeit wurden Blutuntersuchungen durchgeführt. Die Versuchsbedingungen waren aber alles andere als günstig. Man stelle sich vor, dass innerhalb der Hütte die grimmige Arbeitstemperatur von 7 Grad unter null herrschte, weshalb die Männer morgens mit vereisten Schnurrbärten aufwachten. Dann musste aus den vor Kälte starren Fingerspitzen Blut entnommen und aufbereitet werden, und schliesslich galt es, am Mikroskop sitzend, die Erythrozyten zu zählen. Das ruhige Sitzen wurde nicht nur durch die Kälte, sondern auch durch die am dritten Tag noch immer auf 28 Züge pro Minute erhöhte und unregelmässige Atemfrequenz von Stokes'schem Charakter erschwert: «War die Atmung eine kurze Zeit eine annähernd gewöhnliche gewesen, so folgten einige rasche und tiefe Atemzüge und auf diese während einiger Sekunden ein Aussetzen der Atmung.»[104]

Um die nächtliche Atemnot ertragen zu können, nahm Egli-Sinclair Opiumtropfen und Phenacetin ein. Er bat dann die Leserschaft auch um Verständnis für die unvollständigen Untersuchungsergebnisse.

Diese Resultate zeigten für Egli-Sinclair, Imfeld und Guglielminetti gleichermassen einen Abfall der Hämoglobinwerte vom ersten Tag ihres Höhenaufenthaltes bis zum vierten Tag, an dem bei allen eine Besserung des klinischen Zustandes eintrat. Wie Egli-Sinclair später in einem Artikel darlegte, glaubte er an Jourdanets Theorie vom Sauerstoffmangel als Ursache der Bergkrankheit und sah im Nachweis des Hämoglobinabfalls eine Bestätigung. Ganz offensichtlich verstand er aber das Verhältnis zwischen dem Hämoglobin und der Sauerstoffversorgung des Gewebes als ein quantitativ lineares. So schrieb er: «Die wirkliche Aufnahme des Sauerstoffes ist immer dem Gehalte des Blutes an Farbstoff proportional, wie auch umgekehrt die Existenz des Hämoglobin an die Anwesenheit von Sauerstoff gebunden ist. Kann also nachgewiesen werden, dass der Blutfarbstoff beim Bergkranken vermindert ist, so besitzen wir den Beweis für die Richtigkeit der Theorie von der Sauerstoffblutharmut als Wesen der Bergkrankheit.»[105]

Es wird nicht klar, ob Egli-Sinclair die Versuche Paul Berts nur unzureichend kannte oder ob er dessen Resultate zur Sauerstoffdissoziation fehlinterpretierte und annahm, eine verminderte Sauerstoffsättigung könne nur eintreten, wenn der Hämoglobingehalt sinke. Jedenfalls war für ihn der Sachverhalt klar und unkompliziert, und er sah ihn durch seine Untersuchungen als erwiesen an.

Höhenmedizin als vorübergehende Beschäftigung

In den nächsten Jahren publizierte Egli-Sinclair seine Erfahrung mehrfach, ohne noch weiter zu forschen. Möglicherweise erschien ihm seine Beweisführung ausreichend, wahrscheinlicher aber ist, dass seine höhenmedizinische Forschung nur einen kurzen Ausflug darstellte, nach welchem er seine normale klinische Tätigkeit wieder aufnahm. Egli-Sinclair führte gemeinsam mit seiner russischen Ehefrau Julie geb. Sinclair (1849–1937) eine gynäkologische Praxis an der Zürcher Bahnhofstrasse; sie waren das erste Ärzteehepaar in der Schweiz. Sinclair hatte zu den Russinnen gehört, die ab 1865 in wachsender Zahl an der Zürcher Universität studiert und damit wesentlich zur Etablierung des Frauenstudiums in der Schweiz beigetragen hatten.

Verwunderlich erscheint, dass ein praktisch tätiger Arzt wie Egli-Sinclair mit mehreren kranken Personen inklusive sich selbst konfrontiert wurde und trotzdem keine weitere klinische Untersuchung machte. Wie seit über hundert Jahren wurden nur Puls und Atemfrequenz gezählt, während der Herz- und Lungenbefund unerwähnt blieb, obwohl mehrfach die abnorme Atemtätigkeit erwähnt wurde.

Der zweite Arzt dieser Expedition, Ernest Guglielminetti, vertrat in seinen Berichten zumindest teilweise die Ansichten seines Lehrers Hugo Kronecker, die Bergkrankheit sei eine Folge von Änderungen der mechanischen Verhältnisse im Lungenkreislauf. Im Gegensatz zu Kronecker erkannte er aber auch die Bedeutung des Sauerstoffmangels. Guglielminettis Berichte unterschieden sich ansonsten nicht wesentlich von denen Egli-Sinclairs, immerhin aber erwähnte er ein klinisches Detail bei der Beschreibung ihrer Symptome auf der Vallot-Hütte, nämlich eine Vergrösserung des Herzens und ein Nebengeräusch. Darüber hinaus habe Imfeld (vermutlich ohne Stethoskop) Rasselgeräusche bei der Atmung gehört. Diese Befunde waren vereinbar mit einer Stauung im Lungenkreislauf, wie sie Kronecker postulierte und wie sie durchaus bestanden haben könnte.[106]

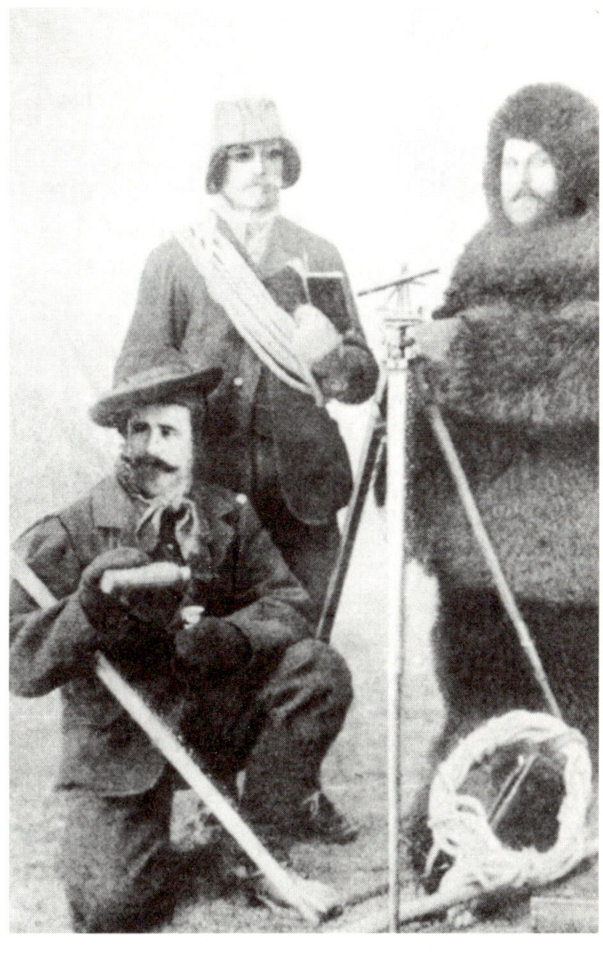

Trotz ihrer guten Ausrüstung leiden die Mitglieder der Montblanc-Expedition 1891 unter den eisigen Temperaturen im Observatoire Vallot. Von links: Ernest Guglielminetti, Führer Frédéric Payot und Expeditionsleiter Xaver Imfeld.

Guglielminetti führte später noch einige Ballonfahrten durch und publizierte eine Schrift, in der er die Bergkrankheit mit der Ballonfahrerkrankheit verglich. Die Präsentation dieser Arbeit erfolgte vor dem Fürst von Monaco im Jahre 1902. Albert I. war aber der Ansicht, die Bekämpfung der durch die Automobile hervorgerufenen Staubplage sei dringlicher als die höhenphysiologische Forschung – Guglielminetti entwickelte daraufhin in Monte Carlo die Strassenteerung, was ihm den Übernamen *Docteur Goudron* eintrug. Ein Nebenprodukt seiner Beschäftigung mit der Höhenkrankheit war die Entwicklung einer Atemmaske, aus der, in Zusammenarbeit mit den deutschen Drägerwerken, Atemschutzgeräte für die Feuerwehr und Narkosemasken entstanden.

Ein berühmter Todesfall

Bei dieser Montblanc-Expedition im Jahre 1891 ereignete sich der erste dokumentierte Todesfall durch Bergkrankheit in den Alpen, der zur ersten detaillierten klinischen Beschreibung eines Patienten mit Höhenlungenödem führte.

Am 21. August, nach einem heftigen Sturm, brachen fünf Arbeiter von der Vallot-Hütte auf, um auf Grands Mulets Vorräte zu holen. Ihnen schlossen sich zwei Touristen an, von denen einer, Herr Rothe aus Braunschweig, und sein Führer Michel Simond während des Abstiegs in einer Lawine den Tod fanden. Die erschütterten Arbeiter kehrten nicht mehr auf den Montblanc zurück, wo man sie in der Vallot-Hütte erwartete, und so stieg die ganze Expedition drei Tage später nach Chamonix ab, um dort neue Arbeiter anzuheuern.

Guglielminetti und Egli-Sinclair fuhren nach Hause, und der junge Dr. Etienne Henri Jacottet aus Neuchâtel begleitete statt ihrer Imfeld und die neuen Arbeiter zur Vallot-Hütte. Jacottet, zu diesem Zeitpunkt noch nicht ganz vierundzwanzigjährig, war seit kurzer Zeit in Chamonix als Dorfarzt tätig und dort sehr geschätzt. Vermutlich hatte er sein Examen erst umittelbar zuvor abgelegt, denn er wird in offiziellen Berichten teils als Doktor der Medizin, teils als Kandidat aufgeführt. Seine bisherigen Versuche, auf den Montblanc zu gelangen, waren wetterbedingt gescheitert, und er hoffte, bei einem mehrtägigen Aufenthalt in Gipfelnähe die Gelegenheit für eine erfolgreiche Besteigung zu erhalten. Da er noch Ferien hatte, liess sich dieses Vorhaben gut realisieren, und er bot Imfeld seine unentgeltliche ärztliche Hilfe während des Aufenthaltes im Observatorium an, falls diese nötig sein sollte.

Imfeld und Jacottet verliessen Chamonix am 28. August, nächtigten zweimal auf Grands Mulets (3000 m) und erreichten am 30. August die Val-

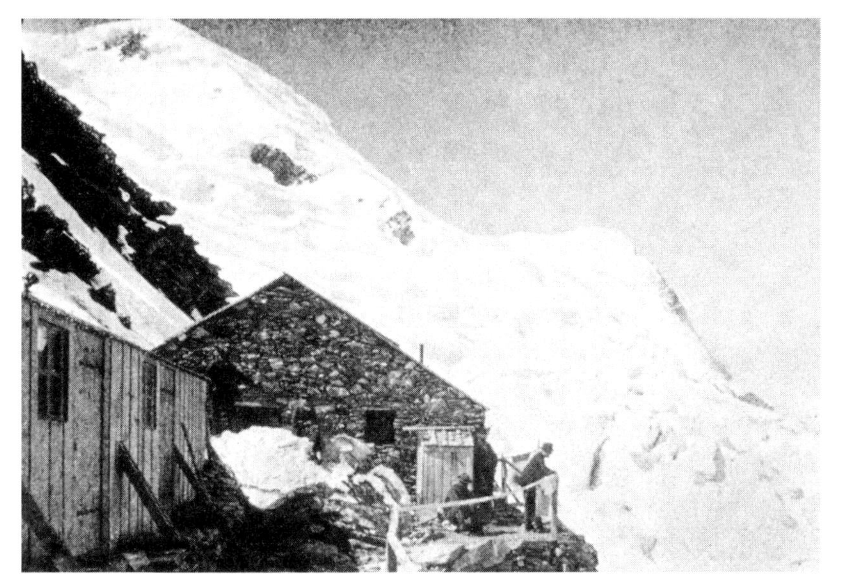

Die Herberge auf Grands Mulets, auf 3000 Metern Höhe gelegen, ermöglicht einen geschützten Zwischenhalt auf dem Weg auf den Montblanc. Die Köchin hält sich hier zur Gesellschaft ein Suppenhuhn, weil Hunde und Katzen das Höhenklima angeblich nicht vertragen.

lot-Hütte auf 4350 Metern Höhe. Wegen schlechter Witterung erfolgte der Gipfelgang erst am 1. September. Die Berichte über die weiteren Ereignisse sind exemplarisch für den raschen Verlauf eines Höhenlungenödems. Der Ingenieur Imfeld schilderte seine Erlebnisse in einem ausführlichen Beitrag für die *Neue Zürcher Zeitung*:

«Herr Jacottet zog sich in Begleitung eines meiner Gehilfen nach Roches des Bosses zurück, während ich am Messtisch meine topographische Aufnahme des Gipfels vollendete und mit den übrigen erst gegen sechs Uhr eintraf. Er befand sich durchaus wohl, und ich erinnere mich sehr gut, wie er mir abends 9 Uhr, als ich längst im Bette war, rief, ich solle doch vor die Hütte kommen, um zu sehen, wie schön man den Schimmer des Gaslichtes über Genf und Neuenburg sehe. Am Morgen des 2. September beklagte sich Dr. Jacottet über Kopfschmerzen und Übelbefinden. Er hatte während der Nacht unruhig geschlafen und gehustet. Das Frühstück mundete ihm nicht. Wir hielten ihn alle für bergkrank und ich rieth ihm wiederholt und eindringlich, seinen Aufenthalt nicht länger auszudehnen und den schönen Tag zu benützen, um mit den zwei Postträgern, die uns gegen 11 Uhr verlassen sollten, nach Chamonix zurückzukehren, wo er sich rasch wieder erholen würde. Es war dieser Vorschlag umso naheliegender, als mit dem nächsten Tag sein Urlaub so wie so ablief; auch hatten wir zur Zeit niemand unter uns, der seiner Hilfe als Arzt bedürftig gewesen wäre. Beim Mittagessen, das er

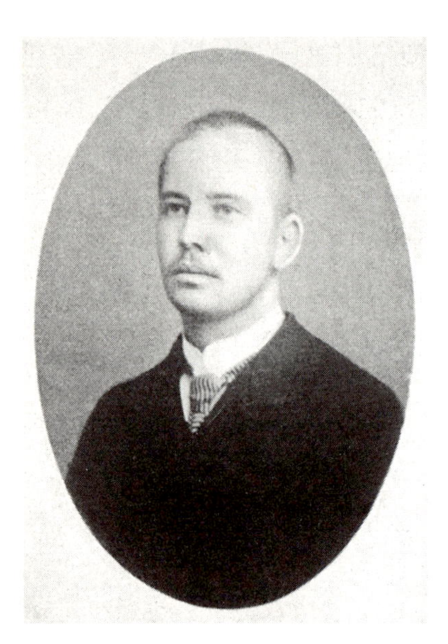

Etienne Henri Jacottet (1867–1891) ist das erste dokumentierte Todesopfer der Bergkrankheit in den Alpen. Der Neuenburger Arzt verstirbt am Montblanc an den Folgen eines Höhenlungen- und -hirnödems.

mit ziemlich gutem Appetit einnahm, fühlte er sich wohler. Er sagte, dass er morgen den Gipfel nochmals besuchen und dann direct nach Chamonix absteigen wolle, und hiess mich mit grosser Entschiedenheit meine zwei Männer entlassen. Meine übrigen Leute befanden sich alle auf dem Gipfel an der Arbeit, und ich blieb allein mit ihm zurück. Sein Zustand verschlimmerte sich rasch.

Gegen 3 Uhr stellte sich Schüttelfrost ein; die Kräfte nahmen ab; ich beobachtete Lähmungserscheinungen an Hand und Zunge, seine Rede machte den Eindruck geistiger Trübung. Zu wiederholten Malen liess ich den Patienten Oxygen inhalieren, das bei hochgradiger Bergkrankheit oft schon gute Dienste getan hat und auch hier anfänglich vorübergehende Linderung zu bereiten schien, später aber ganz wirkungslos blieb. Nach 5 Uhr verlor Dr. Jacottet das Bewusstsein, als die Führer von der Arbeit zurückkamen, erkannte er sie nicht mehr; durch seine letzten Worte deutete er an, dass er nicht krank sei, dass er keine Schmerzen fühle und dass er nun schlafen wolle.

Das seit 4 Uhr hörbar gewordene Lungenödem entwickelte sich rascher und rascher, und so entschlief er dann 2 Uhr nachts, umstanden und betrauert von allen Anwesenden.

Herr Dr. Wizard von Genf, der eine Leichensektion vornahm, erkannte als Todesursache doppelte Lungenentzündung und Gehirnentzündung.»[107]

Trotz seiner Erfahrung schätzte Imfeld die Situation weniger gefährlich ein, als sie es war, und insistierte daher nicht auf Jacottets Abstieg. Wie hätte er auch einen letalen Ausgang der Bergkrankheit erwarten können, wenn bisher ein solcher im europäischen Raum noch gar nie beschrieben worden war? Jacottet selbst war vermutlich wegen seines unter Sauerstoffmangel leidenden Gehirns nicht mehr in der Lage, seinen Zustand realistisch zu beurteilen.

Die Worte Guglielminettis: «… gegen 2 Uhr entschlief er in dieser Gletscherhütte, ein Opfer seiner Hingabe an die Wissenschaft, wie ein Soldat auf dem Schlachtfeld»[108] verklären und heroisieren Jacottets Tod – gemäss Imfelds Schilderung gab es für den jungen Arzt keine nachvollziehbaren Gründe, weiterhin auf der Vallot-Hütte zu verbleiben.

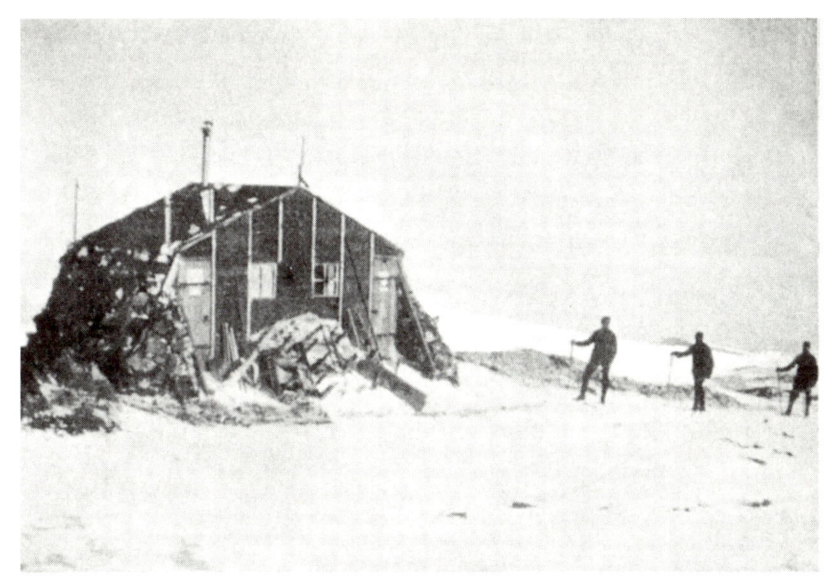

Das 1890 errichtete Observatoire Vallot liegt nur 450 Meter unterhalb des Montblanc-Gipfels und bietet dort Wissenschaftlern, Arbeitern und Touristen eine vergleichsweise komfortable Unterkunft.

Der Befund

Erstaunlicherweise diagnostizierte Imfeld als medizinischer Laie ein Lungenödem; somit muss angenommen werden, dass die rasselnden Atemgeräusche der mit Flüssigkeit gefüllten Lungenbläschen und Bronchien sehr laut waren. Diese Diagnose wurde bestätigt durch den Autopsiebefund, der Folgendes festhielt:

«Sehr ausgeprägte Cyanose der Lippen, des Gesichts und auch der Extremitäten. Gehirn in sehr guter Verfassung. Meningen [Hirnhäute] mit heftiger Blutstauung. Keine Adhäsionen. Gefässe der Pia Mater volumenvermehrt und übervoll mit Blut. Normal grosses Herz und suffiziente Klappen. Herzhöhlen voller Gerinnsel. Lungen von violetter Farbe, geschwollen, starr. Enorme Hyperämie [Blutfülle] beidseits, beträchtliches Ödem – stark injizierte Bronchialschleimhaut. Die Flüssigkeit beim Aufschneiden ist schaumig. Überall gleichmässige Blutstauung. Milz, genauso wie Leber, mit passiver Blutstauung.»[109]

Diese Beschreibung der vermehrten Blutfüllung der Gefässe und der schaumigen Schnittfläche ist charakteristisch für ein alveoläres Lungenödem; ausserdem fanden sich die Zeichen einer Rechtsherzbelastung bei normalen Verhältnissen der Herzhöhlen. Ebenfalls konstatierte Dr. Wizard aus Genf, der die Autopsie durchführte, eine Stauung der zerebralen Gefässe.

Trotz dieser uns heute als Lungen- und Hirnödem imponierenden Befunde wurde die Todesursache in der Folge vom Turiner Physiologen Angelo Mosso, von Egli-Sinclair und teils auch von Guglielminetti als Lobärpneumonie (Lungenentzündung) und kapilläre Bronchitis mit begleitendem Lungenödem genannt. Man kannte eben keine andere Ursache für das Auftreten eines Lungenödems bei einer Person mit gesundem Herzen. Zudem wurden in der zweiten Hälfte des 19. Jahrhunderts immer mehr Erreger von Infektionskrankheiten entdeckt, so dass man inzwischen mit gutem Grund vermuten konnte, den meisten Erkrankungen liege eine Infektion zugrunde.

Imfelds ausführlicher Bericht war in höhenphysiologischen Kreisen wohl unbekannt, während Mossos Darstellung – ein Bericht aus dritter Hand – in mehrere Sprachen übersetzt zur Verfügung stand. Dies führte in der Folge zur Ansicht, das Lungenödem sei nicht als solches erkannt worden.

Der tödliche Zwischenfall hinderte den Ingenieur Imfeld nicht daran, in seiner Darstellung für die *Neue Zürcher Zeitung* festzuhalten, dass dem Gipfelpersonal der von ihm geplanten Matterhornbahn keine wesentliche Gefahr durch die Bergkrankheit drohe, da es jederzeit die Möglichkeit zur Talfahrt haben werde.[110]

Hugo Kronecker – die mechanische Theorie und die Jungfraubahn

Der Einzige, der neben dem Augenzeugen Imfeld mehrfach ganz klar formulierte, Jacottet sei an einem Lungenödem gestorben, war der Berner Physiologe Hugo Kronecker (1839–1914). Schon in seinem Gutachten zum Bau der Jungfraubahn 1894 zitierte er Jacottets Autopsiebericht – «Congestion der Lungen und des Gehirns» – und kam zum Schluss, die Bergkrankheit entstehe aus Störungen des Blutkreislaufes, die zur Ausdehnung der rechten Herzkammer führten.[111]

Diese Theorie der Bergkrankheit entwickelte Kronecker in den nächsten Jahren weiter und erläuterte sie in seinem 1903 publizierten Buch *Die Bergkrankheit*. Er verglich das klinische Bild der ihm bekannten Bergkranken (darunter Dr. Jacottet) mit den Symptomen herzkranker Patienten mit Stauungen im Lungenkreislauf. Er erkannte die vorhandenen Parallelen und schloss aus ihnen: «Die Bergkrankheit beruht im Wesentlichen auf Stauungen im Lungenkreislaufe.»[112]

Dieser Erkenntnis entsprechend, empfahl er neben dem Abstieg weitere therapeutische Massnahmen: «Ein derivatorischer Aderlass kann das drohende Lungenödem beseitigen. Häufig genügt es auch schon, wenn man periphere Gefässe erweitert: z. B. heisse Fussbäder nehmen lässt. Sahli empfiehlt [...] bei respiratorisch-kardialer Stauung Coffein und Kampfer mit Digitalis kombiniert. Bei leichteren Anfällen von Herzschwäche nützen wohl ein paar Tropfen von Pfefferminzalkohol auf Zucker oder auch ein Schluck Cognac, oder der auf dem Montblanc obligatorische Champagner.»[113]

Kronecker glaubte nicht, dass das Lungenödem etwas mit dem Sauerstoffmangel zu tun habe, sondern war in seinem Denken mechanistisch: Er sah das auslösende Moment in der Verminderung des Luftdruckes und deren Auswirkungen auf die Druckverhältnisse in der Lunge. Diese führten dann, so dachte er, zu einer Herzschwäche.

Richtige Beobachtungen und falsche Schlüsse

Obwohl die ätiologischen Deutungsversuche Kronecker in die Irre führten, war er doch der Erste, der das Höhenlungenödem korrekt als solches erkannte und beschrieb. Dieses Verdienst wurde ihm bislang nicht zuerkannt, obwohl seine mechanische Theorie der Bergkrankheit in der zeitgenössischen Literatur erwähnt wird. Wie Kronecker aber selber mitteilte, wiesen schon zu seinen Lebzeiten die meisten Autoren seine Theorie zurück. Publikationen, die sich mit den Auswirkungen der Druckänderung auf den Lungenkreislauf befassten und Kroneckers Ansicht stützten, stammten zumeist aus dem physiologischen Institut in Bern, dessen Lehrstuhl er selber innehatte.[114]

Auch Guglielminetti, der ursprünglich mit Kronecker zusammenarbeitete und auch seine mechanische Theorie unterstützte, änderte später seine Ansicht. Seinem Biografen gegenüber äusserte er im Jahre 1936: «Paul Bert hatte nämlich die einzige richtige Theorie vertreten, dass Sauerstoffmangel im Blut die Höhenkrankheit bewirke.»[115] Und an Jacottets Tod erinnerte er sich folgendermassen: «Die Autopsie der Leiche stellte Blutstauungen in der Lunge, Tod durch Bergkrankheit fest.»[116] Guglielminetti deutete hier das Lungenödem nicht mehr zu einer Lungenentzündung um und setzte ganz selbstverständlich die Bergkrankheit mit Lungenstauung gleich. Die logische Konsequenz, das Lungenödem entstehe durch Sauerstoffmangel, äusserte er hingegen nicht explizit.

Egli-Sinclair stellte zwar ebenfalls eine ursächliche Verbindung zwischen der Höhenexposition beziehungsweise der Bergkrankheit und Jacottets Tod her, glaubte aber, dass diese ihn für die Lungenentzündung anfälliger gemacht hätten und er deswegen so rasch verstorben sei.[117]

Im Tragsessel auf das Breithorn

Als Höhenphysiologe wurde Hugo Kronecker hauptsächlich durch seine Untersuchungen zu den Auswirkungen der passiven Beförderung auf grosse Höhen bekannt. Diese standen im Zusammenhang mit einem Gutachten über den geplanten Bau der Jungfraubahn und waren somit auch für ein nichtmedizinisches Publikum von Interesse.

Die technische Entwicklung eröffnete dem Tourismus im Alpenraum gegen Ende des 19. Jahrhunderts ganz neue Perspektiven: Zahnradbahnen – wie die 1871 eröffnete, äusserst populäre Vitznau–Rigi-Bahn des Ingenieurs Niklaus Riggenbach – und Standseilbahnen konnten in kurzer Zeit grosse Höhenunterschiede überwinden und damit das Hochgebirge auch für ein nichtalpinistisches Publikum erschliessen. Dies beflügelte die Fantasie der Ingenieure, und nicht nur auf die Jungfrau und den Gornergrat, sondern auch auf Mönch, Eiger, Matterhorn, Montblanc und andere Berge wurden Bahnen projektiert. Die schweizerischen Bundesbehörden zögerten ihre Bewilligung für eine Jungfraubahn allerdings hinaus, bis von medizinischer Seite versichert werden konnte, dass den Passagieren durch den raschen Transport auf die grossen Höhen keine gesundheitlichen Schäden drohten.

Kronecker hatte 1890 dem Bundesrat vorgeschlagen, einen an Leitseilen befestigten «ballon captif», einen Fesselballon, die projektierte Strecke auf die Jungfrau fliegen zu lassen und dann an Ort und Stelle den Zustand der Passagiere zu untersuchen. Dieser Plan wurde aber aus Kostengründen abgelehnt. Erst nachdem eine Versuchsreihe im pneumatischen Kabinett gezeigt hatte, dass Puls- und Atemfrequenz auch ohne anstrengende Arbeit zunahmen, akzeptierte der Bundesrat weitere Untersuchungen unter Feldbedingungen.

Nach umfangreichen Vorarbeiten verliess in der Nacht auf den 15. September 1894 eine Gruppe von etwa 60 Personen Zermatt in Richtung Breithorn. Die sieben Versuchspersonen wurden auf Maultieren geführt und in der unteren Theodulhütte auf Tragsessel umgeladen, die, je nach Gewicht der Person, von sechs bis acht Trägern abwechselnd bergwärts befördert wurden.

Um eine allgemein gültige Aussage machen zu können, hatte Kronecker für den Versuch Personen ausgewählt, die sich in Alter, Geschlecht, Herkunft und Beruf unterschieden. Sicherlich war es sowohl für die Berner Professorengattinnen als auch für den alten Bauern und den zehnjährigen Jungen aus Zermatt ein aussergewöhnliches Erlebnis, dass man sie zusammen in die Höhe trug, worauf sie dann auf dem Gletscher gemeinsame Steigversuche machen mussten.

Kronecker stellte fest, dass sich seine Probanden in Ruhe wohl befanden, wenn auch die Esslust gering war und der Wein nicht mundete. Die Arterienspannung hatte deutlich abgenommen; bei Anstrengung erfuhr die schon beschleunigte Pulsfrequenz eine weitere Steigerung, und es entstand Atemnot. Weiterhin seien alle Personen zyanotisch gewesen, konstatierte Kronecker, und die Vitalkapazitäten seien kleiner geworden. Die in Zermatt Ansässigen seien allerdings weniger beeinträchtigt gewesen als die Berner, die 1200 Meter tiefer lebten.

Auch wenn der Aufstieg wegen des Wetters nicht wie geplant bis auf den Gipfel des Breithorns (4165 m), sondern nur bis zu einer Höhe von 3750 Metern gelang, so war Kronecker doch in der Lage, eine klare Stellungnahme an die Adresse des Bundesrates zu erstellen. «Ich kann demzufolge nach bestem Wissen meine Bedenken gegen die Konzession der Jungfraubahn fallen lassen, nachdem ich durch Versuche bewiesen habe, dass passive Beförderung auf den Firn Menschen verschiedenen Alters, Geschlechts, Berufs und Habitus gänzlich gesund und wohl lässt. Es scheint mir aber geraten, die Bahn so einzurichten, dass den Reisenden der volle Ausblick möglich sei, ohne dass sie auch nur im mindesten zu steigen brauchen.

Ferner sollte ein Arzt angestellt werden, welcher die Reisenden auf deren Wunsch und Kosten untersucht und denjenigen, bei welchen er bedenkliche Affektionen des Herzens oder der Luftwege wahrnimmt, von der Fahrt abrät.»[118]

Bereits im Dezember 1894, nur drei Monate nach Kroneckers Versuchen auf dem Breithorn, erteilten der Ständerat und der Nationalrat dem Zürcher Industriellen Adolf Guyer-Zeller die Konzession für die Jungfraubahn.[119]

Kranke Bahnfahrer

Weniger optimistisch als Kronecker äusserte sich der Zürcher Arzt Theodor Findlater Zangger zu diesem Thema in zwei Artikeln in der medizinischen Zeitschrift *Lancet*.

Zuerst 1899 und noch deutlicher 1903 warnte er, dass vielen Patienten bei passivem Transport in die Höhe Gefahr drohe. Er war überzeugt, dass bei vielen Personen eine unbemerkte Verkalkung der Herzkranzgefässe bestehe. In der Höhe würde ihr Herz dann durch eine venöse Stauung und einen Blutdruckanstieg (für den er keine Daten hatte) so beansprucht, dass es nach einer Weile zu einer Herzermüdung käme. Die Symptome wie kardiales Asthma, Angina pectoris und Schlaganfälle träten allerdings häufig erst nach der Rückkehr in die Ebene auf. Zangger meinte, es wäre zwar interessant zu untersuchen, wie die einzelnen Faktoren auf das Gefässsystem einwirkten, aber diese seien so komplex miteinander verwoben, dass es nicht möglich sei, sie gesondert zu betrachten.[120] Dementsprechend blieben auch die Erklärungen für die von ihm beobachteten Ereignisse im Spekulativen. Er postulierte Blutdruckschwankungen sowie einen Anstieg des respiratorischen Quotienten und der Kohlensäure, obwohl Mosso und auch Zuntz zu diesem Zeitpunkt bereits gezeigt hatten, dass sich der respiratorische Quotient nicht änderte und die Kohlensäure im Blut abnahm. Die periphere Blutdruckmessung mit dem uns heute vertrauten System nach Riva-Rocci war erst einige Jahre zuvor (1896) entwickelt worden und noch nicht sehr verbreitet.

Zangger betonte zwar, dass gegen die Konzessionserteilung für den Bau der Jungfraubahn nichts einzuwenden sei, empfahl der Ärzteschaft aber dringlich, die älteren Menschen über die Presse zu warnen. Ausführlich schilderte er den Fall eines 68-jährigen Patienten, der zwei Tage nach einer Bahnfahrt auf den Gornergrat in Zermatt unter einer Herzinsuffizienz und Bradycardie litt und sich nur langsam erholte. Zangger war überzeugt, dass diese Erkrankung durch die Bahnfahrt ausgelöst worden war, und er regte weitere diesbezügliche Studien an.

Angelo Mosso, Regina Margherita und die Hütte der beiden

Angelo Mosso (1846–1910), Professor für Physiologie in Turin, hatte bereits vor Kronecker im kleineren Rahmen Feldforschung betrieben: Auf dem Theodulpass (3333 m) hatte er 1882 bei einem Laboratoriumsangestellten Atmungsuntersuchungen durchgeführt. Die Resultate zweifelte er später selber an, da es nicht möglich gewesen sei zu unterscheiden, welche Veränderungen durch die Höhenluft und welche durch Kälte und Erschöpfung verursacht worden seien.

Bessere Rahmenbedingungen für die Feldforschung in grosser Höhe waren nötig. Einen Meilenstein stellte in dieser Hinsicht im Jahre 1893 die Errichtung der Capanna Regina Margherita auf der Punta Gnifetti des Monte Rosa (4559 m) durch den Club Alpino Italiano dar. Die italienische Königin, nach der die Hütte benannt wurde, war die Ehefrau von Umberto I. Ihrer Unterstützung war es zu verdanken, dass die Hütte ein Laboratorium erhielt, in dem Angelo Mosso und später viele andere ab 1894 ihre Untersuchungen machen konnten. Die Königin war am 18. August 1893 bei der offiziellen Einweihung der Hütte selber anwesend und hatte einen Teil des Aufstiegs aus eigener Kraft zurückgelegt.[121] Hier wurde offensichtlich mehr als nur eine routinemässige Repräsentationspflicht der Schirmherrin wahrgenommen.

Bald wurde die Hütte mit einem Erweiterungsbau für rein wissenschaftliche Zwecke ergänzt; die Idee dafür stammte gemäss Mosso von der Königin selber. Alpinismus hatte im Hause Savoia Tradition, und finanzielle Unterstützung für den Erweiterungsbau kam nicht nur von der Königin, sondern auch von ihrem Neffen Luigi Amedeo Savoia, Duca degli Abruzzi. Dieser hatte 1897 als Bezwinger des Mount St. Elias (Alaska) die Welt beeindruckt und setzte 1909 mit dem Aufstieg in eine Höhe von 7500 Metern an der Chogolisa im Karakorum einen neuen und viel beachteten Höhenrekord.

Als Zeichen der Wertschätzung ihrer aktiven Begeisterung für den Alpinismus und ihrer Aufgeschlossenheit gegenüber der Wissenschaft widmete Mosso der Königin sein Hauptwerk *Fisiologia dell'uomo sulle Alpi*, in dem er vor allem über seine in der Capanna Regina Margherita durchgeführten Studien berichtete.

Verminderte oder gesteigerte Atmung?

Unmittelbar nach der Fertigstellung der Capanna Regina Margherita (CRM) traf Mosso seine Vorbereitungen für eine gross angelegte Forschungsreise auf den Monte Rosa für das Jahr 1894. Seine Probanden waren zehn Soldaten des Alpenregiments, die er in zwei Gruppen einteilte. Die eine stieg langsam auf, rund 1000 Höhenmeter pro Woche, die andere eilte in drei Tagen von Ivrea (300 m) zur Margherita-Hütte (4559 m). Mit dieser Anordnung untersuchte Mosso den Einfluss der Geschwindigkeit einer Höhenänderung auf den Organismus. Besonders interessierten ihn die Atmung und die muskuläre Ermüdung, zwei Themen, die er schon früher bearbeitet hatte. Messungen mit einem Pneumografen für die Thoraxbewegungen und einem Gasmeter für die Atemvolumina zeigten überraschenderweise eine unveränderte bis herabgesetzte Atmung. Diese Befunde standen im Gegensatz zu seinen früheren Untersuchungen von 1882, die auf eine Steigerung der Atemfrequenz in der Höhe deuteten. In seinen Berechnungen hatte Mosso trotzdem niedrigere Atemminutenvolumina erhalten, da er die Gasvolumina zu Standardbedingungen (0 °C und 1 mm Hg) umrechnete. Mosso war der Ansicht, dass er, indem er Untersuchungen in völliger Ruhe anstellte, den Ermüdungsfaktor ausgeschaltet und somit unverfälschte Werte erhalten hatte. Konsequent schloss er aus diesen Resultaten, dass der Sauerstoffmangel nicht die Ursache der Höhenkrankheit sein könne, da der Körper sonst nicht mit einer Verminderung der Atmung reagieren würde. Warum kein einziger von Mossos Soldaten (nicht einmal diejenigen, die rasch aufgestiegen waren) die auf der Höhe der CRM zu erwartende Hyperventilation zeigte, ist unklar und eigentlich nur mit Messfehlern zu erklären.

Bei der Beobachtung der Atmung in Ruhe gelangen Mosso die ersten Aufzeichnungen des Cheyne-Stokes'schen Atemmusters in der Höhe. Diese periodische Atmung war bekannt als Symptom bei schweren, häufig letalen Erkrankungen, und Egli-Sinclair hatte sie 1891 am Montblanc bei sich selber bemerkt (jedoch nicht dokumentiert) und schrieb darüber: «Ich notiere [...] Andauern [...] der beschleunigten Atmung, wobei ich von letzterer ausdrücklich bemerke: mit Stokes'schem Charakter.» [122]

Mosso stellte fest, dass das Ausmass der periodischen Atmung eine unerwartete und geradezu morbide Intensität erlangte. In seinem Buch finden sich mehrere Respirationskurven, die diesen Atmungstyp zeigen. Er zog

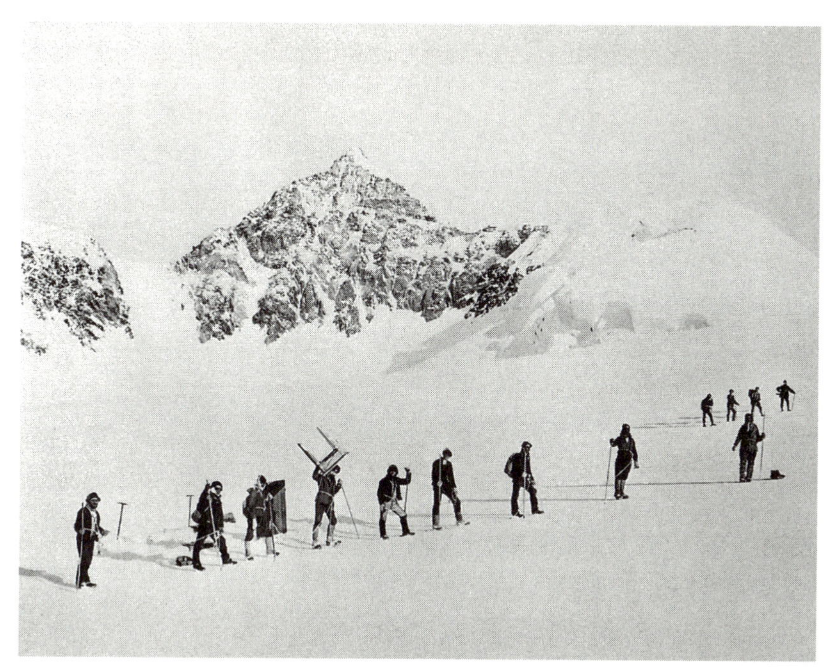

Baumaterial, Proviant und Möbel müssen mit Menschenkraft über den Gletscher auf 4559 Meter Höhe transportiert werden (oben), bevor die italienische Königin Margherita die nach ihr benannte Hütte auf der Punta Gnifetti (Signalkuppe) im Monte-Rosa-Massiv am 18. August 1893 einweihen kann (unten).

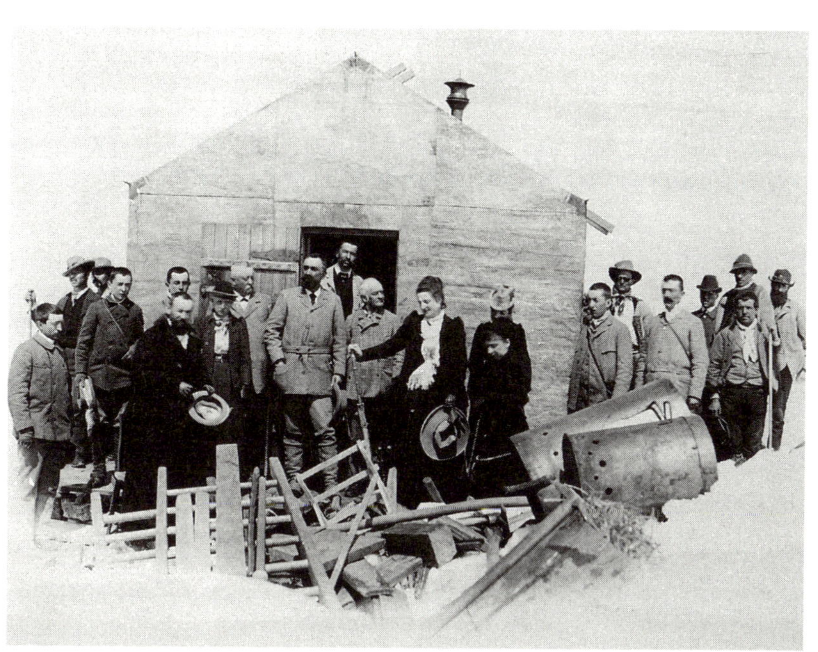

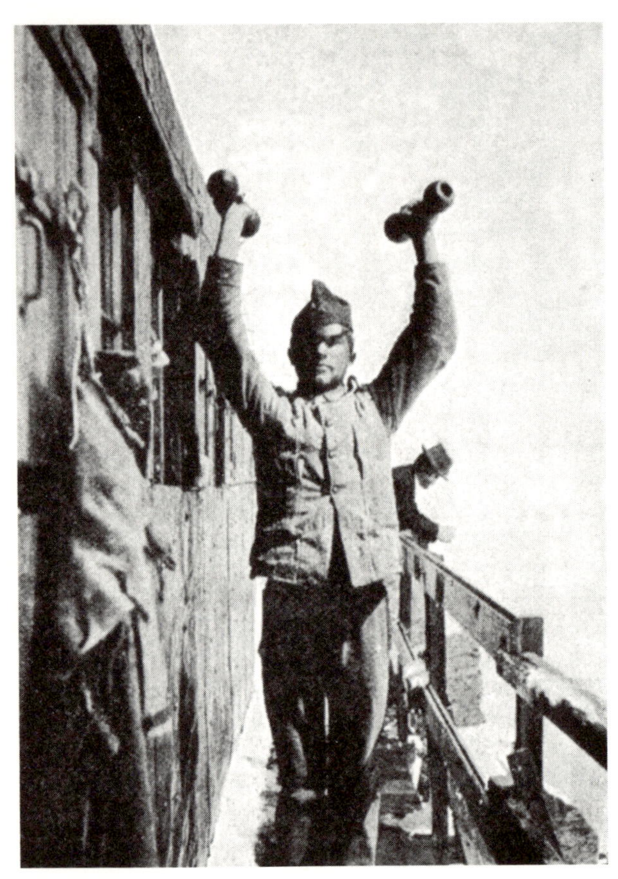

Auf der Margherita-Hütte untersucht der Physiologe Angelo Mosso an Soldaten des Alpenregiments Atmung und muskuläre Ermüdung in grosser Höhe.

die Schlussfolgerung, dass die respiratorischen Zentren in der Höhe weniger erregbar seien und zudem nicht der Sauerstoffmangel für eine Erhöhung des Atemantriebs verantwortlich sein könne, sondern ein – in der Höhe eben ausbleibender – Anstieg des Kohlendioxids.

Die Kontroverse, welche Veränderung der Höhenluft für den Atemantrieb ausschlaggebend ist, blieb lange mit wechselnden Versuchsergebnissen ungelöst. Heute wissen wir, dass das zentrale Atemzentrum und die peripheren Chemorezeptoren in der Arteria carotis sehr sensibel auf Veränderungen des Partialdruckes von O_2 respektive CO_2 reagieren, indem Tiefe und Frequenz der Atmung verändert werden. In grosser Höhe können Atemregulationsstörungen entstehen, da einerseits der Sauerstoffpartialdruck dauernd erniedrigt, anderseits die Hyperventilation, welche die natürliche Antwort auf diesen Reiz darstellt, auch zu einer Erniedrigung des CO_2-Partialdrucks führt.

Sowohl die Beobachtungen auf der CRM als auch die in Turin durchgeführten Versuche in der Unterdruckkammer festigten in Mosso die Überzeugung, dass Paul Berts Theorie unvollständig war und nicht nur der Sauerstoffmangel, sondern auch der Kohlendioxidmangel für die Symptome der Bergkrankheit verantwortlich sei. Für diesen Sachverhalt entwickelte er die Bezeichnung *Akapnie*. Er untermauerte seine These mit einem Experiment an seinem treuen Laboratoriumsdiener Giorgio Mondo, der schon 1882 am Theodulpass untersucht worden war und dabei auf Mossos Geheiss aufs Breithorn steigen musste.

Mondo wurde in der pneumatischen Kammer einer Druckerniedrigung auf 336 mm Hg (entsprechend 6500 m) ausgesetzt und zeigte dabei deutliche Symptome der Höhenkrankheit: Schwindel, Atemnot und Übelkeit. Nachdem

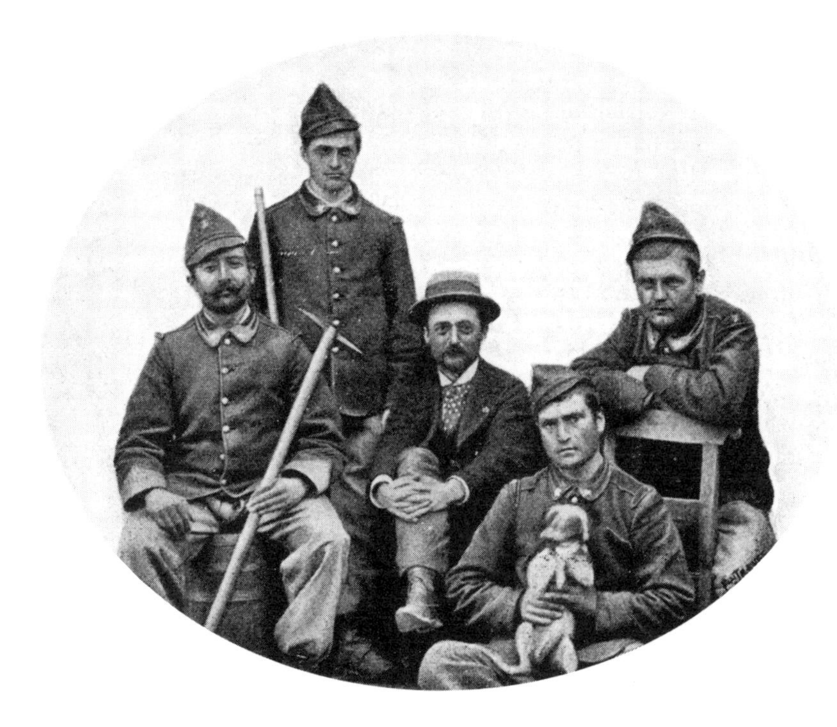

Der Soldat Pietro Ramella (zweiter von links) überlebt auf 4559 Metern Höhe ein Höhenlungenödem, das von den anwesenden Ärzten mit Bettruhe, Kokain, Phenacetin und Marsalawein mit Eigelb behandelt wird. In der Mitte sitzt der Militärarzt Abelli.

er mit Sauerstoff und Kohlensäure angereicherte Luft eingeatmet hatte, wurde er erneut dekomprimiert, wobei dieses Mal eine Höhe von 246 mm Hg (entsprechend 8800 m) erreicht wurde, bevor Mondo wieder Atemnot und Schwindel notierte. Die Gasanalyse im Blut zeigte beim zweiten Versuch weniger Sauerstoff, aber mehr CO_2. Mosso nahm dies als Beweis für seine Akapniehypothese.[123] Heute ist es verständlich, dass Mondo beim zweiten Versuchsteil erst später krank wurde, da er zuvor Sauerstoff erhalten hatte und zudem über die Kohlendioxideinatmung eine Steigerung des Atemantriebs resultierte. Eine Erklärung für die Ergebnisse der Gasanalyse lässt sich jedoch so leicht nicht finden.

Soldat mit Lungenentzündung?

Für Mosso war die Akapnie neben dem Sauerstoffmangel ein zusätzlicher ätiologischer Faktor für die Bergkrankheit, ebenso wie die von ihm postulierte *Vagusparalyse*.[124]

Diese zweite von ihm aufgestellte Theorie zur Ursache der Bergkrankheit entwickelte er auf Grund pathoanatomischer Beobachtungen. Bei Hunden, denen Mosso entweder den Vagusnerv durchtrennte oder sie einem verminderten Luftdruck aussetzte, fand er eine vergleichbare Blutstauung im Lungenkreislauf.

Auch wenn seine Vorstellung zur Entstehung dieser Lungenstauung von Kroneckers Theorie stark abwich, so hatten doch beide diese Veränderungen bemerkt und als Befund der akuten Bergkrankheit zur Kenntnis genommen. Mosso zog Parallen sowohl zum Lungenödem, welches in der Autopsie von Etienne Jacottet gefunden worden war, als auch zur Erkrankung des Soldaten Ramella. Dieser hatte zu der Gruppe Soldaten gehört, welche am 10. August Ivrea (300 m) verlassen hatten und nach einem raschen Aufstieg am 12. August in der CRM auf 4559 Metern angekommen waren. Noch gleichentags entwickelte Ramella heftigen Kopfschmerz, erbrach und hatte Fieber. Auf Grund des Auskultationsbefundes vermutete man eine Lungenentzündung. Die Therapie bestand in Bettruhe, Kokain, Phenazetin und Marsalawein mit Eigelb. Ein Abstieg war wegen des Wetters nicht möglich, trotzdem erholte sich der Soldat vollständig. Die Meinung über die Ursache der Erkrankung ging schon bei den anwesenden Ärzten auseinander: Dr. Abelli plädierte für eine Infektion mit dem Fraenkel Pneumococcus (Streptococcus pneumoniae), während Mosso die Ursache in der Vagusparalyse sah und meinte, es sei ein Fall von Höhenkrankheit. Höchstwahrscheinlich litt Ramella an einem Höhenlungenödem.

Auch in der Folge beschäftigte dieser merkwürdige Krankheitsfall und -verlauf die Gemüter. Der Budapester Arzt Desider Kuthy publizierte eine Arbeit, die er unter Mossos Leitung schrieb. Er versuchte zu klären, ob die – bis zur Zeit der Antibiotikatherapien allgemein tödlich endende – Streptokokkenpneumonie in der Höhe harmloser verlaufe oder ob das Bakterium selber, wenn es in der Höhe vorkomme, eine andere Virulenz habe. Die Resultate waren widersprüchlich: Einerseits starben infizierte Kaninchen in dekomprimierter Luft schneller als ihre Kontrollgruppe, anderseits waren in verdünnter Luft kultivierte Streptokokken weniger virulent. Kuthy schloss daraus, dass Ramella weniger schwer erkrankt war, als er es in der Ebene gewesen wäre, der Verlauf der Krankheit aber durch die höhenbedingte «Debilitas cordis» erschwert worden sei.[125]

Verschiedene Autoren haben also immer wieder auf eine Schwäche oder Ermüdung des Herzens im Rahmen der Bergkrankheit hingewiesen. Mosso hatte nach grosser körperlicher Anstrengung und in der Höhe eine

Drehung der Herzachse festgestellt und dies auf eine Herzermüdung zurückgeführt, die Folge der mechanischen Belastung beim vermehrten Pumpen und der toxischen Wirkung von Stoffwechselprodukten sei. Zudem vermutete man wohl, der Herzmuskel würde, wie die anderen Muskeln, unter Sauerstoffmangel Schwächeerscheinungen zeigen. All dies musste in einer Zeit, in der die Herzuntersuchung auf Klopfen, Tasten und Hören beschränkt war, Hypothese bleiben. Die Aufzeichnung der Herzstromkurve, des EKG, war erst ab 1903 möglich, und auch dann bedurfte es noch langer Erfahrung, bis die Wertigkeit der Linien und Zacken richtig interpretiert werden konnte. Echokardiografie und Herzkatheter folgten erst viele Jahrzehnte später.

Mosso hätte gerne auf dem Monte Rosa Probanden mit einem Loch in der Schädeldecke untersucht. Er wollte die von Johann Jakob Tschudy und anderen vertretene Theorie einer zerebralen Blutstauung als Ursache der zerebralen Symptome der Bergkrankheit prüfen. Der Arzt fand zwar zwei Personen mit traumatisch bedingten Öffnungen in der Schädeldecke, konnte aber beide nur im pneumatischen Kabinett und nicht in der Margherita-Hütte untersuchen, da sie im Gegensatz zu Labordienern und Soldaten seinen Wünschen nur teilweise Folge leisteten. Die Dekompression der Versuchspersonen erfolgte bis zu Werten, welche Höhen über 5000 Metern entsprachen. Die Aufzeichnungen der Hirndruckpulsationen überzeugten Mosso davon, dass es weder zu einer Stauung im Gehirn noch zu der vom Berliner Physiologen Adolf Loewy postulierten Blutarmut des Gehirns kam, sondern eine Beeinträchtigung der Hirnfunktion auf anderem Wege zustande kommen müsse.

Mossos Verdienst um die Höhenphysiologie liegt nicht so sehr in seinen Resultaten und Theorien als in der Einführung der Feldforschung unter wissenschaftlichen Rahmenbedingungen. Zudem war er – im besten Sinne des Wortes – populärwissenschaftlich tätig. Im Vorwort und in seinem abschliessenden Kapitel erklärte Mosso seine Absicht, ein leicht verständliches Werk zu schreiben.[126] Wenn auch aus heutiger Sicht ein Index fehlt, die Quellenangaben lückenhaft sind und der Aufbau des Buches unübersichtlich ist, so war doch ein gut verständliches Buch entstanden, das eine breite Leserschaft ansprach.

Die Capanna Regina Margherita wurde 1901 am Physiologenkongress in Turin zum internationalen Laboratorium erklärt und in der Folge von mehreren Gruppen genutzt. Die wenigen Höhenphysiologen bildeten eine Art inoffiziellen Club, in dem man sich gegenseitig half und sich respektierte, aber über verschiedene Meinungen auch stritt: Mosso vertrat seine Theorie von der Akapnie und Vagusparalyse als Ursache der Bergkrankheit, Kronecker die mechanische Theorie von den veränderten Druckverhältnisssen des Lungenkreislaufs, und eine Gruppe um den deutschen Physiologen Nathan Zuntz meinte, Bert habe mit seiner Anoxyhämie-Theorie Recht.

Nathan Zuntz – Akribie bei Bergwanderungen im Höhenklima

Die Gruppe um Zuntz unterschied sich mit ihrer akribischen Planungs-, Arbeits- und Dokumentationsart so stark von Mosso und seinem etwas genial-chaotisch anmutenden Stil, dass man über das kollegial-respektvolle Verhältnis staunt.

Nathan Zuntz (1847–1920) hatte in seiner Heimatstadt Bonn beim Physiologen Eduard Pflüger als Assistent gearbeitet, bevor er 1881 in Berlin Leiter der Tierphysiologischen Abteilung der Landwirtschaftlichen Hochschule wurde.

Sein grosses Interesse galt der Respiration und dem Stoffwechsel bei verschiedenen körperlichen Betätigungen und in verschiedenen Höhenlagen. Er war ein Befürworter sportlicher Aktivitäten, insbesondere in der freien Natur, was aus vielen seiner Bemerkungen deutlich wird. Ihn beeindruckte, dass schon der Humanist Gessner auf die gesundheitsfördernde Wirkung des Wanderns hingewiesen hatte. Gymnastik und Turnen als therapeutische Massnahmen waren im Geiste der Aufklärung populär geworden und hatten insbesondere in Deutschland dank der Beliebtheit des «Turnvaters» Friedrich Jahn (1778–1852) starke Verbreitung gefunden. Angesichts der wenigen medikamentös-therapeutischen Möglichkeiten und des zunehmenden Zweifels an dem bis in die Mitte des 19. Jahrhunderts fleissig angewandten Aderlass war die Gymnastik eine willkommene therapeutische Alternative.

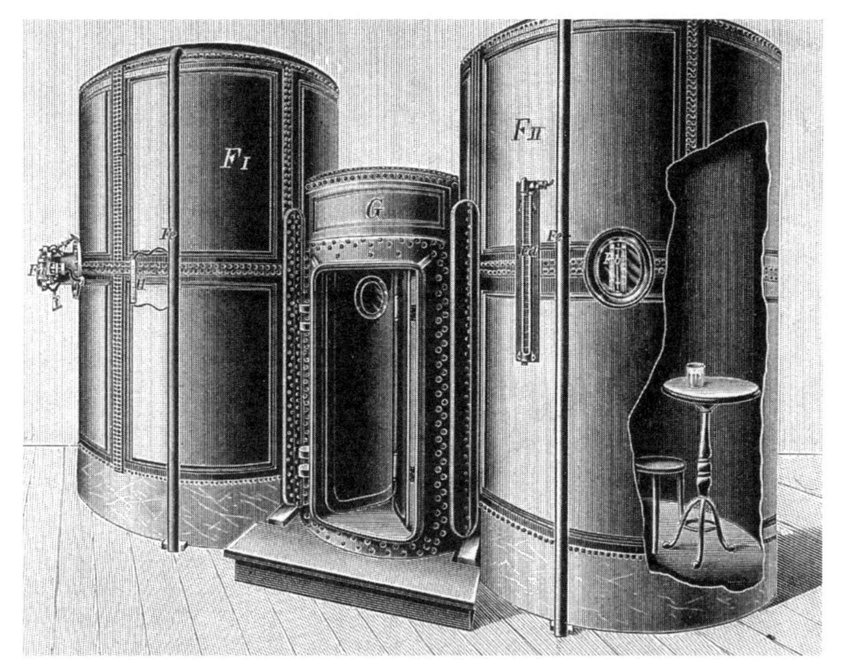

Die Untersuchungen im pneumatischen Kabinett und im Gebirge zeigen häufig abweichende Ergebnisse. Lange bleibt es unbeachtet, dass dafür die unterschiedliche Dauer der Höhenexposition verantwortlich ist. «Pneumatische Kammer» im Krankenhaus der jüdischen Gemeinde zu Berlin.

Die Bedeutung des alveolären Sauerstoffpartialdrucks

Zuntz' Forschungsschwerpunkte und seine Methodik wurden von einigen seiner Schüler (etwa Adolf Loewy, Hermann von Schrötter und Arnold Durig) übernommen. So entstand eine Gruppe von deutschen und österreichischen Wissenschaftlern, die bis 1914 in wechselnder Zusammensetzung ausgedehnte höhenphysiologische Forschungsprogramme durchführten. Zahlreiche Publikationen in den führenden naturwissenschaftlichen Periodika zeugen von ihrer Produktivität.

Eine wichtige Grundlage ihrer Arbeit war die 1895 erschienene Habilitationsschrift des Berliner Physiologen Adolf Loewy (1862–1936). In dieser Arbeit *Über Respiration und Circulation bei Änderung des Druckes* hatte der Autor nachgewiesen, dass der Sauerstoffpartialdruck der Alveolarluft niedriger ist als jener der Einatmungsluft. Er nannte die Hohlräume, welche der Luftzufuhr, nicht aber dem Gasaustausch dienen, den «schädlichen Raum» und bezeichnete damit das, was uns heute unter «Totraum» bekannt ist. Er begriff, dass bei flacher Atmung der Anteil der Atemluft abnimmt, welcher in den Alveolen effektiv zum Gasaustausch beiträgt, und somit die Atemmechanik bei der Kompensation eines Sauerstoffmangels der Umgebungsluft eine wesentliche Rolle spielt. Loewy folgerte: «Demnach kann die minimale, einen normalen Gaswechsel noch ermöglichende Alveolarsauerstoffspannung bei ganz verschiedenem Atmosphärendruck erreicht werden.»[127] Dies konnte die interindividuellen Unterschiede der Empfindlichkeit für die Entwicklung der Bergkrankheit erklären, ohne dafür die schwachen Nerven der Betroffenen zu bemühen.

Loewys Versuchsresultate schienen darauf hinzuweisen, dass die Folgen des Sauerstoffmangels im pneumatischen Kabinett erst in deutlich grösserer Höhe (oder bei deutlich tieferem Atmosphärendruck) auftraten als die Symptome der Bergkrankheit im Hochgebirge. Daher führten Zuntz und Schumburg noch im Sommer 1895 von Zermatt aus eine Versuchsreihe im Gebirge durch, um diese Diskrepanz zu studieren. Wegen der immer wieder beschriebenen verminderten Muskelleistung bei Bergkrankheit untersuchten sie die Beziehung zwischen Muskelarbeit und Stoffverbrauch in verschiedenen Höhenlagen. Ihre Versuche machten sie in Berlin (42 m), in Zermatt (1632 m), auf der Betempshütte (2800 m) und auf dem Monte-Rosa-Sattel (3800 m). Sie zeigten, dass der Sauerstoffverbrauch für die gleiche Arbeit in grösserer Höhe stark anstieg und auch die subjektive Atemnot schon bei geringerer Arbeitsleistung als in der Ebene limitierend war. Da diese Ergebnisse zu den im pneumatischen Kabinett gewonnenen im Widerspruch standen, wurde postuliert, dass es neben der Luftdruckreduktion noch weitere klimatische Faktoren geben müsse, welche im Gebirge auf den Körper einwirkten.[128] Obwohl sie sicher viel mehr Zeit in der wirklichen Höhe verbrachten als in der Unterdruckkammer, beachteten Zuntz und Schumburg diesen Zeitfaktor nicht und verpassten die Bedeutung der Dauer einer Höhenexposition.

Diese Untersuchungsergebnisse von 1895 konnten dann im nächsten Jahr durch Loewy im Vergleich zwischen Berlin, Col d'Olen (2840 m) und Capanna Gnifetti (3620 m) reproduziert werden. Auch Loewy und seine Mitarbeiter glaubten, dass Höhenluft nicht mit Luftverdünnung gleichzusetzen sei und es ausser dem Sauerstoffmangel noch andere Gründe für den erhöhten Stoffwechsel geben müsse.[129]

Harnflaschen und Kotbüchsen

Nathan Zuntz und Adolf Loewy brachen nach umfangreichen Vorarbeiten am 1. August 1901 mit einer Berliner Gruppe zu einer sechswöchigen

Müller: Brienz, den 6. August 1901.

Frühstück:		Mittags:		Nachmittags und abends:	
Kaffee . . .	200 g	Reis	222 g	Zucker in Wasser oder Tee . . .	20 g
Zucker . . .	10 „	Schoten	98 „	Albert-Kakes	90 „
Albert-Kakes .	30 „	Butter im Gemüse .	25 „	Süße Kakes	25 „
Süße Kakes .	25 „	Eine Büchse Fleisch, enthaltend . . .	214 „	Orangen-Marmelade	50 „
Marmelade . .	50 „			Butter	25 „
Butter . . .	15 „			Käse	70 „
				Tee	200 „
				Wasser und Selterwasser im ganzen	878 „

Sechs Wochen lang reisen Berliner Physiologen 1901 durch die Alpen und ernähren sich dabei nach einem genau geregelten Plan. «Menü» aus Nathan Zuntz' Bericht von 1906.

Alpenreise auf. Über diese Expedition und ihre Ergebnisse wurde 1906 ein Buch mit dem Titel *Höhenklima und Bergwanderungen in ihrer Wirkung auf den Menschen* publiziert, das dem Lehrer von Zuntz, dem Physiologen Eduard Pflüger (1829–1910), zu seinem 50. Doktorjubiläum gewidmet war. Als Autoren wirkten neben Zuntz sein Assistent Wilhelm Caspari sowie Franz Müller und Adolf Loewy von der Universität Berlin mit. Diese Männer hatten sich gemeinsam mit zwei Medizinstudenten (S. Waldenburg und W. Kolmer) für diese Expedition zu Versuchspersonen gemacht.

Wie bei Mosso einige Jahre früher wurde auch hier im Vorwort festgehalten, man habe ein breit verständliches Werk für die Fachwelt und den interessierten Laien schreiben wollen. Die Lektüre ihrer ausführlichen und akribischen Berichterstattung ist spannend und anschaulich. Das umfangreiche Zahlenmaterial wurde grösstenteils in einem Anhang untergebracht, und am Ende eines jeden Kapitels erfolgte eine kurze Zusammenfassung. Dank der detaillierten und liebevollen Schilderung des gesamten Ablaufs erhält der Leser nicht nur Kenntnis von Versuchsaufbau und Resultaten, sondern auch von den Vorbereitungen für die Reise, Tagesablauf, Vorlieben und Empfindungen der Einzelnen und nicht zuletzt auch von den Strapazen, denen man sich ausgesetzt hatte.

Ein wesentliches Ziel der Untersuchung war, zwischen der reinen Wirkung des Höhenklimas und den Auswirkungen der körperlichen Tätigkeit zu differenzieren und diese beiden Faktoren in ihrer Wechselwirkung miteinander darzustellen.

Die vorgestellten «*Leitenden Gesichtspunkte unserer Untersuchungen*» liessen kaum eine physiologische Fragestellung aus: Stoffwechsel – insbesondere Eiweissumsatz –, Gaswechsel, Atemmechanik, Blutkreislauf, Wärmeregulation, Trainingseffekt, Blutbildung.

Die Wissenschaftler waren als ihre eigenen Probanden einem bis ins Detail geregelten Programm unterworfen. Sechs Wochen lang wurden alle Körperfunktionen gemessen, sämtliche Exkremente für die spätere Analyse im heimischen Labor gesammelt und nur nach Vorschrift und Plan gegessen (es gab nur Nahrungsmittel, deren Zusammensetzung zuvor genau analysiert worden war, und das tägliche Quantum war auf das Gramm festgelegt). Eine Vorstellung der akribisch eingehaltenen Versuchsanordnung erhält der Leser bei der Schilderung des Tagesablaufs:

«Die Tageseinteilung gestaltete sich derart, dass frühmorgens vor 6 Uhr im Bett Puls gezählt und die Körpertemperatur gemessen, Punkt 6 Uhr der Harn entleert und dann noch nüchtern das Nacktgewicht festgestellt wurde. Zum Frühstück nahmen wir 200 ccm eines jeden Tag gleich hergestellten Kaffees und von der für 24 Stunden abgewogenen Ration je nach Behagen verschiedene Mengen Zucker, Kakes mit Marmelade oder Butter, einige von uns auch Käse. Schon vor dem Frühstück wurden in Bettruhe Gaswechselversuche [...] angestellt, später die Atemproben analysiert, Blutuntersuchungen und meteorologische Ablesungen gemacht, Harnflaschen und Kotbüchsen gewogen, bis gegen 3 Uhr nach ununterbrochener, wenn auch nicht allzu anstrengender Tätigkeit die Mittagsmahlzeit herannahte. [...] Das Essen wurde in der tarierten Kasserolle aufgetragen und diese samt dem Inhalt auf der Waage abgewogen, dann jedem sein Sechstel zugeteilt. Der letzte bekam die Kasserolle statt des Tellers, mit der Verpflichtung, sie quantitativ rein gesäubert abzuliefern. Dazu sass jeder mit Bleistift und Notizbuch bewaffnet, um alle von dem austeilenden Tischpräsidenten angegebenen Zahlen zu notieren.»[130]

Um die Auswirkungen verschiedener Höhenlagen auf den Organismus und Metabolismus überprüfen zu können, verbrachte die Gruppe unter diesen strikt geregelten Standardbedingungen zuerst eine Woche gemeinsam und trennte sich dann, wobei eine Gruppe auf dem Brienzer Rothorn (2260 m) und die andere Gruppe in Brienz (580 m) gleich gestaltete Arbeitsversuche durchführte. Nach einer Woche wurden die Gruppen ausgetauscht, das gleiche Programm nochmals absolviert, und dann erfolgte eine Übersiedlung der einen Gruppe auf die Capanna Regina Margherita (4559 m) und der anderen auf den Col d'Olen (2902 m).

In dieser Phase der Expedition traten zunehmend Probleme auf: So war es auf Grund der Kälte nicht mehr möglich, das morgendliche Gewicht ohne

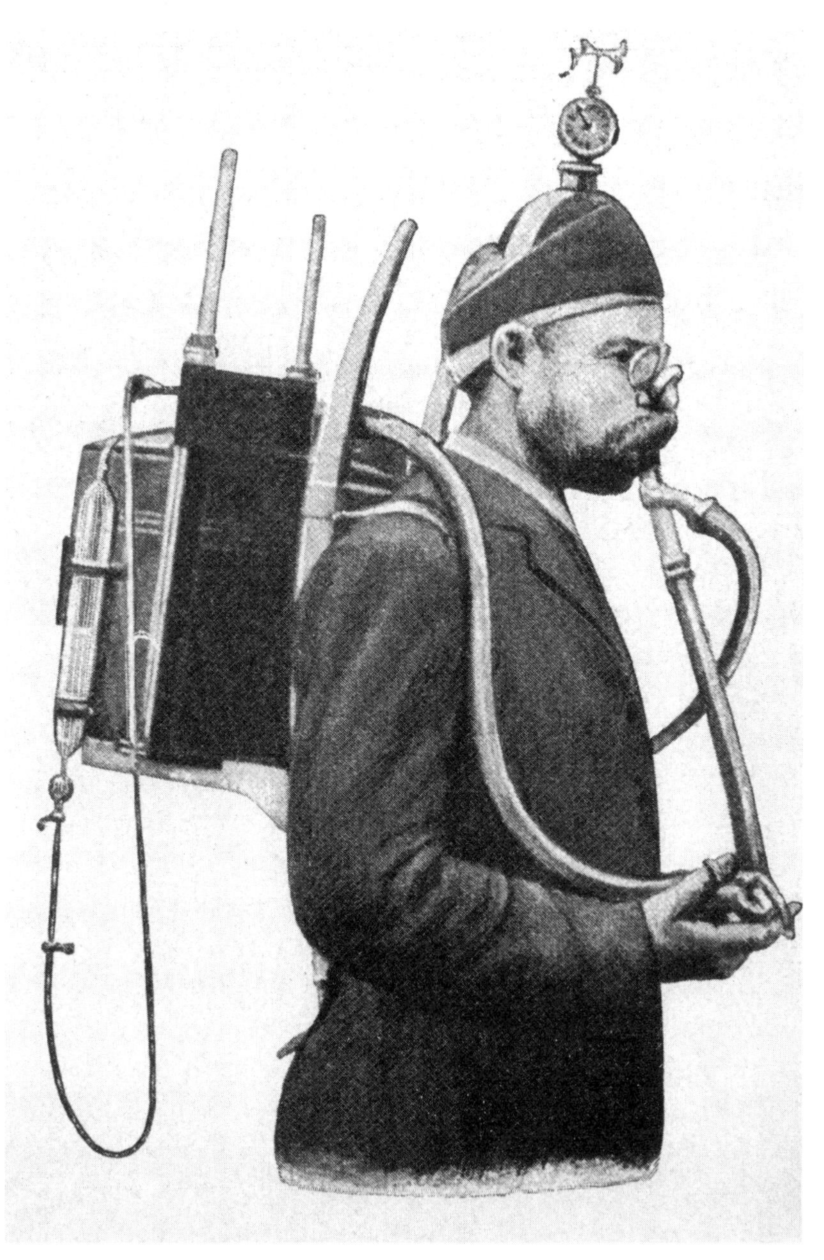

«In Scharen strömten die Besucher dem Gipfel des Brienzer Rothorns zu und erfreuten sich bei der Auffahrt der seltsamen Gestalten, die, mit glänzendem Stirnreif und im Wind sich drehendem Kopfputz geschmückt, auf dem Rücken ein rätselhaftes Instrument auf einer Kraxe tragend, in ungenierter Touristenkleidung die Bahnstrecke abmarschierten.» Aus Nathan Zuntz' Forschungsbericht *Höhenklima und Bergwanderung,* 1906.

Kleider zu ermitteln, und den von Übelkeit und Appetitlosigkeit geplagten bergkranken Expeditionsteilnehmern gelang es kaum mehr, die vorgeschriebene Nahrungsmenge aufzunehmen. Auch die Untersuchungs- und Analysemöglichkeiten waren mehr und mehr eingeschränkt, je höher die Reise ging. Auf dem Firn des Monte Rosa zum Beispiel fror das Wasser in den Glasröhren ihres Gasmessers ein, als sie dort ihre «Steigversuche» durchführten.

Trotz der erschwerten Bedingungen wurden die geplanten Arbeitsversuche aber täglich durchgeführt. Dafür wurde in Berlin auf einem Laufband und in den Feldversuchen auf einer geneigten Fläche ein definiertes Mass an Laufarbeit geleistet und gleichzeitig der Gaswechsel untersucht. Jahre zuvor hatten August Julius Geppert (1856–1937) und Nathan Zuntz einen Gasmesser entwickelt, der sowohl das Volumen der Exspirationsluft mass als auch ihren Gehalt an Sauerstoff und Kohlensäure bestimmte. Es wurde ein tragbares Modell dieses Gasmessers gebaut, auf dem Rücken befestigt und den gleichmässig ansteigenden Gleisen der Brienz–Rothorn-Bahn entlangmarschiert. Der Anblick war wohl für die Passagiere der Bahn durchaus bemerkenswert: «In Scharen strömten die Besucher dem Gipfel zu und erfreuten sich bei der Auffahrt der seltsamen Gestalten, die mit glänzendem Stirnreif und im Wind sich drehendem Kopfputz geschmückt, auf dem Rücken ein rätselhaftes Instrument auf einer Kraxe tragend, in ungenierter Touristenkleidung die Bahnstrecke abmarschierten. Auf welch sonderbare Vermutungen mochten sie wohl da kommen!»[131]

Die Gleise der Brienz–Rothorn-Bahn waren schon 1898 vom Berner Arzt Emil Bürgi genutzt worden. Er hatte in seinen Versuchen zum Gaswechsel in den Bergen dort nachweisen können, dass das Ausmass der Kohlensäureabatmung in der Höhe sowohl in Ruhe als auch bei Arbeit etwas höher war als in tieferen Lagen. Somit war indirekt der Nachweis der Hyperventilation erbracht.[132]

Anders als Mosso stellten Zuntz und seine Mitarbeiter bei diesen Versuchen eine Steigerung der Atmung in grösseren Höhenlagen fest. Da mit der Steigerung der Atemgrösse der Partialdruck der Kohlensäure in den Alveolen sank und der des Sauerstoffes stieg, lag es nahe, in der verstärkten Atmung einen Kompensationsmechanismus für die sonst verminderte Sauerstoffzufuhr zu erkennen.

Erkenntnisse und Irrtümer

In dem der Bergkrankheit gewidmeten Kapitel liess die deutsche Forschergruppe keinen Zweifel daran, dass ihrer Meinung nach die akute Bergkrankheit durch einen Sauerstoffmangel ausgelöst sei, genau so, wie es erst Jourdanet und dann Paul Bert formuliert hatten. Diese Ansicht begründeten sie mit der Ähnlichkeit des klinischen Bildes mit einem akuten Blutverlust und auch mit Herzerkrankungen: «Was in beiden Fällen die Symptome auslöst, ist die ungenügende Zufuhr des für die Lebenstätigkeit notwendigen Sauerstoffs zum Zentralnervensystem und zu den arbeitenden Organen, speziell zu den Muskeln.»[133]

Die Respirationsversuche hatten den Einfluss der Atemmechanik auf den alveolären Sauerstoffpartialdruck demonstriert. Die Autoren erkannten ferner die Bedeutung der Menge und Beschaffenheit des Hämoglobins sowie des Herzzeitvolumens für die ausreichende Sauerstoffversorgung des Gewebes. Sie hatten somit eine recht klare Vorstellung von der Sauerstoffkaskade im Körper. Damit korrigierten sie Egli-Sinclairs Auffassung, Hämoglobin- und Sauerstoffgehalt im Körper stünden im linearen Verhältnis zueinander. Daraus liess sich vermuten, warum bei manchen Menschen die Bergkrankheit schon auf 3000 Metern Höhe auftrat, während andere noch weit höher beschwerdefrei blieben. Zuntz' Vorschläge zur Verhütung der Bergkrankheit leiteten sich aus diesen Feststellungen ab: langsamer Aufstieg, um Atmung und Kreislauf Zeit zur Adaptation zu geben, ausreichendes Training, Meidung von grossen körperlichen Anstrengungen. Nach Ausbruch der Krankheit empfahlen die Autoren Ruhe, Sauerstoffatmung und allenfalls Abstieg.

Die Verminderung des CO_2-Partialdrucks, die Mosso als Ursache der Bergkrankheit ansah, zeigte bei der deutschen Gruppe weder eine Parallelität zur Höhe noch zum Ausbruch oder Schweregrad der Bergkrankheit. Auch Mossos Argumentation, dass sich die Symptomatologie mit Inhalation von CO_2 bessere, wurde von Zuntz widerlegt. Seiner Meinung nach kam die Besserung nur dadurch zustande, dass mit dieser Therapie die Atmung stimuliert wurde und die Sauerstoffzufuhr anstieg.[134]

Auch Kroneckers Theorie von der Blutstauung in den Lungen wurde diskutiert. Man warf ihm eine Fehlinterpretation der klinischen Zeichen der «Herzermüdung» vor. Diese könne bei grossen Anstrengungen auftreten und zu einer Verlangsamung des Blutflusses führen, sei aber keine Folge des veränderten Luftdruckes.[135]

Während der Sauerstoffmangel als die Hauptursache der Bergkrankheit erkannt wurde, vermuteten die Autoren die «elektrischen Verhältnisse» im Hochgebirge als zusätzlichen ätiologischen Faktor. Es wurde behauptet, die Symptome träten häufig an ganz bestimmten Abschnitten eines Gebirgsmassivs auf. Oberhalb des Lysjochs postulierte man am Sasso del Diavolo eine solche Stelle und konnte tatsächlich dort eine sehr hohe Ionisation nachweisen.[136]

Bei der Breite der im Buch behandelten Themen wurde der Bergkrankheit nicht sehr viel Platz eingeräumt – ihr war lediglich ein Kapitel gewidmet, genauso wie dem Sport, der Ernährung, der Bekleidung und der hygienischen Ausrüstung des Bergsteigers. Die Symptome der Bergkrankheit wurden beschrieben und die erhobenen Daten auf ihre Bedeutung für die Entstehung der Erkrankung analysiert. Klinische Untersuchungen fanden hingegen nicht statt, denn schliesslich waren die Forscher Physiologen und nicht Kliniker.

Die Stoffwechselversuche ergaben, dass das Muskeltraining beim Aufenthalt in mittleren Höhen anabol wirkte, dass also Muskelmasse aufgebaut wurde. In hochalpinen Lagen (CRM) fand man hingegen eine katabole Stoffwechsellage. Das Ausmass des Katabolismus (Eiweissabbaus) korrelierte mit dem Schweregrad der Bergkrankheit, und so wurde vermutet, dass auf Grund des Sauerstoffmangels eine Anhäufung von pathologischen Stoffwechselprodukten und somit eine *Autointoxikation* stattfinde.[137]

In einem Tierversuch auf dem Brienzer Rothorn konnte erstmals nachgewiesen werden, dass die erhöhten Hämoglobinwerte aus einer gesteigerten Blutbildung im Knochenmark resultierten. Mit diesen Resultaten revidierten die Autoren ihre Jahre zuvor geäusserte Ansicht, in der Höhe fände eine Verminderung des Blutes statt, welche vermutlich durch ein Versacken in den weiter gestellten Gefässen bedingt sei.[138]

Wie bereits erwähnt, waren Feldstudien an mehr als zwei oder drei Personen bis zu diesem Zeitpunkt noch eine Seltenheit, und die Autoren betonten mehrfach die Grösse ihrer Studiengruppe und damit die Repräsentativität ihrer Ergebnisse. Aussergewöhnlich an der Arbeitsweise der Berliner Gruppe waren ausserdem die streng standardisierten Versuchsbedingungen.

Hermann von Schrötter – Physiologen im Heissluftballon

Auch die wissenschaftlich motivierten Ballonfahrten erlebten jetzt, an der Wende zum 20. Jahrhundert, eine Blüte: Einerseits erlaubte der passive Aufstieg in grosse Höhen die Differenzierung zwischen erschöpfungsbedingten Störungen und der Bergkrankheit, anderseits war man an den Möglichkeiten und Gefahren des Fluges als Fortbewegungsmittel interessiert. Im Ballon konnte untersucht werden, ob die Höhenkrankheit der Ballonfahrer und die Bergkrankheit gleiche oder nur ähnliche Krankheiten waren.

Eine wichtige Gestalt in der frühen Luftfahrtmedizin war der Wiener Physiologe Hermann von Schrötter (1870–1928), auch er ein Schüler von Nathan Zuntz. Schon kurz nach dem Abschluss seiner Studien in Medizin und Philosophie hatte er 1896 seine erste Ballonfahrt zum Zwecke physiologischer Forschungen unternommen. In der Folge beschäftigte sich Schrötter sowohl mit den Überdruckerkrankungen als auch mit der Höhenkrankheit. Er entwickelte 1902 ein Modell für eine Atemmaske zur Sauerstoffapplikation bei Ballonfahrten und schlug vor, hermetisch verschlossene Aluminiumkabinen zu bauen, um Höhen über 11 000 Metern erreichen zu können. Im Ersten Weltkrieg war Schrötter bei der Luftwaffe in leitender Position tätig.

«Kritische Beleuchtung» der bisherigen Forschung

Schrötter publizierte 1899 ein kleines Buch *Zur Kenntnis der Bergkrankheit*, die erweiterte Version einer mit Rudolf Heller und Wilhelm Mager publizierten Monografie über Luftdruckerkrankungen. Der Autor hatte seit 1896 selbst höhenphysiologische Studien im Dachsteingebiet betrieben, die auf Grund von schlechter Witterungsverhältnisse kaum Resultate erbrachten. Auch ein Aufenthalt in der 1886 eröffneten meteorologischen Station auf dem Sonnblick (3106 m) blieb Planung. In der genannten Schrift ging es dementsprechend nicht um die Mitteilung von eigenen Ergebnissen, sondern um eine «kritische Beleuchtung» des Themas nach Studium der vorliegenden Literatur und der neueren Forschungsresultate.[139] Der Autor sparte nicht mit Kritik an jenen, die Einzelbeobachtungen verallgemeinerten und Ergebnisse aus Tierexperimenten und aus der Unterdruckkammer auf das Gebirge übertrugen: «Die im Laboratorium über Luftverdünnung gewonnenen Erkenntnisse hat man scharf von den im Gebirge gemachten Beobachtungen zu trennen, und dieselben dürfen nur unter genauer Berücksichtigung aller geänderter Factoren in Vergleich gezogen werden.»[140]

Ganz besonders zielte diese Bemerkung auf Georg von Liebig (1827–1903). Der habilitierte deutsche Balneologe und Klimatologe, Sohn des berühmten Justus von Liebig, anerkannte, dass spätestens ab 5000 Metern Höhe der Sauerstoffmangel die Ursache der Bergkrankheit sei. Er konnte sich aber nicht erklären, warum die Bergkrankheit schon in deutlich tieferen Lagen auftrat, und vermutete einen Sauerstoffmangel des Organismus, welcher durch eine veränderte Lungenstellung bei Luftdruckabnahme bedingt sei. Darüber hinaus glaubte er, die Respirationsarbeit werde in der Höhe anstrengender, da sich die Druckdifferenz zwischen der Luft innerhalb und ausserhalb des Brustraums verringere. Schrötter und Liebig hatten offensichtlich schon zuvor einen Briefwechsel zu diesem Thema geführt, in dem Liebig Schrötter vorwarf, er habe seine Ausführungen nicht richtig verstanden. So war es diesem wohl ein Bedürfnis, Liebigs These noch einmal zu widerlegen, indem er darstellte, dass die Druckdifferenzen auch bei einer Änderung des Luftdruckes gleich bleiben.[141] Nichtsdestotrotz war Liebigs Theorie zumindest in nichtwissenschaftlichen Kreisen beliebt, und der Eintrag über Bergkrankheit im Brockhaus von 1898 basierte im Wesentlichen auf Liebigs Ausführungen.[142]

Schrötter war ein erklärter Vertreter der chemisch-physiologischen Theorie und sah somit den Sauerstoffmangel als erwiesene Ursache der Höhenkrankheit an. Aber auch er stellte sich – wie Liebig – die Frage, warum die Bergkrankheit auch schon unterhalb von 4000 Metern auftrete. In dieser Höhe befanden sich die Ballonfahrer meist noch wohl, und im pneumatischen Kabinett war bei einer entsprechenden Luftverdünnung noch kein relevanter Sauerstoffmangel nachweisbar. Daher war es nahe liegend, noch andere ätiologische Faktoren zu vermuten. Schrötter unterteilte daher den Sauerstoffmangel im Blut, die Anoxyhämie, in eine absolute und in eine relative Form. Die absolute Anoxyhämie ab rund 6500 Metern Höhe sei als alleiniger pathogener Faktor ausreichend. Unterhalb dieser Höhe bestehe aber nur eine relative Anoxyhämie. Darunter verstand er, dass erst zusätzliche innere und äussere Momente zur Erkrankung führten. Er dachte dabei an Fak-

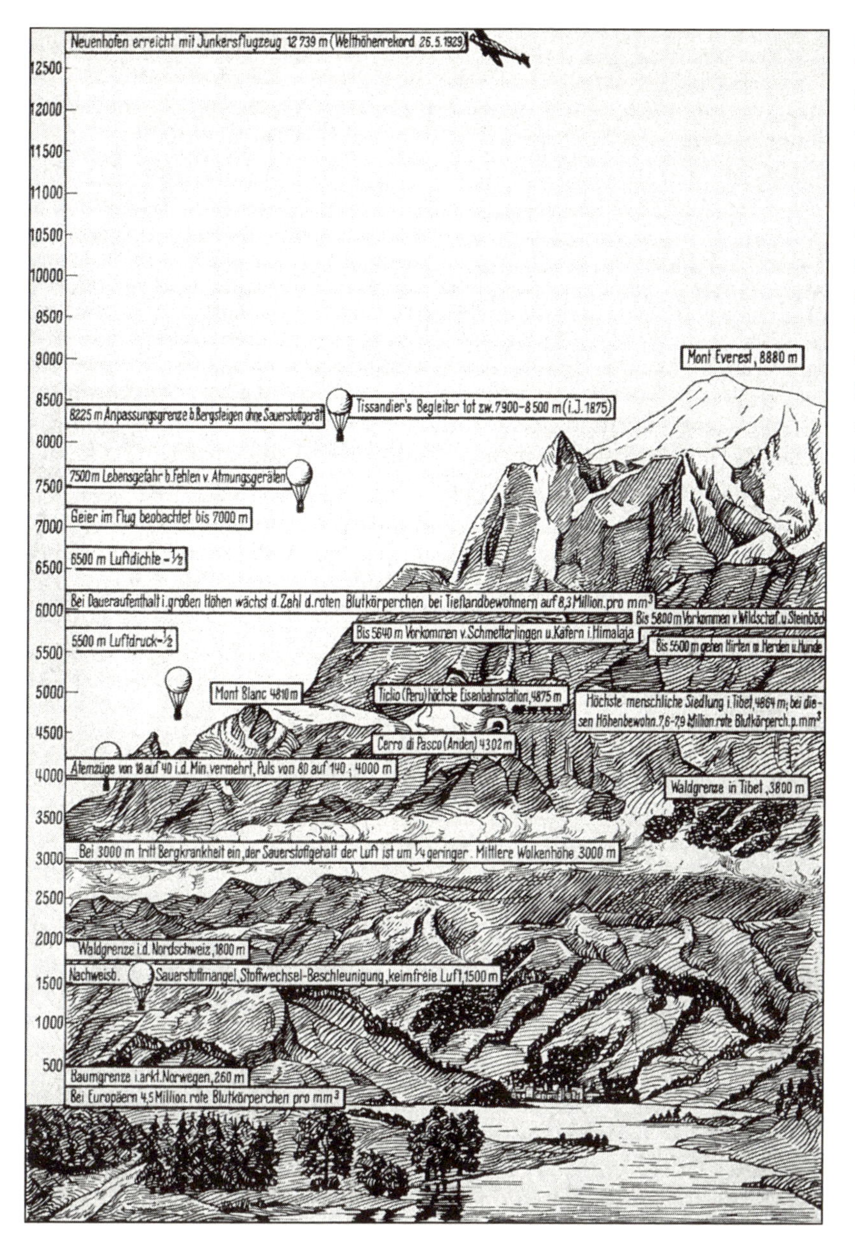

Es sorgt bei den Wissenschaftlern lange Zeit für Verwirrung, dass die verschiedenen Folgen der Höhenexposition nicht reproduzierbar ab einer gewissen Höhengrenze auftreten. Grafische Darstellung aus Adolf Loewys *Physiologie des Höhenklimas*, 1932.

toren wie Muskelarbeit, Körpertemperatur, Trainingszustand, Klima, Luftfeuchtigkeit und Elektrizität. Besonders wies er in diesem Zusammenhang auch auf die Gefahr des Flüssigkeitsverlustes hin. Den für uns heute auf der Hand liegenden Einfluss der Dauer der Höhenexposition erwähnte er nicht.

Schrötter sah also keine einheitliche physiologisch-chemische Ursache für die Erscheinungen der Höhenkrankheit, wenn sie unter 4000 Metern auftreten. Er glaubte aber trotzdem, dass eine einheitliche klinische Bezeichnung, nämlich die der Bergkrankheit, gerechtfertigt sei, auch wenn häufig ein Mischbild mit Überanstrengung vorliege.[143]

Abschliessend äusserte er nicht nur den Wunsch nach vermehrter physiologischer Forschung in Höhenlaboratorien, sondern auch, dass «... der Bergkrankheit auch von Seite der internen Medicin mehr Beachtung zum Theil wird und dass sie sich auch Eingang in die Lehrbücher derselben verschafft».[144] Offensichtlich und verständlicherweise empfand er den Graben zwischen den Forschern und den Praktikern als Defizit.

Zitternde Forscher

Anlässlich der 3. Tagung der internationalen aeronautischen Kommission, die 1902 in Berlin stattfand, führten Zuntz und Schrötter gemeinsam zwei Ballonfahrten durch. Dabei wurden Höhen um 5000 Meter erreicht und nachgewiesen, dass sich die Morphologie des Blutes bei einem maximal zehnstündigen Aufenthalt in dieser Höhe nicht änderte und ab 4000 Metern als Zeichen der veränderten Oxidationsvorgänge der respiratorische Quotient erhöht war. Ferner stellten sie eine leichte Erhöhung des Sauerstoffverbrauchs fest, welche die frierenden Forscher durch ihr Muskelzittern erklärten. Wieder wurde der Sauerstoffmangel als hauptsächlicher, aber nicht als alleiniger pathogener Faktor angesehen und darauf hingewiesen, dass die Ballonschiffererkrankung, die bei passiver Beförderung auftrete, nicht die gleiche Krankheit sei wie die bei Anstrengung entstehende Bergkrankheit mit dem deutlich gesteigerten Ruhestoffwechsel.[145]

Diese Ansicht wurde auch von Otto Cohnheim, Professor in Heidelberg, vertreten, der in einem zusammenfassenden Kapitel zur *Physiologie des Alpinismus* dieses Gebiet in zwei Untergruppen einteilte: einerseits die «Vorgänge, die sich infolge der Arbeit des Bergsteigens im Organismus des Menschen abspielen» und anderseits «die Einwirkung der Höhe, des Klimas

u. s. w. auf den Menschen».[146] Zum Schluss folgerte er: «Es ist danach sicher, dass der Sauerstoffmangel nicht ausreicht, um die Erscheinungen der Bergkrankheit zu erklären.»[147] Für alle anderen möglichen pathogenen Faktoren konnte aber niemand überzeugende experimentelle Nachweise erbringen.

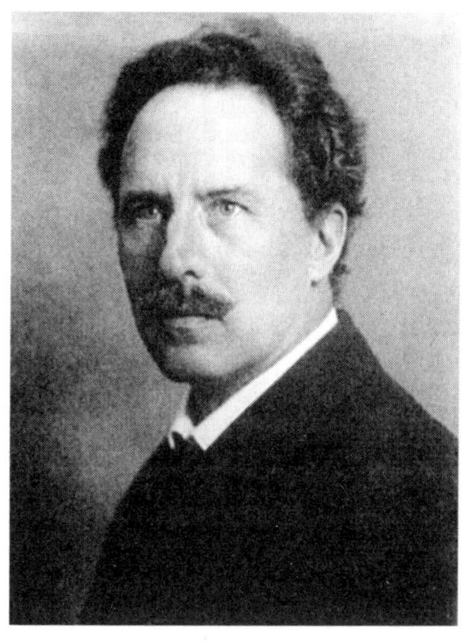

Arnold Durig (1872–1961) scheut für die Durchführung seiner mehrwöchigen Stoffwechselversuche in der Capanna Regina Margherita 1906 keinen Aufwand.

Arnold Durig – Berge von Daten

Zuntz hatte schon in seinem Werk *Bergwanderungen und Höhenklima* bemängelt, dass die bisherigen Respirationsversuche unter den unzureichenden technischen Mitteln gelitten hatten, und unternahm darum 1903 mit seinem Schüler Durig erneut eine Reise zur Capanna Regina Margherita. Arnold Durig (1872–1961) war nach seinem Medizinstudium in Innsbruck zu Zuntz nach Berlin gekommen, und auch nach seiner Rückkehr nach Wien, wo er die Professur für Physiologie erhielt, setzte er seine höhenphysiologischen Studien fort.

Zuntz und Durig unternahmen 1903 während dreier Wochen auf der Margherita-Hütte Versuche, die sich von denen von 1901 nur dadurch unterschieden, dass sie noch sorgfältiger geplant und mit perfektioniertem technischem Gerät durchgeführt wurden. Die neuen Resultate bestätigten die früheren.[148]

Im Pelzmantel durch Italiens Augusthitze

Durig setzte auch die 1901 begonnenen Stoffwechselversuche fort, als er 1906 mit fünf weiteren Personen einen ganzen Monat in der Capanna Regina Margherita verbrachte. Die umfangreichen Resultate wurden erst 1911 publiziert. Die Versuchsanordnungen waren denen der Expedition von 1901 sehr ähnlich, und insbesondere die minutiöse Planung, bei der möglichst alle Variablen berücksichtigt werden sollten, erinnert sehr an das Versuchsprotokoll von Nathan Zuntz. Man ging sogar so weit, dieselben Kleider zu tragen, gleichgültig, ob man im August durch die italienische Ebene fuhr oder im winterlichen Wien bei 22 Grad unter null im Freien arbeitete. Wiederum hatte man sich ein grosses Programm vorgenommen, von dessen Umfang die in der Einleitung erwähnten Themen einen Eindruck geben können:

«1. Der Gesamtstoffwechsel bei Ruhe und Arbeit unter Aufstellung der Bilanz über Stickstoff, Eiweiss, Fett, Kalorien, Phosphor, Schwefel, Calcium und Magnesium
2. Die Ausnützung der Kost bei Ruhe und Arbeit
3. Verteilung des Stickstoffs und Schwefels im Harn
4. Verhalten des Körpergewichts
5. Wirkung eines Aufstieges aus der Ebene zum Gipfel
6. Verhalten von Blutdruck, Puls und Pulskurve und Körpertemperatur
7. Reaktionszeit, Unterscheidungszeit und Erinnerungsbilder
8. Wirkung des Alkohols auf die Reaktionszeit, auf Erinnerungsbilder und auf Puls und Blutdruck
9. Verhalten des Gaswechsels bei Ruhe und Arbeit
10. Höhe der alveolaren Tension und Grösse der Vitalkapazität
11. Einfluss von Gasgemischen auf den Gaswechsel
12. Hock- und Bückversuche über die Wirkung der Verlagerung des Zwerchfelles
13. Versuche über die Oxydation eingeführter Traubenzuckermengen
14. Verhalten der Wärmeleitung durch die Kleider, Verhalten der Temperatur an der Körperoberfläche
15. Meteorologische Messungen (Barometerstand, wahre Lufttemperatur, Wärmestrahlung, absolute und relative Feuchtigkeit, Ionisation der Luft)» [149]

Fast das gesamte geplante Programm wurde durchgeführt, und entsprechend umfangreich sind Tabellen und Grafiken dieses Buches.

Durig erwähnte in der Einleitung, dass die Bergkrankheit im Vordergrund des Interesses gestanden habe. W. Kolmer, der 1901 als Medizinstudent mit von der Partie gewesen war und inzwischen als Privatdozent für Physiologie in Wien arbeitete, litt wiederum an der Bergkrankheit und konnte somit als krankes Studienobjekt dienen.[150] Neue Kenntnisse ergaben sich jedoch keine, da sich beim kranken Kolmer weder die Respiration noch die Temperatur wesentlich von denen der anderen Teilnehmer unterschied und somit nur einmal mehr festgestellt werden konnte, dass kein direkter Zusammenhang zwischen diesen Variablen und der Bergkrankheit bestehe. Lediglich das Ausmass

Ausgaben:			Unter anderem erforderlich waren:	
1463·20	Kronen	für Fracht.	300	Büchsen Fleisch.
1982·02	»	» Lebensmittel.	200	» Gansleber.
205·80	»	» Miete.	14 *kg*	Orangenmarmelade.
68·00	»	» Auslagen auf dem Semmering.	14 »	Preiselbeeren.
1690·14	»	» Chemikalien.	19 »	Käse.
173·65	»	» } 98 *kg* Äther, 150 *l* Alkohol.	11 »	Chocolade.
81·00	»	» }	32 »	Butter.
184·20	»	» Glasbläserarbeit.	16 »	Reis.
66·65	»	» Kautschuk.	320	Portionen Suppe.
423·20	»	» verschiedene Utensilien.	5 *kg*	Makkaroni.
501·41	»	» Glasware.	5 »	Dörrkartoffel.
6839·27	Kronen.		60 »	Kakes.

Riesige Mengen von Material müssen für Durigs Versuche mit Menschenkraft in die 4559 Meter hoch gelegene Capanna Regina Margherita transportiert werden.

des Pulsanstiegs war bei Kolmer noch ausgeprägter und die Frequenzschwankungen noch deutlicher als bei den anderen untersuchten Personen.

Insgesamt bestätigten die Untersuchungen die Resultate der vorhergehenden Expeditionen. Somit sind sie weniger wegen der Ergebnisse als vielmehr wegen ihrer Durchführung bemerkenswert. Ein enormer Aufwand war nötig, um einen vierwöchigen Aufenthalt mit zahlreichen Untersuchungen in dieser Hütte möglich zu machen. Schliesslich mussten riesige Mengen von Material durch Menschenkraft auf eine Höhe von 4559 Metern transportiert werden.

Wie schnell denkt man in der Höhe?

Während Durigs Monte-Rosa-Reise von 1906 wurden die ersten neuropsychologischen Studien in der Höhe gemacht; man mass die Reaktionszeiten für einfache Aufgaben in Abhängigkeit von der Höhe und vom Alkoholkonsum. Die Untersuchungen erfolgten auf Anregung von Angelo Mosso, der anscheinend immer wieder betont hatte, wie sehr die Gedächtnisleistung in der Höhe eingeschränkt sei. Die Tests brachten aber keine signifikanten Unterschiede der geistigen Leistungsfähigkeit im Tiefland und im Hochgebirge zu Tage, ja nicht einmal der kranke Kolmer zeigte eine wesentliche Beeinträchtigung. Nur tendenziell waren die Resultate auf dem Monte Rosa etwas schlechter als in Wien. Die in Laienkreisen weit verbreitete Vermutung, dass die Wirkung des Alkohols in den Bergen schwächer sei als im Tal, konnte durch die Ergebnisse nicht bestätigt werden.[151]

Die Thematik der Bergkrankheit wurde von den Autoren nur kurz gestreift; eine ausführlichere Besprechung war für den zweiten Band der Publikation vorgesehen. Dieser ist aber nie erschienen – vielleicht vereitelte der Ausbruch des Ersten Weltkriegs das Unternehmen. Möglicherweise wären in diesem Band auch ganz einfache Ergebnisse mitgeteilt worden, die uns heute interessieren: zum Beispiel eine Flüssigkeitsbilanz, die eigentlich hätte vorliegen sollen, da sowohl die Aufnahme als auch die Ausscheidungen gemessen worden waren.

Auch kleine Unternehmen bringen einen Ertrag

Auf dem Col d'Olen, auf 2900 Metern Höhe, steht seit 1907 das nach seinem Begründer benannte *Istituto Angelo Mosso*, welches im Verbund mit der Margherita-Hütte die Möglichkeit gab, die Einwirkung verschiedener Höhenlagen zu untersuchen, und deutlich komfortablere Arbeitsbedingungen bot. Der Status als internationales Höhenlaboratorium, der für beide Orte galt, führte zu einer regen Nutzung durch grössere Expeditionen, aber auch Einzelpersonen. Zu diesen zählte der Erlanger Professor Fuchs, der zwar um die beschränkte Aussagekraft von Untersuchungen an Einzelpersonen wusste, aber bei genügender Anzahl solcher Studien auf repräsentative Resultate hoffte.[152]

Im gleichen Sommer wie Fuchs, nämlich 1907, untersuchte der junge Oxforder Physiologe R. Ogier Ward (1877–1938) auf dem Monte Rosa die Zusammensetzung der alveolären Luft. Er verglich seine Messungen mit solchen, die bei Versuchen in der Unterdruckkammer gewonnen wurden, und befand, dass im Labor nur bei längerer Dekomprimierung Veränderungen aufträten, die mit denen bei einem Höhenaufenthalt vergleichbar seien. Damit führte er erstmals pointiert den Unterschied zwischen kurzfristiger Druckverminderung in der Unterdruckkammer und länger dauernder Höhenexposition im Gebirge aus. Wards wesentlichste Entdeckung aber war, dass nach einem Abstieg in tiefere Gegenden der alveoläre CO_2-Partialdruck nur langsam wieder anstieg. Sein Lehrer J. S. Haldane konnte diese Befunde in einem längeren Laborversuch an Ward nach dessen Rückkehr bestätigen, und beide Arbeiten wurden in der gleichen Ausgabe des *Journal of Physiology* veröffentlicht.[153] Ganz richtig vermuteten die Autoren, dass dieses Phänomen ein Zeichen einer graduellen Adaptation an den tiefen Luftdruck sei. Die Ursache der Atemsteigerung, die ihrerseits zur Abnahme des CO_2-Partialdrucks führt, sahen sie aber in einer Art Ausgleich für die Anhäufung von sauren Stoffwechselprodukten, vor allem Milchsäure. Damit postulierten sie eine respiratorische Kompensation einer metabolischen Azidose – diese Idee einer «abnehmenden Alkaleszenz», also einer Übersäuerung des Bluts in der Höhe, wurde auch von der Gruppe um Zuntz vertreten.

Die Resultate der zahlreichen kleineren Forschungsreisen auf die Margherita-Hütte, die in diversen naturwissenschaftlichen Zeitschriften publiziert wurden, erschienen zwischen 1904 und 1914 auch gesammelt in vier Bänden, die erst von Angelo Mosso und später von seinem Nachfolger Alberto Aggazzotti (1877–1963) herausgegeben wurden.

Teneriffa – Sonnenbrand für die Tuberkuloseforschung

Im Frühling 1910 führte Gotthold Pannwitz (1861–1926), Gründer des *Deutschen Zentralkomitees zur Bekämpfung der Tuberkulose*, eine von der internationalen Tuberkulose-Konferenz organisierte Expedition nach Teneriffa durch. Sie sollte die Wirkungen der Höhe in einem milderen Klima als dem der Alpen studieren.

Auf dieser Insel hatte schon 1878 der britische Arzt William Marcet (1828–1900) Atemversuche in verschiedenen Höhen durchgeführt. Zu seinem grossen Erstaunen hatte er dabei im warmen Klima einen noch höheren Grad von CO_2-Abatmung gefunden als auf vergleichbarer Höhe in den Alpen. Er hatte genau das gegenteilige Ergebnis erwartet, da er der Meinung war, die Kälte, nicht die Höhe verursache den Anstieg der Respiration.[154]

Unannehmlichkeiten der Selbstversuche

Zuntz, Durig, Schrötter, ein junger Mann namens Carrière sowie Claude Gordon Douglas (1882–1963) aus Oxford und Joseph Barcroft (1872–1947) aus Cambridge nahmen an der Forschungsreise unter die Sonne des Südens teil. Bei Douglas findet sich für diese Gruppe die Bezeichnung *International Committee for the study of the effects of high altitudes and solar radiation.* Die Reise sollte also wohl Aufklärung über therapeutische Mechanismen bei der Tuberkulosebehandlung erbringen. Vermutlich hoffte man, dank der intensiveren Sonneneinstrahlung auf der kanarischen Insel bessere Aussagen über die postulierte Heilwirkung des Sonnenlichtes machen zu können.

Zuntz und Durig nutzten bereits die eine Woche dauernde Schifffahrt auf die Insel für Forschungsarbeiten und setzten ihre Studien in Orotava auf Meereshöhe, im Observatorium von Las Canadas auf 2100 Metern und auf der 3260 Meter hoch gelegenen Alta-Vista-Hütte fort. Sie stellten eine stärkere Zunahme der Ventilation als bei gleicher Höhe in den Alpen fest, zweifelten aber kritisch, ob diese Resultate einer Gesetzmässigkeit entsprächen oder lediglich individuelle Schwankungen darstellten.

Ferner studierten sie, ob die stärkere Sonneneinstrahlung auf Teneriffa möglicherweise für eine Änderung der Atmung verantwortlich sei. Eine Versuchsreihe brachte zwar keine sehr erhellenden Resultate, zeigte jedoch eindrücklich die Leidensbereitschaft der Wissenschaftler: An der Südseite der Alta-Vista-Hütte wurde ein Bett aufgestellt, auf dem die nur mit einer Badehose bekleidete Versuchsperson lag, sich sonnte und natürlich wie üblich mit einem Gerät zur Gasanalyse verbunden war. Das unangenehme Resultat wurde ungerührt mitgeteilt:

«Die Wirkung der Besonnung war intensiv. Durig fühlte nicht nur während des Versuches heftiges Brennen am Körper, besonders aber an Brust und Oberschenkeln, sondern trug als Folge der Besonnung auch eine ziemlich schmerzhafte ‹Verbrennung› der ganzen Vorderseite des Körpers davon, die zu Ödem und zur Blasenbildung auf Brust, Bauch und Beinen führte, so dass auch das Gewicht der Decke während der Nacht sehr schmerzhaft empfunden wurde. Unter der Wirkung von Anästhesinsalbe wurden die Schmerzen gemildert.» [155]

Für die ganze Gruppe, besonders aber für Durig, hatte die Durchführung des Versuchsplans oberste Priorität, persönliche Unannehmlichkeiten und Gefahren konnten da kein Hindernis darstellen. Bereits während der Monte-Rosa-Expedition 1906 liess man sich bei der Durchführung der zum definierten Arbeitspensum gehörenden Märsche und Hochtouren durch nichts beirren:

«Am 19. August zeigte das Thermometer sogar –22°. Bei eisigem Sturm bahnten wir uns den Weg über den glattgefrorenen Hang trotz aller Warnungen des Kustoden in der Hütte, der unserem Beginnen kopfschüttelnd zusah. Für uns gab es aber nur die eine Direktive, das Programm durchzuführen, und wir waren froh, dass wenigstens das morgendliche Gewitter aufgehört hatte und die Gefahr des Blitzschlags nicht mehr bestand. [...] Sturm, Nebel und Neuschnee überraschten uns am 26. August morgens. Es schien aussichtslos, die Hütte verlassen zu können. Trotz des Bewusstseins der grossen Gefahr siegte aber doch das Pflichtgefühl. Wir mussten einen Versuchsmarsch ausführen, es war darum auch alles Abreden und alle Warnung des wohlmeinenden Kustoden vergebens.»

Bedenkt man zudem, dass die Herren auf dem Gletscher immer ohne Seil gingen, erstaunt es noch weniger, wie ihre Ankunft nach einer Tour durch Nebel und Neuschnee in der Gnifetti-Hütte aufgenommen wurde: «Unser Erscheinen erweckte dort Verwunderung und Missbilligung von seiten der Führer. Die Leute freuten sich, dass die Sache gut abgelaufen war. Mehrere ihrer Kameraden hatten ja schon in den ungeheuer ausgedehnten Eisgefilden des Monte Rosa im Unwetter ihr Leben lassen müssen.» [156]

Annehmlichkeiten der Zivilisation

Im Gegensatz zu Durig argumentierte Joseph Barcroft, es sei unmöglich, an einem Ort wie der Capanna Regina Margherita zwischen den Einflüssen der Höhe und denen der ungewohnten und unkomfortablen Lebensführung zu unterscheiden. Sein Anforderungskatalog an ein Höhenlaboratorium konnte zu jener Zeit von keinem hoch gelegenen Platz in Europa erfüllt werden: «Es ist daher äusserst wünschenswert, dass Forschung in der Höhe an Orten durchgeführt wird, an denen normale Menschen ein normales Leben führen; an denen man die gewöhnlichen Annehmlichkeiten der Zivilisation wie ordentlich zubereitete und servierte Mahlzeiten, ordentliche Schlafstätten und das richtige Mass an Bewegung erhalten kann.» [157]

Trotz ihrer so verschiedenen Ansichten harmonierten die Männer während der gemeinsamen Expedition auf Teneriffa. Man stand sich gegenseitig als Forschungsobjekt zur Verfügung und half sich auch sonst mit Rat und Tat. Zudem herrschte innerhalb der Gruppe hinsichtlich der Wirkung des Höhenklimas Einigkeit: Alle stimmten überein, dass der sinkende Sauerstoffpartialdruck als Hauptursache für die gefundenen Veränderungen zu betrachten sei.

Barcroft überzeugte sich durch persönliche Erfahrung von der Unrichtigkeit der Akapnie-Theorie Angelo Mossos. Er wies unter den untersuchten

Probanden den höchsten alveolären CO_2-Partialdruck auf und war doch der Einzige, der auf der Alta-Vista-Hütte unter Bergkrankheit litt. Einmal mehr wurde damit die Akapnie-Theorie widerlegt, nachdem Loewy bereits 1898 eine klar strukturierte und schlüssige Entkräftung dieser Theorie publiziert hatte. Der Berliner Physiologe konnte aufzeigen, dass die Luftdruckverminderung nicht per se mit einer Verminderung des CO_2-Partialdrucks einhergeht und ein Sauerstoffmangel häufig schon bestanden hatte, bevor er durch Messungen festgestellt wurde, da viele Autoren den respiratorischen Totraum nicht berücksichtigt hatten. Auch wenn Loewy die Akapnie als Ursache der Bergkrankheit ablehnte, sah er doch, dass sie gelegentlich auftrat, und hielt sie für eine symptomatische Erscheinung. Sie sei ein Ausdruck der durch Ermüdung vermindert reagierenden zentralnervösen Zentren.[158] Eine direkte Verbindung zwischen der vermehrten Abatmung des Kohlendioxids und der Hyperventilation stellte er aber so wenig her wie Mosso, der sie ablehnte, da er sie nicht hatte nachweisen können.

Der Brite Douglas beschäftigte sich auf Teneriffa hauptsächlich mit der Bestimmung der Sauerstoffaffinität des Hämoglobins und der periodischen Atmung, als deren Grund er einzig den Sauerstoffmangel und nicht eine geänderte Erregbarkeit des respiratorischen Zentrums annahm,[159] und sein Landsmann Barcroft untersuchte die Sauerstoffbindungskurve. Diese fand er trotz des reduzierten CO_2-Partialdrucks der Alveolen unverändert und postulierte, dies sei nur möglich, wenn eine andere Säure die Kohlensäure im Blut ersetze.[160] Seine diesbezüglichen Untersuchungen setzte er im folgenden Jahr auf der Capanna Regina Margherita fort. Auch dort fand er trotz des deutlich reduzierten CO_2-Partialdrucks keine Zunahme der Sauerstoffaffinität, sondern höchstens eine unbedeutende Abnahme. Er führte dies auf eine Laktatazidose zurück, welche noch ausgeprägter aufträte, wenn eine körperliche Anstrengung erfolgte.[161]

John Scott Haldane – Sauerstoffsekretion auf dem Pikes Peak

Die Rahmenbedingungen der Forschungsexpedition zum Pikes Peak in Colorado, USA, im Sommer 1911 entsprachen in etwa den Verhältnissen, die sich Barcroft wünschte – aber dieser forschte und fror zu eben dieser Zeit auf der Capanna Regina Margherita. Das auf 4300 Metern gelegene Observatorium war geräumig, über eine Zahnradbahn erreichbar und lag in einem fast schneefreien Gebiet. Diese Umstände ermöglichten es, den tieferen Luftdruck als die einzige Variable zu betrachten. Neben Claude Gordon Douglas waren John Scott Haldane aus Oxford sowie Yandell Henderson und Edward Christian Schneider aus den USA an dieser Expedition beteiligt.

Frauenwanderung durch Colorado

Die von Haldane ebenfalls zur Teilnahme eingeladene Mabel Purefoy Fitzgerald (1872–1973) blieb nicht bei ihren männlichen Kollegen auf Pikes Peak, sondern zog wochenlang alleine durch Colorado, um Atemgasanalysen der Hochlandbevölkerung vorzunehmen. Warum die seit Jahren physiologisch tätige Fitzgerald nicht bei der Hauptexpedition verblieb, ist nicht überliefert, wahrscheinlich war es für eine Frau jener Zeit undenkbar, wochenlang mit männlichen Kollegen so eng zusammenzuwohnen.[162] Bei den frühen Expeditionen waren denn auch weder Forscherinnen noch Probandinnen beteiligt gewesen, obwohl es sicher schon damals Frauen mit Interesse am Bergsteigen und an der Höhenforschung gab. Die Höhenphysiologen hätten eine Teilnahme von Frauen an diesen Unternehmungen sicher begrüsst: Durig stieg gemeinsam mit seiner Frau zu Berge und plante mit ihr Untersuchungen über die Höhenreaktion des weiblichen Körpers; Mosso lobte die bergsteigerischen Fähigkeiten seiner königlichen Gönnerin, und Zuntz widmete der zweckmässigen Bekleidung der Alpinistin einige Gedanken in seinem Buch. Die Ansicht, Frauen hätten in den Bergen nichts verloren, war wohl eher in den Alpenvereinen als bei den Höhenphysiologen verbreitet.

Fitzgerald sammelte 1911 auf ihrer Wanderung durch Colorado wichtige Daten über das Verhältnis zwischen Luftdruck und alveolärem CO_2-Partialdruck bei höhenadaptierten Frauen, Männern und Kindern, während die männlichen Kollegen an sich selber die physiologische Adaptation an den tiefen Luftdruck untersuchten. Sie hatten nach einem fünftägigen Aufenthalt in Colorado Springs (1850 m) einen raschen Transfer mit der Bahn auf den Gipfel vorgenommen und blieben dort fünf Wochen.

Bergkrank in der warmen Hütte

Kurz nach der Ankunft stellten sie bei allen verschiedene Symptome der Bergkrankheit fest: Blaufärbung der Lippen, Übelkeit, Erbrechen, Kopfschmerz, periodische Atmung, beschleunigte Atmung bei Anstrengung und bei einigen anreisenden Touristen auch Ohnmachten. Nach wenigen Tagen besserten sich die Beschwerden im Rahmen der einsetzenden Akklimatisation. Die Autoren liessen keinen Zweifel daran, dass ihrer Meinung nach der Sauerstoffmangel allein für die Bergkrankheit verantwortlich sei. Andere gelegentlich angeführte Faktoren wie Temperatur, Wind und Licht könnten zwar das Einsetzen der Symptome beeinflussen, seien aber nicht als Ursache anzusehen. Für einmal waren sie ja als Versuchspersonen warm und vergleichsweise komfortabel untergebracht und konnten so diese Faktoren weitgehend ausschliessen. Die von Kronecker und Mosso vertretenen Theorien wurden als so offensichtlich falsch angesehen, dass ein detailliertes Eingehen darauf für unnötig erachtet wurde.[163]

Ein überzeugendes Beispiel für die Fähigkeit des menschlichen Organismus zur Akklimatisation sahen die Forscher in der kurz zuvor durchgeführten Expedition des Herzogs der Abruzzen in den Karakorum, bei der eine Höhe von 7500 Metern ohne supplementären Sauerstoff erreicht worden war (Bride Peak / Chogolisa). Dies war eine bis dahin für unmöglich gehaltene Leistung. Der begleitende Arzt Dr. Filippo di Filippi berichtete, nur ein einziger Teilnehmer habe an Symptomen der Bergkrankheit gelitten; er meinte deswegen, die Höhenkrankheit werde nicht durch die Luftverdünnung, sondern durch Ermüdungsphänomene hervorgerufen. Douglas merkte dazu an, dass wohl lediglich ein guter Akklimatisationsprozess stattgefunden habe.

Filippi schilderte jedoch auch eine Abnahme des Appetites mit zunehmender Schwäche und Gewichtverlust und folgerte daraus, dass dem Prozess der Akklimatisation Grenzen gesetzt seien.[164] Diese Beobachtung bestätigte den von Zuntz dokumentierten Eiweissabbau (katabole Stoffwechsellage) bei längerem Aufenthalt im Hochgebirge.

Wie kommt der Sauerstoff ins Blut?

Abschliessend wurde im Bericht der Pikes-Peak-Expedition festgestellt, es seien am Akklimatisationsprozess drei Faktoren beteiligt:

«(1) Erhöhte sekretorische Aktivität des Alveolarepithels;

(2) Erniedrigung (als Folge der abnehmenden Alkaleszenz) der Erregungsschwelle für den alveolaren CO_2-Partialdruck;

(3) Erhöhung des Hämoglobinanteils im Blut.»[165]

Der erstgenannte Mechanismus, die Sauerstoffsekretion der Lunge, war den Autoren ganz besonders wichtig und bedarf einer näheren Betrachtung:

Schon zu Beginn des 19. Jahrhunderts hatte der Franzose Jean Baptiste Biot (1774–1862) festgestellt, dass die Sauerstoffkonzentration in den Schwimmblasen der Fische höher ist als in der Umgebung – wie anders als durch Sekretion, also durch aktive Absonderung, konnte dies geschehen? Gavarret, der die Kohlensäurevergiftung als Ursache der Bergkrankheit ansah, glaubte sogar an eine Sauerstoffproduktion des Körpers. Der dänische Physiologe Christian Bohr (1855–1911) entwickelte eine neue Methode zur Messung des arteriellen Sauerstoffpartialdrucks. Bei einigen Untersuchungen hatte er dabei Werte erhalten, die bis zu 30 mm Hg höher lagen als beim alveolären Sauerstoffpartialdruck. Er schloss daraus, dass das Lungengewebe aktiv Sauerstoff sezerniere. Diese Idee war vereinbar mit damals neueren Erkenntnissen, dass auch in den Nieren und im Darm ein Stofftransport gegen einen Konzentrationsgradienten, also aktiv, möglich war.[166]

J. S. Haldane war schon früh von dieser Theorie überzeugt und führte in Zusammenarbeit mit Lorrain Smith und Douglas Experimente mit der Rückatmung von Kohlenmonoxid durch. Mehrfach erhielten sie nun bei ihren Untersuchungen auf dem Pikes Peak deutlich höhere Werte des Sauerstoffpartialdrucks im arteriellen Blut als in den Alveolen. Sie postulierten daher, dass bei Sauerstoffmangel des Gewebes die Sauerstoffsekretion angeregt werde. Eine Ermüdung des Lungenepithels führe zu einer Abnahme der Sekretion und erkläre so das frühere Einsetzen der Bergkrankheit bei körperlicher Aktivität.[167]

Gegen die Vorstellung des Lungenepithels als sekretorisch tätiger Drüse wurden bald experimentelle Gegenbeweise geliefert. Das Ehepaar August und Marie Krogh, Mitarbeiter in Bohrs Labor, zeigte mehrfach, dass der arterielle Sauerstoffpartialdruck immer tiefer liegt als der alveoläre. Joseph Barcroft punktierte in einem berühmten Selbstversuch in der Oxforder *glass chamber,* einer Dekompressionskammer, seine eigene Arteria radialis, um so zuverlässige Werte für den arteriellen Sauerstoffpartialdruck zu erhalten – seine Resultate stimmten mit den Befunden der Kroghs überein.

Trotzdem blieb Haldane bis zu seinem Lebensende von der Richtigkeit seiner Theorie überzeugt. Es ist bis heute nicht nachvollziehbar, welche Fehler in der Methodik oder Analyse zu den wiederholten falschen Ergebnissen in seinen Versuchsreihen führten und inwieweit seine vorgefasste Meinung die Datenerhebung und Interpretation beeinflusste. Andere seiner Arbeiten haben die Arbeitsmedizin beeinflusst. Er entdeckte den Schwefelwasserstoff als Ursache vieler tödlicher Unfälle im Abwassersystem und die Gefahren des Kohlenmonoxids im Bergbau. Er schlug vor, einen Vogel als «Indikator» zu benutzen, da die kleinen Tiere früher auf die giftige Wirkung des Grubengases reagieren als der Mensch. Viele der entscheidenden, meist auch gefährlichen Versuche führte Haldane an sich selbst durch.

Thomas H. Ravenhill – ein Kliniker auf einsamem Posten

Trotz zahlreicher Expeditionen ins Hochgebirge, ungezählter Versuche in Unterdruckkammern und Hunderten von Publikationen zur Wirkung der «Luftverdünnung» auf den menschlichen Organismus gab es in der Höhenmedizin nur wenige wirkliche Fortschritte zu verzeichnen. Auch der von Schrötter geäusserte Wunsch, die Bergkrankheit möge bei den klinischen Medizinern mehr Beachtung finden, blieb weitgehend ungehört. Weiterhin interessierten sich die Physiologen kaum für die Klinik der Bergkrankheit, sie waren auch nicht geschult, Herz, Lunge und Nervensystem auf klinische Aspekte zu untersuchen.

Wegweisend, aber vergessen

Eine brillante Ausnahme war die Studie des Arztes Thomas Holmes Ravenhill (1881–1952), die 1913 im *Journal of Tropical Medicine and Hygiene* publiziert wurde. Ravenhill hatte von 1909 bis 1911 als Arzt in einer Minenregion in Nordchile gearbeitet und beschrieb die Erscheinungsformen der Bergkrankheit, im örtlichen Sprachgebrauch *Puna* oder *Soroche*. Auf Grund seiner Erfahrungen erstellte er eine systematische Einteilung der

Erkrankung, die der heute gebräuchlichen genau entspricht. Er liefert zuerst eine Beschreibung der Puna vom normalen Typ, mit ihren Kardinalsymptomen, dem frontalen Kopfschmerz und extremer Müdigkeit, und fährt dann fort:

«Es gibt aber auch grosse Abweichungen von diesem normalen Typ, und nach meiner Erfahrung kann man die abweichenden Formen dieser Erkrankungen gut in zwei Gruppen einteilen:

(1) die, bei denen die kardialen Symptome und

(2) die, bei denen die nervlichen Symptome vorherrschen.» [168]

Während seiner Tätigkeit in den auf 4720 Metern Höhe gelegenen Minen hatte Ravenhill zahlreiche Fälle von akuter Bergkrankheit bei Neuankommenden beobachten und auf Grund der klinischen Präsentation seine Systematik entwickeln können. Nach Beobachtung zahlreicher Patienten und ihrer Krankheitsverläufe stellte er fest, dass die Bergkrankheit nicht sofort nach der Ankunft, sondern erst nach einigen Stunden Höhenaufenthalt auftritt, dass sie vier Tage nach Ankunft deutlich weniger ausgeprägt ist und dass bei der Auskultation des Herzens der Schlusston der Pulmonalklappe verdoppelt sein kann – ein Zeichen der Drucksteigerung im Lungenkreislauf.

Für die zwei Varianten, den kardialen und den nervlichen Typ, brachte er jeweils mehrere Fallbeispiele, die exemplarisch erscheinen für Patienten mit einem Höhenlungen- respektive Höhenhirnödem.

Er stellte die Ähnlichkeit zwischen Herzversagen und der kardialen Krankheitsform fest, beschrieb aber gleichzeitig, dass die betroffenen Personen zuvor gesund waren und dass anderseits Patienten mit vorbestehender Herzschwäche nicht zwingend betroffen sein mussten. Bei der Untersuchung einer Person stellte er basale Rasselgeräusche fest – Zeichen der Flüssigkeitseinlagerung im Lungengewebe.

Die Variante vom nervösen Typ sah Ravenhill seltener, er beschrieb jedoch Fälle, in denen er Schwindel, Delirien und Krämpfe gesehen hatte. All dies sind mögliche Folgen des Hirnödems.

Bei den dokumentierten Patienten kam entweder jede Hilfe zu spät und sie verstarben in der Höhe, oder sie konnten in tiefere Höhenlagen transportiert werden und erlebten dort sofortige Besserung – eine Tatsache, die Ravenhill veranlasste, dies als die einzig valide Therapiemöglichkeit zu bewerten. Sauerstoffapplikation sah er als eine Möglichkeit an, bei schweren

Fällen die Zeit bis zum Transport zu überbrücken. Er schrieb jedoch auch, dass er selber wenig positive Erfahrungen mit dieser Massnahme gemacht hatte, vielleicht sei dies aber auf seine schlechte Ausrüstung zurückzuführen. Zur Behandlung der «normalen» Puna empfahl Ravenhill Bettruhe, frische Luft und Aspirin in hoher Dosierung (1 g initial, gefolgt von 0,5 g vierstündlich). Er habe mit diesem Medikament so gute Erfolge bei der Behandlung des Kopfschmerzes erzielt, dass er gar keine anderen Mittel ausprobiere.

Zu den Ursachen der Bergkrankheit äusserte er, dass der Sauerstoffmangel nicht die alleinige Ursache sei, sondern auch Wetter, Alkohol- und Tabakkonsum, Geschlecht und Muskelarbeit allenfalls eine verstärkende Wirkung ausübten. Das schien ihm besonders wichtig: Er hatte beobachtet, dass Puna während der Monate Januar, Februar und März bei stürmischem und feuchtem Wetter die schwersten Verläufe zeigte. Seine Erklärung dafür: «Ich glaube, der Grund dafür, dass Puna in dieser Jahreszeit am schlimmsten ausgeprägt ist, liegt in der verminderten Lebenskraft des Körpers und der daher verminderten Abwehrkraft; etwas, das diese Art von Wetter überall verursacht.» [169]

Ravenhill betonte, dass eine Gewöhnung an die Höhe erworben werden könne, die bei weiterem Aufsteigen vor der Bergkrankheit schütze, und dass ein geringfügiger Abstieg diese «Immunität» nicht verändere. Bei einem Abstieg ins Tiefland sei allerdings der Schutz der Akklimatisation nach etwa zehn Tagen vergangen und eine Person beim Wiederaufstieg genauso gefährdet wie beim ersten Mal.

Die Einteilung der akuten Bergkrankheit in ihre Grundform und zwei extreme Erscheinungsformen mit zerebralen und pulmonalen Symptomen entspricht der heutigen medizinischen Auffassung. Die Nomenklatur «cardiac type» für das Höhenlungenödem verweist auf die Ähnlichkeit der Symptome und Befunde dieses Leidens mit denen der Herzkrankheiten.

Ravenhill hatte diese Kategorisierung auf der Grundlage seiner exakten klinischen Untersuchungen und Beurteilungen und ohne Messungen vorgenommen. Auch seine Feststellungen zu Akklimatisation und Verlauf zeugen von einer ausserordentlich scharfen Beobachtungsgabe. Der Artikel fand in der Literatur der nächsten Jahrzehnte vermutlich nur einmal Erwähnung,[170] so dass man davon ausgehen muss, dass seine Publikation nicht etwa vergessen ging, sondern von Anfang an kaum beachtet wurde. Die Kluft zwischen Forschern und Praktikern war so gross, dass wertvolle Informationen, die wesentliche Anstösse hätten geben können, einfach verloren gingen. Erst 1965 wurde Ravenhills Arbeit von W. Hall wieder zitiert und erhielt dann endlich die gebührende Beachtung. Zu diesem Zeitpunkt waren Höhenhirn- und Höhenlungenödem als Krankheitsformen erkannt, und die Höhenmediziner stellten mit Erstaunen fest, dass sie nach der scharfen Einteilung des Minenarztes Ravenhill lediglich die Zweitbeschreibung dieser Phänomene produziert hatten.

1920–1980

HÖHENPHYSIOLOGIE ZWISCHEN KLIMATOLOGIE UND EVEREST-AMBITIONEN

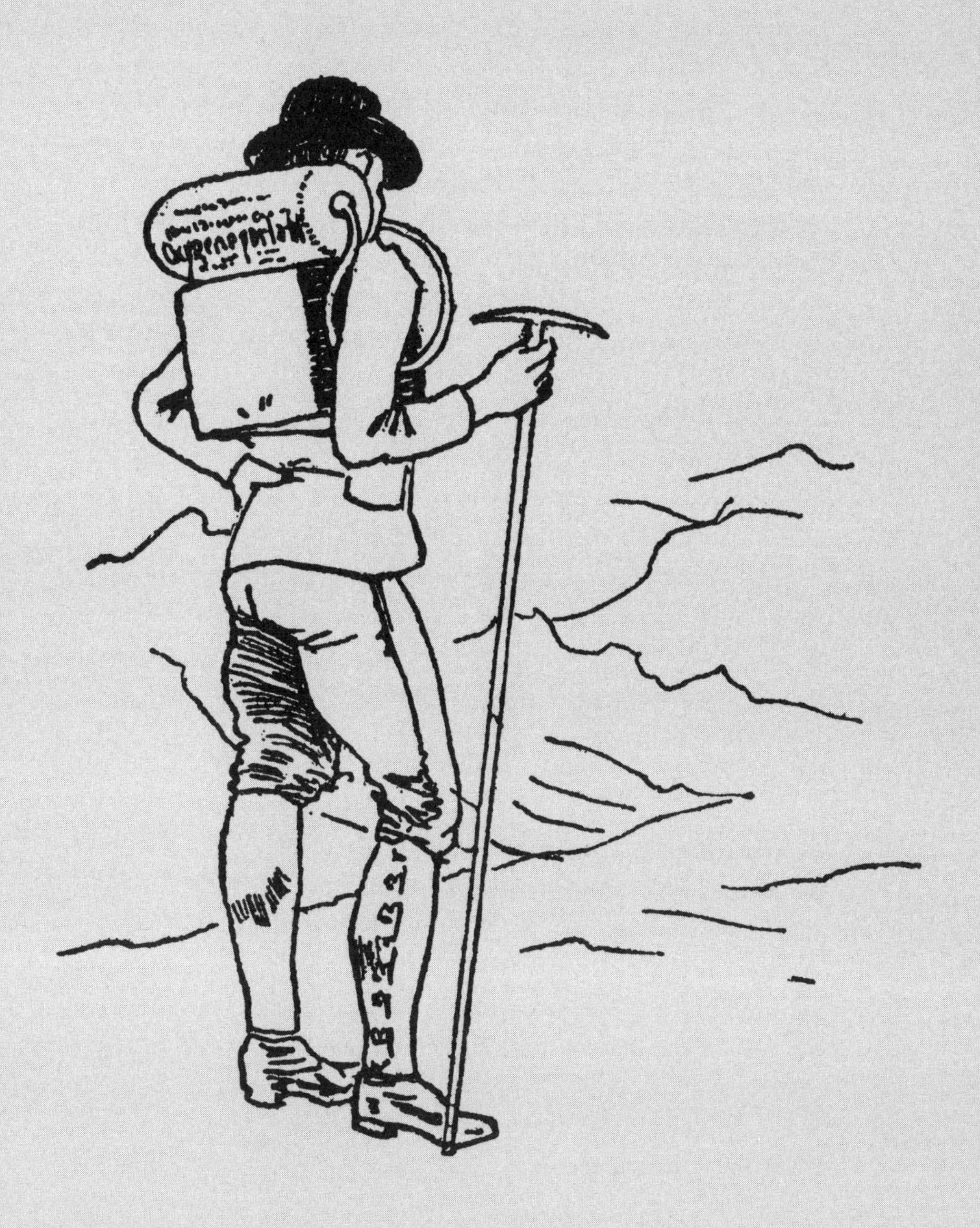

Die zusätzliche Sauerstoffatmung wird nicht erst
am Mount Everest erprobt:
Schon im späten 19. Jahr-
hundert soll ein tragbarer
Sauerstoffapparat für
Montblanc-Besteiger
entwickelt worden sein.

Das Inferno des Ersten Weltkriegs stoppte die Feldforschung und die meiste wissenschaftliche Tätigkeit, die nicht unmittelbar kriegswichtig war – wozu auch die alpinistische Höhenmedizin gerechnet werden musste. Das Interesse der höhenphysiologisch tätigen Wissenschaftler verlagerte sich auf die Flugmedizin, da die Entwicklung der Flugtechnik für die Kriegsführung wichtig war und daher starken Auftrieb erhielt. So gehörte etwa der weiter oben erwähnte Yandell Henderson in den USA dem *Medical Research Board* an, das sich mit der Leistungsfähigkeit der Militärpiloten beschäftigte, und Hermann von Schrötter wirkte als Arzt in leitender Funktion bei der Luftwaffe.

Auch nach dem Krieg verging einige Zeit bis zum Wiedererstarken der Höhenphysiologie: Die politischen Verhältnisse waren instabil, die Geldmittel knapp, und eine schwere Grippeepidemie dezimierte die vom Krieg geschwächte Bevölkerung – damit auch die Wissenschaftler – weiter.

Als zu Beginn der 20er-Jahre die Forschungstätigkeit wieder zaghaft aufkeimte, verlagerte sich das Interesse: Einerseits wollte man wissen, ob der Mensch fähig sei, auch die höchsten Gipfel zu erobern, anderseits bestand in Europa – vor allem im deutschsprachigen Raum – Interesse an den physiologischen Veränderungen in mittlerer Höhe.

Schwindendes Interesse an kalten Höhenlaboratorien

Das *Istituto Scientifico Angelo Mosso* am Col d'Olen (2840 m) wurde sowohl von der Turiner Universität als auch von internationalen Gruppen weiterhin genutzt. Von dort aus besuchte man auch die rund 1600 Meter höher gelegene Capanna Regina Margherita im Sinne eines Ausflugs. So untersuchte A. Rabbeno 1922 die körperliche Anpassung an Marschleistung im Hochgebirge, und G. Ferraloro studierte den Kohlenhydratstoffwechsel im Gebirge.

Auf grössere und mehrere Wochen dauernde wissenschaftliche Expeditionen, wie sie noch um die Jahrhundertwende durchgeführt worden waren, verzichtete man. Möglicherweise lag dies nicht nur an der Verlagerung des Forschungsinteresses, sondern auch an fehlender Bereitschaft (oder Möglichkeit), sich den schwierigen Arbeitsbedingungen auszusetzen. Diejenigen, die länger als nur einen Tag in der Hütte auf der Punta Gnifetti weilten, bemängelten die unkomfortablen und primitiven Umstände sowie den schwierigen Zugang.

Eine Gruppe von süddeutschen Physiologen – L. Delius, E. Opitz und W. Schoedel – klagte über «mässige Hüttenkost» und das nicht heizbare Laboratorium der Capanna Regina Margherita, als sie 1937 bei einem neuntägigen Aufenthalt Untersuchungen zur Höhenanpassung von Atmung und Kreislauf vornahmen. Sie stellten einen Anstieg des Herzminutenvolumens in den ersten Tagen des Höhenaufenthaltes fest und postulierten, dieser sei so lang wirksam, bis andere Mechanismen, die sie nicht kannten, die Sauerstoffversorgung sicherstellten. Die Forscher hielten fest, die Bergkrankheit könne nicht durch ein Herzversagen verursacht sein – dies schlossen sie aus dem Blutdruckanstieg und den geringen Pulsfrequenzsteigerungen bei den bergkranken Teilnehmern ihrer Gruppe.[171] Auf Grund des verzögerten Einsetzens der Bergkrankheit nach Höhenexposition vermuteten diese Autoren, dass der Sauerstoffmangel nicht direkt, sondern über unbekannte Mechanismen, also Sekundärphänomene, wirke.

Der Berliner Militärarzt Lang untersuchte 1938 während einer Woche die Porphyrinausscheidung auf der Margherita-Hütte und beanstandete, dass bei schlechtem Wetter die Temperatur im Inneren der Hütte immer unter dem Gefrierpunkt blieb. Seine Resultate zeigten zwar eine Zunahme in der Ausscheidung dieser Farbstoffgruppe, er konnte aber keine Relation zu der Vermehrung des Hämoglobins feststellen.[172]

Hans Winterstein (Breslau) und Klothilde Gollwitzer-Meier (Frankfurt), die an mehreren Orten Studien zur Atemregulation in der Höhe betrieben, setzte die Kälte in der Hütte gleichfalls zu, zudem war es schwierig, die Versuchstiere und -materialien in das Labor zu transportieren. Sie konstatierten, dass die Verminderung des arteriellen CO_2-Partialdrucks, also Mossos «Akapnie», aus der Hyperventilation resultiere und somit einen Kompensationsmechanismus für den Sauerstoffmangel darstelle. Da sie jedoch auch Hinweise auf einen vermehrten Säurenanfall im Blut hatten, vermuteten sie, der Stimulus für die verstärkte Atmung liege in der Übersäuerung des Bluts, nicht in der Sauerstoffarmut.[173]

Das Observatoire Vallot hatte im Gegensatz zur Margherita-Hütte auch um die Jahrhundertwende keinen gross angelegten medizinischen Forschungsreisen gedient. Joseph Vallot hatte hier – hauptsächlich an sich selber und gelegentlich an Kollegen – Untersuchungen zur Respiration gemacht. Anlässlich seiner länger dauernden Aufenthalte konnte er eine langsame Zunahme der Atemminutenvolumina dokumentieren.[174] Raoul Bayeux arbeitete teilweise mit Vallot zusammen im Observatorium; er machte unter anderem Selbstversuche mit Sauerstoffinjektionen unter die Haut zur Behandlung der Bergkrankheit und notierte einen anhaltenden positiven Effekt.[175]

Andere wissenschaftliche Arbeiten in der Hütte betrafen die Gebiete Physik, Meteorologie und Astronomie. Nach Vallots Tod und einer längeren Pause benutzte Jean Carle 1937 die Hütte, um dort die psychomotorischen Reaktionen von Alpinisten zu untersuchen. Dies war eine Ergänzung zu Studien der französischen Hidden-Peak-Expedition des Vorjahres, die aus logistischen Gründen teilweise an anderen Personen durchgeführt werden musste. Die Reaktionsfähigkeit der Probanden war bei beiden Untersuchungen bis zu einer Höhe von 5000 Metern nicht eingeschränkt. Seine Dissertation widmete der Franzose im Jahr 1938 (!) übrigens dem 1937 am Nanga Parbat tödlich verunglückten Physiologen des deutschen Luftfahrtmedizinischen Instituts, Hans Hartmann.

Carle erwähnte, dass man sich in der verlassenen Hütte im berühmten orientalischen Salon einrichten konnte. Die luxuriöse, schöne und unnütze Einrichtung dieses Salons, die heute im Musée Alpin in Chamonix besichtigt werden kann, stammt noch aus Vallots Zeiten und war auf über 4000 Metern Höhe sicher ein unerwarteter Anblick.[176]

Akklimatisation mit Beeinträchtigung in den Anden

Zwischen den Weltkriegen studierten zwei grosse Expeditionsreisen die Mechanismen der Akklimatisation. Eine anglo-amerikanische Gruppe arbeitete zum Jahreswechsel 1921/22 auf einer Höhe von 4330 Metern in der Minenstadt Cerro de Pasco in Peru. Der Ort wurde ausgewählt, da er eine der höchsten dauernd bewohnten Siedlungen in den Anden ist. Hier sollten die physiologischen Bedingungen erforscht werden, die eine «beträchtliche muskuläre und intellektuelle Anstrengung» in grosser Höhe ermöglichten.[177]

In Cerro de Pasco konnten vergleichende Untersuchungen an den Einwohnern und den Physiologen vorgenommen werden. Da die Stadt an einer Eisenbahnlinie liegt, war sie gut erreichbar, und es bestand sogar die Möglichkeit, das Labor in einem Eisenbahnwaggon einzurichten.

Einer der acht beteiligten Wissenschaftler war Joseph Barcroft. Im Laufe der Untersuchungen konnte er erneut seine in der *glass chamber* in Cambridge erhaltenen Resultate reproduzieren: Alle Teilnehmer zeigten immer tiefere arterielle als alveoläre Sauerstoffpartialdruckwerte. Dies war ein weiterer wichtiger Schritt zur Widerlegung der Sauerstoffsekretionstheorie.

Für den Akklimatisationsprozess wurden drei entscheidende Faktoren herausgearbeitet:

«(a) Steigerung der gesamten Ventilation, die den alveolaren Sauerstoffpartialdruck 10 oder 12 Millimeter höher werden lässt, als er es sonst wäre.

(b) Verschiebung der Sauerstoffdissoziationskurve, so dass Hämoglobin bei jedem Sauerstoffdruck mehr Sauerstoff aufnehmen kann als zuvor.

(c) Anstieg der roten Blutkörperchen und damit entsprechend der Hämoglobinmenge.»[178]

Beeinträchtigte Kräfte

Obwohl also eine Anpassung an die Höhenlage erfolgte, stellten die Forscher fest, dass sie sowohl in physischer als auch in intellektueller Hinsicht nie ihre volle Leistungsfähigkeit erreichten. Wie schon bei Durigs Monte-Rosa-Expedition von 1906 führte man verschiedene Tests zur Messung von Reaktionszeit, Konzentration und Gedächtnis durch. Auch hier ergaben sich zwar keine eindeutigen Hinweise für eine Beeinträchtigung dieser Fähigkeiten, trotzdem war man sich aber einig, dass bei der täglichen Arbeit mehr Fehler als sonst begangen wurden und das Konzentrationsvermögen gering war. Barcroft stellte später in seinem berühmten Buch *Lessons from high altitude* fest: «Alle Höhenbewohner sind Personen mit beeinträchtigter körperlicher und geistiger Kraft.»[179] Und an anderer Stelle wurden die Peruaner als «unintelligente Versuchspersonen» bezeichnet, mit denen eine komplizierte Messung nicht durchzuführen sei.[180] Verständlich, dass diese deutlich diskriminierenden Bemerkungen auf südamerikanischer Seite scharfen Protest hervorriefen.

Die Beobachtungen über die Bergkrankheit in Cerro de Pasco wurden detailliert aufgelistet, boten jedoch von der Symptomatologie keine neuen klinischen Aspekte. Man versuchte eine systematische Einteilung der Symptome vorzunehmen und unterschied zwischen Erscheinungen des Zentralnervensystems, des Herzens, der peripheren Durchblutung, der Atmung und des Magen-Darm-Traktes. Aus den zitierten Tagebucheinträgen der kranken Physiologen geht hervor, dass zumindest einer von ihnen über eine physikalische Untersuchung berichtete, die ausser Zyanose, Fieber und Tachycardie nichts erbrachte; insbesondere sei die Lunge auskultatorisch frei gewesen.[181] Möglicherweise ging die genannte Befunderhebung auf den ärztlichen Leiter der Kupferminen, Dr. Crane, zurück. Dieser war gemäss Barcroft damit beauftragt, die Ankommenden in Oroya im Krankenhaus medizinisch zu betreuen (es wurde Bettruhe verordnet), bis die ersten Symptome der Bergkrankheit abgeklungen waren.

Barcroft und seine Mitarbeiter fanden eine Relation zwischen dem Sauerstoffdiffusionskoeffizienten und dem Ausmass der Bergkrankheit: Je tiefer der Koeffizient war, je weniger gut also Sauerstoff durch das Lungenepithel diffundierte, desto ausgeprägter waren die Krankheitserscheinungen. Vorsichtig wurde darauf hingewiesen, dass ohne weitere Untersuchungen auch Zufall zu diesen Ergebnissen geführt haben könnte. Denkbar ist allerdings auch, dass die bergkranken Forscher unter einem beginnenden Höhenlungenödem litten, das zur Verschlechterung der Sauerstoffdiffusion führte.

Die Forscher zweifelten nicht, dass die Ätiologie der Bergkrankheit in der Verminderung des Sauerstoffpartialdruckes liegt. Insbesondere wurden Mossos Akapnietheorie und die vom Briten Tom G. Longstaff vertretene Ansicht, eine Kombination von Konditionsmangel und Diätfehler seien für die auftretenden Symptome verantwortlich, kritisiert. Lediglich der Ermüdung wurde von Barcroft eine Rolle bei der Genese der Bergkrankheit eingeräumt, da der Sauerstoffmangel aus einer Diskrepanz zwischen Angebot und Bedarf entstehe. Der von Zuntz und seinen Mitarbeitern auf dem Monte Rosa belegte Anstieg des Sauerstoffverbrauches sei nicht auf die Höhe an und für sich, sondern auf die Kälte zurückzuführen. Diese Schlussfolgerung zog Barcroft, da im milden Klima von Cerro de Pasco kein Anstieg des Sauerstoffverbrauchs nachzuweisen war, obwohl man sich nur unwesentlich tiefer befand als in der Capanna Regina Margherita.

Barcroft war überzeugt, dass der Sauerstoffmangel im Gehirn für die Symptome der Bergkrankheit ausschlaggebend sei. Das Wissen über die Blutversorgung des Gehirns beurteilte er jedoch als noch zu gering, um genaue Aussagen machen zu können. Eine Akklimatisation sei nur vorstellbar, wenn die Medulla oblongata, das verlängerte Rückenmark, in einem solchen Prozess mit mehr Blut und Sauerstoff versorgt werde.[182]

Begrifflicher Ordnungsversuch

Im Jahre 1935 studierte eine internationale Forschergruppe unter Leitung von David Bruce Dill (1891–1986) während gut vier Monaten in Chile die Akklimatisationsprozesse und verbrachte dabei einen ganzen Monat zwischen 4700 und 6140 Metern. Ancel Keys, der Organisator der Expedition, fasste die Ergebnisse einschliesslich eines Einteilungsversuchs der Bergkrankheit in einem langen Artikel in den *Ergebnissen der inneren Medizin und Kinderheilkunde* zusammen. Er unterschied akute Sauerstoffnot – in der die akute Bergkrankheit eingeschlossen war – von Soroche und der Monge'schen Krankheit. Diese von Carlos Monge Medrano (1884–1970) erstmals beschriebene chronische Krankheit entwickelt sich bei Bewohnern grosser Höhen nach jahrelangem Aufenthalt und kommt darum in Europa nicht vor. Ihre unspezifischen Beschwerden sind Kopfschmerz, Schwindel, Atemnot und Einbusse der intellektuellen Fähigkeiten. Die Befunde schliessen immer eine livide Verfärbung der Haut und eine Hämatokriterhöhung ein.

Die Trennung, die Keys zwischen akuter Bergkrankheit beziehungsweise Sauerstoffnot und Soroche zieht, ist nicht nachvollziehbar; der Autor räumte auch ein, dass diese beiden Formen ineinander übergehen könnten. Meist aber träte Soroche erst nach einer Latenz von einem Tag auf, die Bergkrankheit hingegen setze schneller ein, dafür sei sie meist schon nach 24 Stunden wieder vorbei.

Eine Bemerkung von Keys erklärt auch die vielen Berichte über die Nutzlosigkeit der Sauerstoffatmung zur Behandlung der akuten Bergkrankheit. Er hielt nämlich fest, dass die Sauerstoffapplikation «länger als einige Minuten ununterbrochen durchgeführt» werden sollte[183] – offensichtlich setzte man die Sauerstoffbehandlung sonst noch kürzer ein, und darum blieb sie wirkungslos.

Mount Everest – ist er bezwingbar?

Das Rennen um die Besteigung der höchsten Gipfel der Erde wurde nach den ersten heroischen Versuchen von Albert F. Mummery (1855–1895) am Nanga Parbat und der Karakorum-Expedition des Herzogs der Abruzzen von 1909, bei der man die fantastische Höhe von 7500 Metern erreicht hatte, mit der ersten britischen Everest-Expedition 1921 eingeläutet. Die Briten konzentrierten sich in der Folge auf den höchsten Berg der Erde, während sich die Deutschen nach ihren erfolglosen Versuchen von 1929 am Kangchendzönga (8586 m) den «deutschen Schicksalsberg», den 8125 Meter hohen Nanga Parbat, vornahmen. Der K2 (8611 m) wurde erstmals 1938 von einer amerikanischen Expedition ernsthaft angegangen. Die übrigen Achttausender waren in der Zwischenkriegszeit praktisch unzugänglich und blieben weit gehend unbehelligt. Nach landläufiger Meinung konnten die neun «niedrigen» Achttausender – der Cho Oyu ist unter ihnen mit 8201 Metern der höchste – ohne Hilfe von Sauerstoffgeräten bestiegen werden, während dies bei den fünf «grossen» – Mount Everest (8850 m), K2 (8611 m), Kangchendzönga (8586 m), Lhotse (8511 m) und Makalu (8463 m) – unklar war.

Im Vereinigten Königreich stritten sich Befürworter und Gegner engagiert darüber, ob der Everest ohne supplementären Sauerstoff bestiegen werden könne, ob die ersten schweren und störungsanfälligen Sauerstoffgeräte überhaupt einen Vorteil brächten und ob es schliesslich bergsteigerisch vertretbar sei, künstlichen Sauerstoff zu verwenden – eine frühe Auseinandersetzung über die Ethik des Bergsteigens. Schliesslich gab es noch jene, die eine Everest-Besteigung, ob mit oder ohne Sauerstoff, prinzipiell für unmöglich hielten. Flugunfälle auf vergleichbarer Höhe hatten gezeigt, dass der dort herrschende Sauerstoffmangel, zumindest wenn er akut auftritt, tödlich ist. Ob eine Akklimatisation erreicht werden konnte, die eine kurzfristige extreme Hypoxie mit Werten von einem Drittel des Sauerstoffpartialdrucks auf Meereshöhe ermöglichte, war offen.

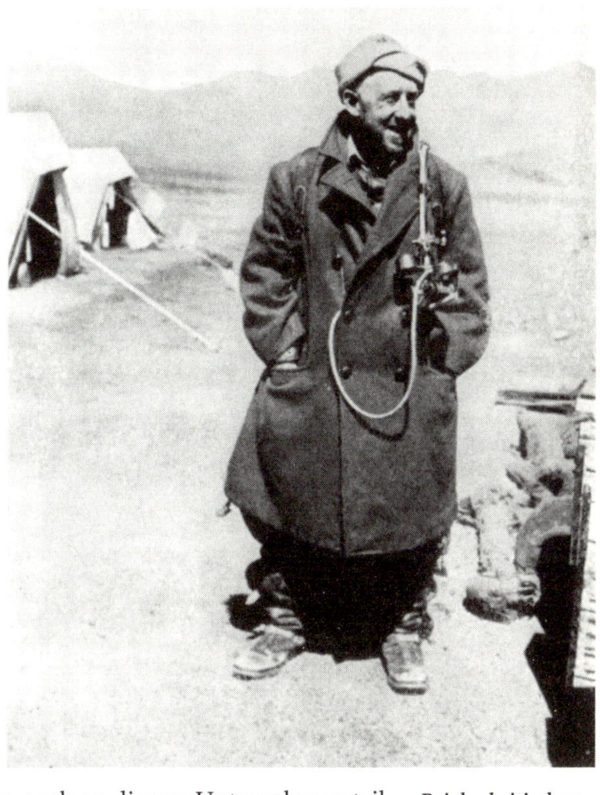

Bei der britischen Everest-Expedition von 1922 spaltet sich die Gruppe in die zwei Lager der Sauerstoffbefürworter und -gegner. George I. Finch besteht auf einem täglichen Übungsprogramm in der Anwendung der Sauerstoffapparate.

Erkundungsexpedition 1921

Im Jahre 1921 erteilte der Dalai Lama den Briten erstmals die Erlaubnis für eine Erkundungsexpedition zur tibetischen Nordseite des Mount Everest; damit erhielten diese quasi eine Monopolstellung im für Ausländer hermetisch abgeschlossenen Tibet, die bis zum Zweiten Weltkrieg andauerte. Der schottische Chemiker Alexander M. Kellas (1868–1921), ein Veteran zahlreicher Himalaja-Expeditionen seit 1909, nahm auch an diesem Unternehmen teil. Seine früheren Reisen hatte er meist allein, nur von einheimischen Trägern begleitet, unternommen, dabei zahlreiche Erstbesteigungen gemacht und enormes Wissen über die Geografie sowie die technischen und physiologischen Schwierigkeiten des Reisens im Himalaja erworben. Bereits 1916 und dann ausführlicher 1920 hatte er sich mit der Frage beschäftigt, wie und unter welchen Bedingungen eine Besteigung des Mount Everest möglich sei. Er erörterte sowohl die Probleme der Routenwahl und der besten Jahreszeit als auch die physiologischen Hemmnisse sowie die Frage, ob nach optimaler Akklimatisation der Gipfelgang von einem Lager auf 7800 Metern Höhe in einem Tag zu bewältigen sei. Dazu versuchte er den Sauerstoffpartialdruck, die Sauerstoffsättigung, die maximale Steiggeschwindigkeit und den Sauerstoffverbrauch zu berechnen; viele seiner Ergebnisse liegen erstaunlich nahe bei den heute bekannten Zahlen. Das Wesentliche seiner Arbeit lag aber sicher darin, dass er erkannte, welche Fragen bei der Planung einer Everest-Besteigung beachtet werden mussten.[184]

Kellas starb im Angesicht des Mount Everest, vermutlich an den Folgen einer schweren Durchfallerkrankung, schon zu einem frühen Zeitpunkt der Expedition, die trotzdem ihre Vorarbeiten für einen Gipfelvorstoss erfolgreich abschloss.

Erste Erfolge mit Sauerstoffgeräten 1922

Bei der im nächsten Jahr folgenden Grossexpedition stiegen George I. Finch und der Expeditionsleiter, Charles G. Bruce, mit Hilfe von mitgeführtem Sauerstoff bis auf eine Höhe von 8320 Metern. Sie stellten dabei fest, dass sie mit dem zusätzlichen Sauerstoff bedeutend schneller klettern konnten. Nach einem heftigen Sturm, in dem sie zwei Tage in einer Höhe von 7770 Metern ausgeharrt hatten, mussten sie auf den Gipfelversuch verzichten. Als kurz darauf sieben Träger unterhalb des North Col in einer Lawine starben, wurde die ganze Expedition abgebrochen.

Die Verwendung zusätzlichen Sauerstoffs während der Besteigung höchster Berge war schon seit hundert Jahren diskutiert und ausprobiert worden. Joseph Hamel war wohl der Erste, der dieses Hilfsmittel 1820 für seine Montblanc-Besteigung erwog; er konnte sich aber die entsprechenden Apparate nicht verschaffen. Bei Schrötter findet sich 1899 der Hinweis auf einen tragbaren Sauerstoffapparat, der für Montblanc-Besteiger konstruiert worden sein soll. Der Verwendung waren jedoch durch technische Unzulänglichkeiten enge Grenzen gesetzt, und um ihren Nutzen wurde gestritten. Man erinnerte daran, dass dem am Mont Blanc sterbenden Dr. Jacottet die Sauerstoffatmung keinerlei Erleichterung gebracht habe und dass die Bauarbeiter am Montblanc die Verwendung des Sauerstoffes ablehnten und fanden, ein Glas Rotwein leiste ihnen bei der Prophylaxe und Therapie der Bergkrankheit wesentlich bessere Dienste. Zudem war offensichtlich, dass der eventuelle Nutzen der Sauerstoffatmung durch das zusätzliche Gewicht der noch sehr schweren Geräte und Flaschen gemindert oder gar zunichte gemacht wurde. Die Ethik der Verwendung von «englischer Luft», wie die Sherpas die Sauerstoffatmung nannten, wurde zumindest von einigen Bergsteigern den wechselnden Gegebenheiten angepasst: Mallory lehnte diese Unterstützung anfänglich energisch ab, unternahm seinen letzten Vorstoss aber mit reichlich komprimiertem Sauerstoff und seinem neuen Seilpartner Irvine, den er nicht zuletzt auf Grund von dessen Vertrautheit im Umgang mit diesen Geräten zum Gefährten auserkoren hatte.

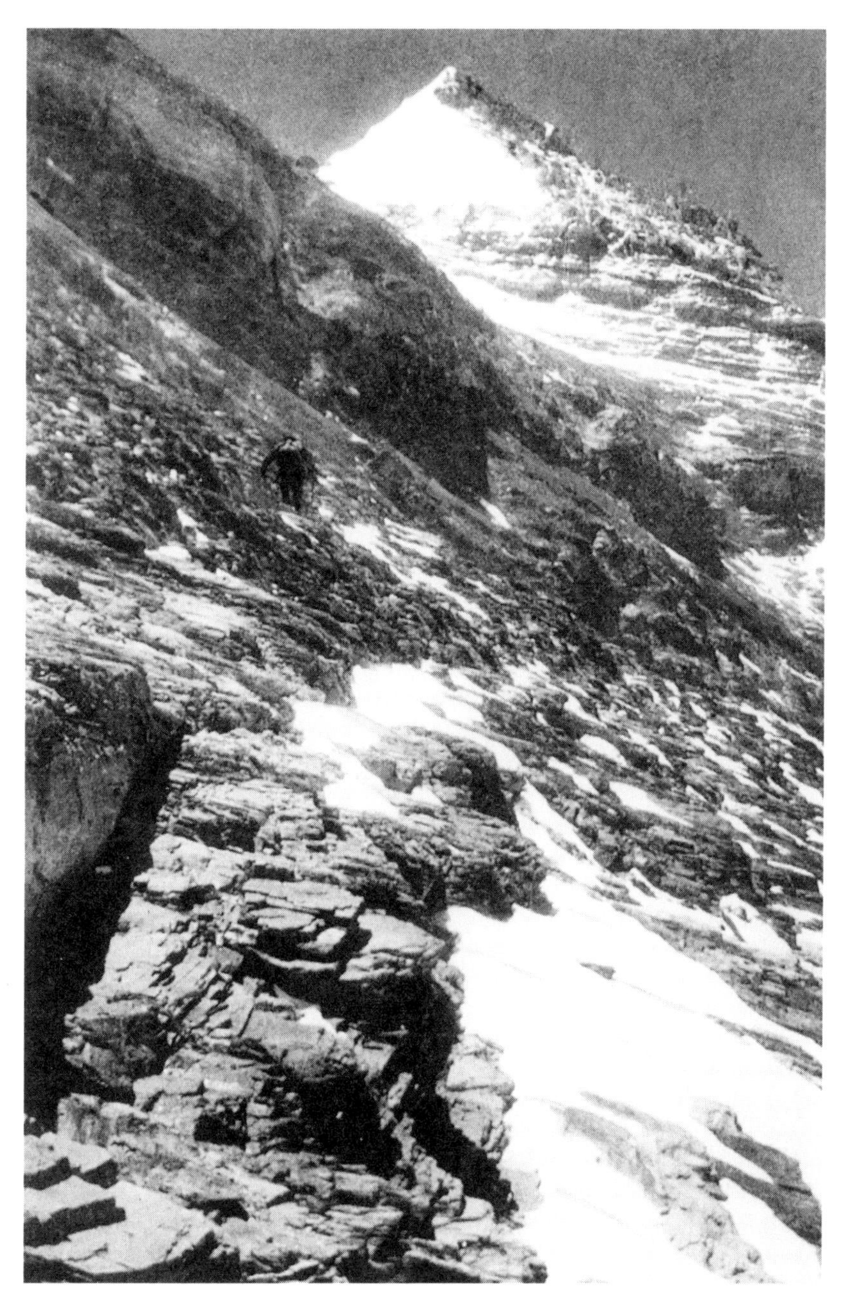

«Ich war nahezu am Ende und ging viel zu langsam, um den Gipfel zu erreichen.» Edward Norton bewegt sich ohne Sauerstoffgerät in der Nordflanke des Mount Everest auf 8572 Metern Höhe. Für die letzten 30 Höhenmeter hat er eine Stunde gebraucht. Foto von Theodore Somervell.

Sauerstoffloser Höhenrekord 1924

Mit hoch gespannten Erwartungen folgte 1924 die dritte britische Everest-Expedition. Neben C. G. Bruce waren vom Team von 1922 wiederum George Mallory, John Noel, Theodore Somervell und Edward Norton mit dabei, letzterer als Expeditionsleiter. Norton versuchte mit dem Chirurgen Somervell von einem 8170 Meter hoch gelegenen Lager aus den Gipfel ohne Sauerstoffgerät zu erreichen. Es gelang ihm, bis in die Höhe von 8572 Metern vorzudringen; sein Gefährte kehrte nur wenig tiefer auf Grund einer «starken Erkältung» um. Dabei entstand das berühmte Foto des einsamen Norton in den riesigen Plattenfluchten der Everest-Nordflanke. Auch Norton kehrte schliesslich um, als er merkte, dass er bei einer Steiggeschwindigkeit von etwa 30 Metern pro Stunde keine Chance hatte, den Gipfel zu erreichen.

Zwei Tage nach diesem Versuch brachen George Mallory und Andrew Irvine mit Sauerstoffgeräten vom gleichen Lager Richtung Gipfel auf. Der Geologe Noel Odell sah sie gegen Mittag, wahrscheinlich unterhalb des Second Step, zwischen jagenden Wolken, bevor sie im Nebel der Geschichte verschwanden. Mallorys Leiche wurde 1998 von einem amerikanischen Forschungsteam gefunden. Aus der Lage des von der trockenen Kälte mumifizierten Körpers und aus den extremen technischen Schwierigkeiten des Second Step, die die beiden Bergsteiger 1924 noch zu überwinden gehabt hätten, lässt sich mit grosser Sicherheit schliessen, dass sie den Gipfel nicht erreichten und wahrscheinlich beim Abstieg abstürzten.

Der Expeditionsarzt R. W. G. Hingston publizierte nach der Rückkehr der Expedition nach Grossbritannien einen Artikel über die physiologischen Schwierigkeiten einer Everest-Besteigung. Ähnlich wie schon Kellas einige Jahre zuvor kam Hingston auf Grund der von den Bergsteigern erbrachten Leistungen zum Schluss, dass einem gut trainierten und gesunden Alpinisten die Besteigung des Mount Everest bei gutem Wetter sogar ohne Sauerstoff gelingen könnte.[185] Somervell sammelte beim Gipfelversuch Alveolarluftproben in Gummiblasen; da aus ihnen bis zur Analyse aber wahrscheinlich CO_2 entwich, wurden wohl zu tiefe Werte ermittelt.[186] Hingston seinerseits hatte Puls, Atmung, Blutdruck, Muskelreflexe und geistige Fähigkeiten geprüft. Er erkannte richtig, dass der enorme Durst nicht durch exzessives Schwitzen, sondern durch den starken Wasserverlust bei der gesteigerten Respiration in der trockenen Luft hervorgerufen wurde. Eine andere Beobachtung betraf die häufig erwähnte «glacier lassitude». Hingston bestätigte, dass auf dem Gletscher jede Muskelkraft schwand und eine ausgesprochene Bewegungsunlust auftrat; er erklärte diese Erscheinung als eine Folge von erhöhter Luftfeuchtigkeit beim Schmelzen der obersten Eisschicht. Ferner machte sich der Expeditionsarzt Gedanken über die optimale Höhe für die Akklimatisation: Er hatte festgestellt, dass bei Aufenthalten über 17 500 Fuss – also 5300 Metern – keine weitere Akklimatisation erfolgt und der Mensch Kraft und Gewicht verliert. Damit war er nach dem Arzt des Abruzzen-Herzogs, Filippo de Filippi, einer der Ersten, die das später allgemein anerkannte Phänomen der «high altitude deterioration» beschrieben.

Erst 1933 erteilte der Dalai Lama den Briten wieder eine Erlaubnis, die Everest-Region zu betreten. Es folgten bis 1938 noch insgesamt vier Expeditionen. Trotz reichlichem Gebrauch von Sauerstoff gelang es bei oft schwierigen Wetterbedingungen weder den Höhenrekord von Norton zu brechen noch den Gipfel zu erreichen.[187] Die Meinung, dass man in Höhen von über 8500 Metern nicht ohne supplementären Sauerstoff klettern könne, wurde zum Dogma.

Nach 1938 kehrte auf dem Everest Ruhe ein: Während des Zweiten Weltkriegs hatte man anderes zu tun, als auf hohe Berge zu steigen, und nach der Okkupation Tibets durch die Chinesen im Jahr 1950 blieb das Land für den Westen lange unzugänglich.

Davos – Hochgebirgsforschung in mittleren Höhenlagen

Die Forschungsstationen auf dem Monte Rosa und am Montblanc waren nur während einer kurzen Zeitspanne im Hochsommer zugänglich, boten wegen der schwierigen Versorgung mit Brennstoff, Nahrung, Wasser und technischem Gerät logistische Probleme und weckten wegen der spartanischen Lebensumstände nicht bei allen Wissenschaftlern Enthusiasmus. Zudem wollte man die Reaktion des menschlichen Organismus auf mittleren Höhen genau charakterisieren und die postulierten therapeutischen Effekte des Höhenklimas beweisen.

Forschung für die Höhenkur

Im Jahr 1922 entstand auf Initiative der Davoser Ärztegesellschaft in Davos das *Schweizerische Forschungsinstitut für Hochgebirgsklima und Tuberkulose.* Es wurde zusammengelegt mit dem schon seit 1907 dort existierenden *Physikalisch-meteorologischen Observatorium.* Die Tuberkuloseforschung sollte ein wesentlicher Auftrag des Institutes sein.

Bis zur Entdeckung der Streptomycins 1944 gab es kein wirksames Heilmittel gegen diese Krankheit, und man musste sich mit der erhofften Heilkraft der Höhenluft in den Höhensanatorien begnügen. Davos, auf 1550 Metern Höhe gelegen, war seit Jahrzehnten eines der wichtigsten Zentren für die Tuberkulosebehandlung. Deshalb war die Erforschung der physiologischen Veränderungen in mittleren Höhenlagen ein zentrales Anliegen dieses Klimakurorts und diente mittelbar der Tuberkuloseforschung. Die Davoser Landschaft unterstützte die Stiftung des Forschungsinstitutes daher auch mit einem einmaligen Beitrag von 10 000 Franken, beschloss aber gleichzeitig, auch die potenziellen Nutzniesser finanziell zu belasten: Bei den meldepflichtigen Gästen des Ortes sollte eine Stiftungstaxe von 5 Rappen pro Tag und Person eingezogen werden.[188]

Aus der moderaten Höhenlage von Davos erklären sich die Vorteile und die Nachteile dieses Institutes für die höhenphysiologische Forschung. Es gab zwar keinerlei Versorgungsprobleme, dafür waren auf dieser Höhe keine dramatischen Höhenaffekte zu erwarten. Um diesen Nachteil auszugleichen, gliederte man dem Davoser Institut zwei Nebenlaboratorien auf Muottas Muragl (2450 m) und auf dem Gornergrat (3100 m) an und stellte Unterdruckkammern für Tierversuche auf.

Als Direktor des neugegründeten Institutes kam der damals 60-jährige Adolf Loewy, langjähriger Erforscher der Höhenklimaeffekte, von Berlin nach Davos; er verblieb bis 1933 in dieser Stellung. Zahlreiche Gastforscher aus dem In- und Ausland weilten vorübergehend in Loewys Institut; ihr Wirken fand seinen Niederschlag in einer Fülle von Publikationen zu allen nur denkbaren Themen der Höhenphysiologie und Klimatologie in medizinischen, physiologischen und biochemischen Zeitschriften. Die Thrombosehäufigkeit in Abhängigkeit von der Davoser Wetterlage wurde ebenso untersucht wie der Energieverbrauch des Skifahrers und die morphologischen Veränderungen am Genitale weiblicher Nagetiere.[189]

Weiter führte man massenhaft Tierversuche zu den chemischen und histologischen Folgen der Luftverdünnung durch. Sie waren meist vom Gedanken geleitet, detaillierte Kenntnis über die Einwirkung der Höhe auf den Organismus zu gewinnen, um so den therapeutischen Nutzen verstehen zu können.

Loewy hatte im Tierversuch festgestellt, dass bereits auf der Höhe von Davos Veränderungen auftraten, die sich mit Sauerstoffatmung rückgängig machen liessen. So gelangte er zur Einsicht, dass der Sauerstoffmangel lokal an einzelnen Organen schon wirke, bevor sich die Höhenkrankheit als solche manifestiere.

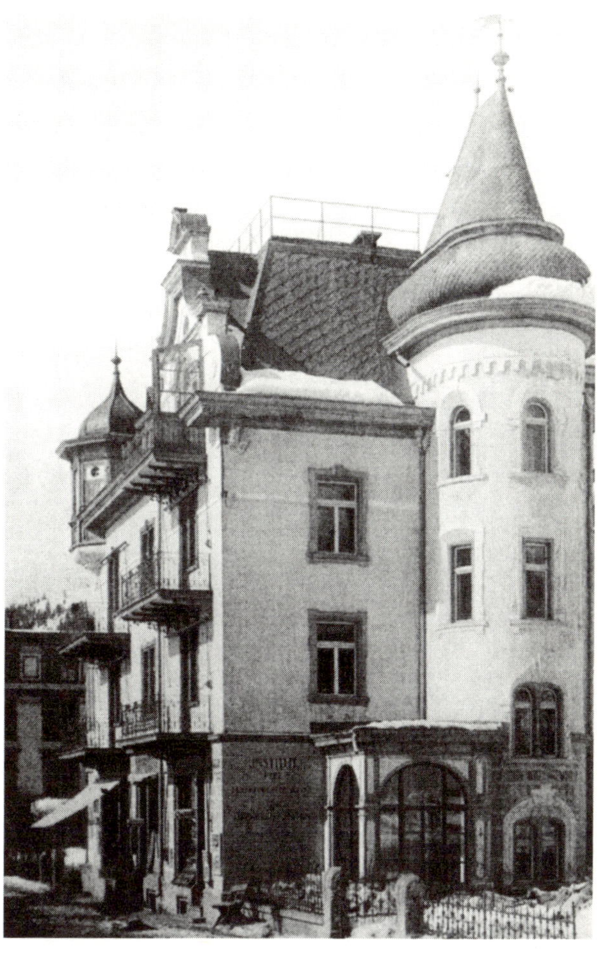

Das *Schweizerische Forschungsinstitut für Hochgebirgsklima und Tuberkulose* wird 1922 in Davos auf 1550 Metern Höhe eröffnet.

Er ging dabei von Eduard Pflügers entscheidendem Diktum aus, dass der Sauerstoffmangel an sich nicht als ein negatives Moment in Erscheinung trete – dass also das Fehlen des Sauerstoffs selbst nicht die Höhenkrankheit bewirke, sondern Veränderungen hervorrufe, die ihrerseits für physiologische und pathologische Erscheinungen verantwortlich seien. Das bedeutete, dass Stoffwechselvorgänge einzeln untersucht werden mussten. Loewy wertete die schon in Davos auftretenden Veränderungen von Atmung, Kreislauf und Blutbild als günstige, heilsame Kompensationsmechanismen des Körpers, der an lebenswichtigen Regulationszentren besonders sensibel auf den Sauerstoffmangel reagiere.

Den in grosser Höhe – bei 4000 bis 5000 Metern – herrschenden Sauerstoffmangel hingegen sah er als nicht mehr kompensierbar an und wies im Tierversuch sowohl fettige Degenerationen mehrerer Organe als auch eine intravitale Autolyse, eine Art Selbstverdauung, nach. Damit stützte er seine Hypothese, dass die Hypoxie ab einem kritischen Wert mehr schadet als nützt.

Im Jahr 1932 publizierte Loewy eine umfangreiche Monografie zur *Physiologie des Höhenklimas*, in der er die Ergebnisse seiner langjährigen Forschungen zusammenfasste. Ausführlich beschreibt er höhenbedingte Veränderungen von Kreislauf, Atmung, Mineralhaushalt, Organveränderungen und Arbeitsstoffwechsel, und er befasste sich auch mit der höhenbedingten Zunahme der Erythrozyten und des Hämoglobins. Schon 1901 hatte er mit Franz Müller an Hunden gezeigt, dass diese Zunahme durch eine gesteigerte Neubildung im Knochenmark erfolgt. Als dem widersprochen und behauptet wurde, die Blutzunahme sei auf eine Leerung der Blutspeicher der Milz oder auf einen schilddrüsenvermittelten Prozess zurückzuführen, entfernte Loewy Versuchstieren Milz und Schilddrüse und wies auch bei diesen in der Unterdruckkammer eine Zunahme von Erythrozyten und Hämoglobin nach. Er postulierte, dass bei Luftverdünnung an einem unbekannten Ort Substanzen gebildet würden, die die Blutbildung im Knochenmark anregten; er nannte sie ihrem Wirkmechanismus nach Hämopoietin.

Wenig Neues zur Bergkrankheit

Basierend auf einer sorgfältigen Literaturübersicht, diskutierte Loewy vorurteilslos und kritisch die verschiedenen divergierenden wissenschaftlichen Ansichten. Obwohl er sich mehr mit den physiologischen als den pathophysiologischen Aspekten der höhenbedingten Veränderungen befasst hatte, widmete er der Bergkrankheit ein grosses Kapitel. Seine Auffassungen unterschieden sich wenig von jenen, die er schon ein Vierteljahrhundert vorher zusammen mit Nathan Zuntz und anderen im Buch *Höhenklima und Bergwanderungen* veröffentlicht hatte. Loewy betonte, dass das Krankheitsbild am besten bei körperlicher Ruhe studiert werden könne, also beim Steigen im Heissluftballon oder während der Dekompression unter Laborbedingungen. Jene Veränderungen, die nach erfolgtem Anstieg, während des Aufenthaltes in der Höhe auftreten, betrachtete er als eine nuanciertere und weniger reine Form der Erkrankungen. Als die Kardinalsymptome der Bergkrankheit verstand er, im Gegensatz zur heutigen Auffassung, die akuten Folgen der Hypoxie – also die Beschleunigung von Atmung und Kreislauf –, erkannte jedoch auch eine Anzahl von Symptomen, die nach einer Latenz auftreten und Zeichen der akuten Bergkrankheit im heutigen Sinne sind.

Bei der Schilderung der Symptome konnte Loewy offensichtlich nur auf die persönlichen Erfahrungen der Monte-Rosa-Expedition von 1901 zurückgreifen, da seine Forschungen in den folgenden Jahrzehnten an weniger hoch gelegenen Orten stattgefunden hatten, an denen keine Fälle von signifikanter Bergkrankheit auftraten. Daher zitierte er zahlreiche der bekannten Berichte. Er konstatierte, dass Blutungen aus Mund, Nase und Konjunktiven in den letzten Jahrzehnten seltener beschrieben wurden, und schloss sich der seit Meyer-Ahrens wiederholt geäusserten Meinung an, dass diese nicht so sehr auf Grund Sauerstoffmangels als auf die Wirkung der trockenen, kalten Luft und der verstärkten Sonnenstrahlung zurückzuführen seien. Als Ursache für die ebenfalls beschriebenen Blutungen aus Darm und Lunge vermutete er eine zunehmende Kapillarpermeabilität unter Sauerstoffmangel.

Weiterhin hielt Loewy den Sauerstoffmangel für die Ursache der Bergkrankheit; zur Begründung führte er den Nutzen der Sauerstoffatmung ins Feld – auf die zahlreichen gegenteiligen Berichte ging er nicht ein – und die von ihm beobachteten Veränderungen im Stoffwechsel und an Tierorganen. Diese wiederum interpretierte er als Folge mangelnder Oxidationsprozesse.

Da die Variablen, die der Sauerstoffversorgung der Organe dienen (Atemminutenvolumen, Atmungsform, Diffusionskoeffizient) individuell verschieden seien, argumentierte Loewy, sei auch die grosse Variabilität der Krankheitserscheinungen verständlich. Und da auch das beim Bergsteigen häufig auftretende Schwächegefühl als eine Form der Bergkrankheit verstanden wurde, sah sich Loewy einmal mehr zu einer Erklärung veranlasst, warum diese «akuten Anfälle von Bergkrankheit» einmal auf Felsen, ein andermal auf Schnee oder in Mulden vermehrt auftreten sollten. In einem kurzen Absatz gab er logische und unspektakuläre Erklärungen für diese seit Jahrzehnten vielfach diskutierten Fragen: Er wies darauf hin, dass je nach Können und Verhältnissen entweder das Klettern auf Fels oder auf Eis beschwerlicher empfunden werde, und verzichtete auf Spekulationen über die Wirkung von Elektrizität, Ionisation und anderen klimatologischen Bedingungen. Es sei nicht möglich zu unterscheiden, was wechselnde persönliche Disposition sei und was Umgebungseinfluss, zudem seien die klimatologischen Einflüsse zu wenig untersucht. Eine detaillierte Entkräftung der Argumente, welche Strahlung oder die feuchtigkeitgesättigte Luft über dem Schnee verantwortlich machen wollten, hielt er offensichtlich für überflüssig.

Auch wenn Loewy also erkannte, dass der Sauerstoffmangel über Sekundärphänomene Schäden verursacht, so konnte er trotz seiner zahlreichen Untersuchungen über die Veränderungen der Organsysteme und des Stoffwechsels unter Hypoxie dennoch die Frage nicht beantworten, welcher Art diese Folgeerscheinungen waren. Die von ihm untersuchten Tiere liessen sich nicht in bergkrank und nicht bergkrank unterteilen, und die wenigen Untersuchungen an Menschen wurden nicht in genügend grosser Höhe durchgeführt.

Loewy bewertete die Bergkrankheit als im Allgemeinen gutartig, obwohl sie peinigend sei und auf den ersten Blick den Eindruck eines schweren Leidens mache. Todesfälle seien allerdings vorgekommen, und beim Erreichen grosser Höhen mit der Eisenbahn in Südamerika träten besonders schwere Fälle auf.[190]

In einer kurzen Diskussion der Erklärungsversuche für die Bergkrankheit, die andere Ursachen als den Sauerstoffmangel anführten, ging Loewy auch auf die mechanische Theorie ein und erwähnte interessante Forschungsergebnisse: Mehrere Wissenschaftler hatten die schon von Kronecker beschriebene Stauung im kleinen Kreislauf ebenfalls nachweisen können. Anders als Kronecker zeigten sie aber, dass sie auch bei Atmung von zwar sauerstoffarmer, aber nicht druckverminderter Luft auftrat und somit das «mechanische» Element wegfiel. Loewy vermutete, dass durch den Sauerstoffmangel eine Herzinsuffizienz auftrete, die dann zur Lungenstauung führte. In einem späteren Artikel wies er auch darauf hin, dass die Zunahme der Erythrozytenzahl zu einer Erhöhung der Blutviskosität und damit auch der Herzarbeit führe, die im venösen Schenkel stärker ausgeprägt sei und daher das rechte Herz mehr belaste.[191] Dieser aus Tierexperimenten gewonnene Befund wurde aber nicht mit der Atemnot der bergkranken Menschen in Zusammenhang gesetzt.

Loewys Empfehlungen zur Prophylaxe und Therapie der Bergkrankheit unterscheiden sich kaum von denen, die Zuntz und seine Schüler schon früher vorgeschlagen hatten: zur Vorbeugung langsamer Aufstieg, gutes Training (dadurch weniger Sauerstoffverbrauch für gleiche Arbeit), Einnahme von kleinen, kohlenhydratreichen Mahlzeiten und Vermeidung von Kälte und praller Sonne. Als Therapie riet er zu Sauerstoffatmung, Ruhe, Abstieg, Antipyretica gegen Kopfschmerz und Fieber sowie Digitalis, Coffein und Kamphor zur Behandlung einer eventuell auftretenden Schwächung des Herzens.

Medikamentöser Therapieansatz

Ein weiterer medikamentöser Therapieansatz erinnert in seinem postulierten Wirkmechanismus an die heutige Anwendung von Acetazolamid (Diamox®): In Anlehnung an Untersuchungen von D. Adlersberg und Otto Porges empfahl Loewy die Einnahme von Ammonphosphat, welches als saures Salz die Atmung und damit den alveolären Sauerstoffpartialdruck heben sollte.

Die beiden Wiener Internisten hatten erst an Probanden, die sauerstoffarme Luft in Wien einatmeten, und dann an sich selber am Jungfraujoch unter Einwirkung der eingenommenen Säure tiefere Partialdruckwerte für Kohlensäure und höhere für Sauerstoff nachgewiesen. Ihr Feldversuch war jedoch nicht dazu geeignet, einen überzeugenden Nachweis vom Nutzen ihrer Therapie zu erbringen. Die beiden Ärzte fuhren zweimal auf das Jungfraujoch, wobei immer einer von beiden schon zwei Tage zuvor mit der Einnahme von Ammonphosphat begonnen hatte. Dann massen sie die alveolaren Partialdrucke von Sauerstoff und Kohlensäure und beobachteten das Allgemeinbefinden. Ob die Symptome der Bergkrankheit beeinflusst wurden, konnte wegen der zu kleinen Zahl der Versuchspersonen und des möglichen Placeboeffektes von Ammonphosphat nicht beantwortet werden – die Zeit des streng kontrollierten klinischen Versuchs war noch nicht angebrochen. Die zwei Wiener wussten um die Schwächen ihres Versuches, nahmen aber ihre Ergebnisse dennoch ernst, nicht zuletzt da sie ihr Resultat gut erklären konnten: Durch die chemische Reaktion des Ammonphosphats zu Ammonkarbonat im Blut komme es zu einer Verminderung von «alkalischen Valenzen». Diese Zunahme der Säure führe dann zu einer vermehrten Erregbarkeit des Atemzentrums und zu einer kompensatorischen Abatmung von Kohlensäure. Dies wiederum erhöhe den Sauerstoffgehalt der alveolären Luft und verbessere dadurch die Versorgung der Gewebe. So, meinten sie, könne die Entwicklung der Bergkrankheit vermieden werden, die durch Hypoxie verursacht sei. Als Kliniker stellten sie den Vergleich mit der Übersäuerung des Blutes (azidotische Stoffwechsellage) von Diabetikern an: Da diese Patienten zur Kompensation ebenfalls hyperventilierten, tolerierten sie tiefere Sauerstoffspannungen in der Einatmungsluft. Besonders hilfreich sei dieser prophylaktische Ansatz bei einem sehr raschen Aufstieg mit der Bahn oder dem Flugzeug, da die physiologische Hyperventilation den Sauerstoffmangel in diesen Fällen noch nicht schnell genug korrigieren könne.[192]

Ein weiterer Kliniker, der die Anwendung von sauren Salzen zur Prophylaxe der Bergkrankheit empfahl, war der Heidelberger Professor für Pädiatrie Paul György. Er vermutete einen Zusammenhang zwischen der Bergkrankheit und einer «alkalotischen Stoffwechselumstimmung», den er in seinen Davoser Eigenversuchen allerdings nicht nachweisen konnte, da er selber symptomfrei blieb. György ging von der Vermutung aus, dass die in Höhe gesteigerte Ventilation über den Verlust von Kohlensäure zu einer Alkalose, also einer Säureverminderung des Blutes, führe. Der Kompensationsmechanismus des Körpers bestehe in einer vermehrten Ausscheidung von Basen über die Niere. Diese Auffassung widersprach der älteren, auch von Loewy vertretenen Ansicht, der Sauerstoffmangel führe durch eine unvollständige Verbrennung zu einer Anhäufung von sauren Produkten. Bereits auf dem Monte Rosa hatten Zuntz und Loewy mehrfach eine Abnahme der Alkaleszenz festgestellt, und Loewy vertrat diese Theorie auch noch im Jahre 1932.

György versuchte seine Hypothesen in Untersuchungen mit sich selbst als einziger Versuchsperson zu belegen, und obwohl er um die offensichtlichen Defizite dieses experimentellen Ansatzes wusste, hielt er seine Ergebnisse für überzeugend. Er fand eine Abnahme der Säureausscheidung im Höhenklima und konnte zeigen, dass bei forcierter Hyperventilation eine Tetanie – also eine besondere Form von Muskelkrämpfen, die als indirekter Hinweis auf eine Alkalose gelten kann – in grösserer Höhe leichter zu erzielen war.[193] Auf Grund seiner Ergebnisse empfahl er die Einnahme von Ammonchlorid oder Ammonphosphat. Ersteres war bereits 1921 von John B. S. Haldane, dem Sohn J. S. Haldanes, benutzt worden, um bei Untersuchungen über die Säure-Basen-Regulation eine Azidose hervorzurufen.[194] Der Nachteil dieses Salzes lag in seiner Unverträglichkeit bei der oralen Einnahme, die häufig zu Erbrechen führte. Dies war auch der Grund, dass Adlersberg und Porges das Phosphat bevorzugten.

Ähnlich bittere Arznei, nämlich das Chlorsalz der Pottasche (Kaliumkarbonat), war erstmals auf einer Bergreise von George Henderson 1870 im Karakorum verwendet und 1873/74 bei Sir Douglas Forsyth's Militärexpedition nach Yarkund mit «apparently good effect» durch den Chirurgen Henry Bellew eingesetzt worden. Man wähnte den hohen Sauerstoffgehalt dieses Salzes als Wirkungsmechanismus der unzweifelhaften Linderung von Übelkeit und Kopfweh, die man als Folge der Zirkulation von ungenügend oxygeniertem Blut verstand (!). Die Sauerstoffaufnahme im Magen durch Schlucken oder Mantschen trockener Pottasche, glaubte man, kompensiere den Sauerstoffverlust in der Lunge. Geplagt von Kopfweh, Fieber und Atemnot, griff Edward Whymper am Chimborazo zum gleichen Heilmittel – 10 Körner in einem Glas Wasser – und meinte, eine wohltuende Wirkung mit Abnahme seiner Beschwerden zu empfinden. Kritisch hielt er aber fest, dass er sich eventuell auch erholt hätte, ohne irgendetwas zu nehmen. Er offerierte die Arznei auch seinem Führer, Jean-Antoine Carrel, der diese mit dem Hinweis ablehnte, des Doktors Zeugs sei ein «insult to intelligence», eine Beleidigung der Intelligenz. Es gab in seiner Überzeugung nur ein Medikament – und das war Wein.[195]

Hohe Ziele und unzureichende Kräfte

Trotz seriöser Forschung zwischen den beiden Weltkriegen und eindeutiger experimenteller Beweise für die ätiologische Rolle des Sauerstoffmangels beim Entstehen der Bergkrankheit zirkulierten hartnäckig weiterhin noch andere Theorien. Adolf A. Friedländer, Professor für Neurologie, publizierte 1927 (!) in der *Münchener Medizinischen Wochenschrift* einen skurril anmutenden Beitrag über *Beobachtungen bei Bergfahrten und Bergbesteigungen*. Seiner Meinung nach war die Bergkrankheit eine Bewusstseinstrübung, die auftrat, wenn die Ermüdungsgrenze überschritten war, der Wille nicht mehr ausreichte und sich eine Gleichgültigkeit, sogar Apathie gegenüber Umwelt und Gefahren entwickelte. Seine Schlussfolgerung war, «... dass die Luftverdünnung allein nicht für den Ausbruch der Bergkrankheit verantwortlich zu machen ist, dass jene als auslösende Ursache nicht anerkannt werden darf. [...] Doch glaube ich die Bergkrankheit im allgemeinen als ein Leiden bezeichnen zu dürfen, das am häufigsten die befällt, die sich an zu hohe Ziele mit untauglichen körperlichen (vor allem unzureichenden seelischen) Kräften heranwagen.»[196]

Dem Bergkranken haftete immer noch der Makel des Versagers an.

Jungfraujoch – Amphotonie in Kriegszeiten

Planung und Bau der Forschungsstation

Nachdem Kronecker 1894 aus seinem Versuch am Breithorn gefolgert hatte, eine Bahn auf die Jungfrau gefährde weder Passagiere noch Personal gesundheitlich, hatte Adolf Guyer-Zeller die Konzession zum Bau dieser Bahn noch im gleichen Jahr erhalten.

In der Konzessionsurkunde war festgehalten worden, dass, falls ein wissenschaftliches Institut auf dem Jungfraujoch entstehen sollte, dieses durch die Bahn finanziell unterstützt werden müsse. Schon kurz nach der Fertigstellung der Bahn setzte sich der Meteorologe Alfred de Quervain (1879–1927) für einen solchen Bau ein. Nach seinem Tod übernahm der Zürcher Neurophysiologe und Nobelpreisträger Walter Rudolf Hess (1881–1973) den Vorsitz der Jungfraujoch-Kommission. Eine internationale Stiftung mit schweizerischer, deutscher, französischer, britischer, österreichischer und etwas später auch belgischer Beteiligung stand schliesslich hinter der 1931 fertig gestellten *Hochalpinen Forschungsstation Jungfraujoch.* Auf 3457 Metern Höhe gab es nun in Europa eine Stätte für Forschungsarbeit, die mit der Bahn erreichbar war und grosszügige Möglichkeiten bot: Unter anderem standen fünf Laboratorien, zwei Dunkelkammern, ein Tierstall und zehn Schlafzimmer bereit.

Schon zuvor war das Jungfraujoch von D. Adlersberg und Otto Porges für wissenschaftliche Arbeiten genutzt worden, wobei die Forscher im Hotel Berghaus zwar vergleichsweise komfortabel wohnten, aber ihre Arbeitsmöglichkeiten in den Hotelzimmern beschränkt waren. Die deutlich verbesserten Bedingungen führten dann unmittelbar nach Eröffnung der Forschungsstation zu einer regen internationalen Tätigkeit.[197]

Das Konzept des Institutes hatte primär eine Nutzung durch Meteorologie, Astronomie, Glaziologie und Strahlungsforschung vorgesehen. Später kamen unter dem Physiologen Walter Rudolf Hess auch andere wissenschaftliche Disziplinen wie Höhenphysiologie und Höhenmedizin dazu und bildeten eine kleine Untergruppe der am Jungfraujoch beheimateten Forschung.[198] Das Hauptinteresse der Gruppe galt den physiologischen Anpassungsvorgängen im Höhenklima und nicht den dort auftretenden Krankheiten.

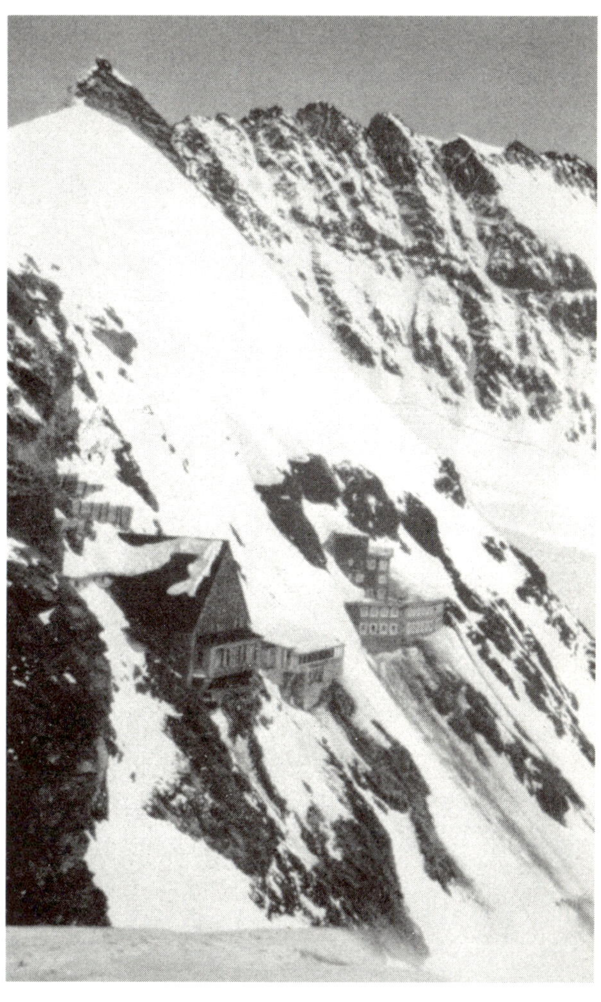

Mit der *Hochalpinen Forschungsstation Jungfraujoch* auf 3457 Metern Höhe erhält 1931 endlich auch Europa ein mit der Bahn erreichbares Höhenlaboratorium.

Nach Kriegsbeginn blieben die ausländischen Forscher aus, und unter der Leitung des Berner Physiologen Alexander von Muralt, der 1937 die Nachfolge von Hess angetreten hatte, wurde 1943 eine Arbeitsgemeinschaft von Schweizer Physiologen gegründet, die sich mit der Entwicklung neuer Forschungsmethoden für die Höhenphysiologie und die Akklimatisationsvorgänge beschäftigte. Es bestand ein enger inhaltlicher Zusammenhang zu der von Kurt von Neergaard geforderten Grundlagenforschung, die den medizinischen Ausbau der schweizerischen Kurorte ermöglichen sollte. Die Universitäten von Basel, Bern, Fribourg, Lausanne und Zürich führten in der Folge zwischen 1943 und 1946 die *Klimaphysiologischen Untersuchungen in der Schweiz* durch. Viele der Ergebnisse wurden in einem zweibändigen Werk gleichen Namens publiziert. Die verschiedenen Institute unternahmen teils miteinander, teils einzeln zahlreiche «Expeditionen». Dabei wurden die Themenkreise nach schon zuvor bestehenden Forschungsschwerpunkten der einzelnen Universitäten aufgeteilt.

Von der Festigkeit der weiblichen Brust

Ein wesentlicher Bestandteil des Programms waren die von Bern, Lausanne und Zürich gemeinsam durchgeführten Untersuchungen. Die Probanden, die in Gruppen von fünf bis elf Personen auf dem Jungfraujoch untersucht wurden, mussten unter streng kontrollierten, einheitlichen Bedingungen leben. Vor dem Aufenthalt wurden sie jeweils in Lauterbrunnen auf 800 Metern für drei bis sechs Tage «interniert», um Kontrollwerte zu erheben. Sowohl diese Ausdrucksweise als auch das Reglement lassen auf eine dem Zeitgeist entsprechende, strikte Disziplin schliessen. Es herrschte Kaffee-, Nikotin- und Alkoholverbot; Sport musste und durfte nur im vorgegebenen Rahmen stattfinden, und auch Emotionen sollten den Versuchsleitern sofort mitgeteilt werden. Die Entschädigung bestand in freier Kost und Logis.

Als Arbeitshypothese postulierte die Forschergruppe, dass das Höhenklima einen starken Reiz für das vegetative Nervensystem darstelle und die «vegetative Stimmungslage» verändere. Es wurde also nach Möglichkeiten gesucht, diese Vorgänge nachzuweisen und zu dokumentieren. Die zahlreichen Einzeluntersuchungen sollten erhellen, welche Komponenten auf welche Art an der Gleichgewichtssteuerung des Organismus beteiligt sind und mit welchen Methoden diese Vorgänge nachgewiesen und dokumentiert werden können. Es wurden Untersuchungen über das Verhalten der Sinneswahrnehmungen, der Veränderungen des Gewebetonus sowie der Stoffwechsellage durchgeführt.[199]

Die Prämisse der Änderungen im autonomen Nervensystem erhellt, warum es zahlreiche Versuche zur Pupillenweite, Bulbuslage und Dunkeladaptation, zur Magensaftsekretion und zum Blutzuckerverhalten im Höhenklima gab – es sollten einfache Methoden evaluiert werden, um die Aktivität von Sympathikus und Parasympathikus, also vom vegetativen Nervensystem, das die Körperfunktionen steuert, zu messen.

Es gab weitere originelle Untersuchungen, deren wissenschaftlicher Wert zumindest auf den ersten Blick nicht ganz offensichtlich ist. So wurde unter der Leitung eines Berner Professors eine Methode entwickelt, um die Konsistenz und Schmerzempfindlichkeit der weiblichen Brust nicht nur in Abhängigkeit vom menstruellen Zyklus, sondern auch beim Übergang ins Hochgebirge zu untersuchen. Bei sechs Studentinnen der Universität Bern wurde sowohl dort als auch auf dem Jungfraujoch während fast drei Monaten jeden zweiten Tag die Schmerzgrenze und der Gewebetonus bestimmt. Dies geschah, indem der Unterdruck einer wassergefüllten, über die Brust gestülpten Saugglocke erhöht wurde, bis Schmerzen auftraten. Die zu überwindenden technischen Probleme dieser Messmethode und wohl auch die Unannehmlichkeiten für die Probandinnen waren nicht gering; abschliessend wurde lakonisch festgestellt, «... dass sich die Methode kaum zu Messungen der Beeinflussung der Konsistenz der Mamma durch Klimafaktoren eignet».[200]

Welche Aufschlüsse sich die Wissenschaftler erhofften, hätte man eine geeignete Methode gefunden, wurde nicht mitgeteilt und bleibt wohl für immer im Dunkeln.

Nutzen und Schaden des Sauerstoffmangels

Das Forschungsprogramm der Kriegsjahre brachte, kurz zusammengefasst, die folgenden Ergebnisse: Aus der Feststellung verkürzter Reflexzeiten und der Erniedrigung sensibler Reizschwellen folgerte man, dass milder Sauerstoffmangel (etwa bis zu einem alveolären Sauerstoffpartialdruck von 64 mm Hg, entsprechend einer Höhe von rund 4000 m) zu einer gesteigerten Reaktionsbereitschaft des Nervensystems führe. Die gleichzeitig bestehende Tonuserhöhung von sympathischen wie auch parasympathischen Anteilen wurde als *Amphotonie* bezeichnet. Ein Überwiegen der sympathischen Aktivität äusserte sich unter anderem in der Erhöhung von Blutdruck und Puls und wurde als Notfallreaktion auf die Stresssituation «Sauerstoffmangel» gewertet. Schon früher war bei Druckkammerversuchen verschiedentlich eine Erhöhung des Adrenalinspiegels beobachtet worden.[201]

Da Untersuchungen anderer Autoren in grösseren Höhenlagen darauf hinwiesen, dass dort hingegen eine Minderung der nervlichen Reaktionen vorliege, schloss man, dass bei weiter zunehmendem Sauerstoffmangel die Notfallreaktion nicht mehr adäquat funktioniere, da das sympathische System durch die Hypoxie geschädigt werde.

Dieses von zwei Physiologieprofessoren aus Lausanne und Bern, Alfred Fleisch und Alexander von Muralt, entwickelte Konzept basierte auf einer Hypothese von Walter Rudolf Hess. Der ehemalige Leiter der Forschungsstation Jungfraujoch war von einem ständigen vegetativen Gleichgewicht ausgegangen. Die beiden Prinzipien, die auf der einen Seite auf Mobilisation von Reservekräften und auf der anderen Seite auf Schaffung von Reserven ausgerichtet seien, so erklärte er, entsprächen etwa den Systemen von Sympathikus und Parasympathikus; er bezeichnete sie als ergotrop und histiotrop.[202]

Es gab im Rahmen dieses Forschungsprogrammes keine Untersuchungen zur akuten Bergkrankheit, nur einige wenige indirekte Hinweise darauf:

Etienne Grandjean und Pierre Zwahlen aus Lausanne hatten einen Anstieg des arteriellen Retinadruckes festgestellt und werteten dies als Ausdruck einer Druckveränderung auch der zerebralen Blutgefässe. Dies könne, vermuteten sie, die in der Höhe auftretenden Kopfschmerzen erklären.[203]

Bei einer Untersuchung über Harnmenge und -gewicht, die von den Bernern Robert Stämpfli und A. Eberle durchgeführt wurde, zeigte sich, dass in einer Versuchsgruppe, deren Mitglieder besonders unter der Höhenumstellung zu leiden hatten, die Urinausscheidung deutlich zurückging und erst im Verlauf des Aufenthaltes auf dem Jungfraujoch langsam wieder anstieg. Bei den nicht erkrankten Personen hingegen kam es zu einer verstärkten Harnausscheidung, die die Autoren als Höhendiurese bezeichneten.[204] Diese beiden interessanten Feststellungen verfolgte man vorerst nicht weiter.

Was stimuliert die Erythrozytenbildung?

Forscher des Basler Physiologischen Instituts unter der Leitung von Fritz Verzár (1886–1979) studierten in mittleren Lagen und auf dem Jungfraujoch die Sauerstoffsättigung des Blutes und die Vermehrung der roten Blutkörperchen (Erythrozyten). Sie fanden eine nur geringe Neubildung in Mürren (1700 m) und eine deutliche auf dem Jungfraujoch (3450 m). Verzár schloss daraus, dass die von Loewy und anderen Klimatherapie-Enthusiasten vertretene Hypothese der Gewebehypoxie und Blutneubildung in mittleren Höhen falsch sei: «Untersuchungen auf der Höhe von 3450 m ü. M. sind von Interesse, weil dort tatsächlich Sauerstoffmangel herrscht. Aus den dort gemachten Befunden lässt sich aber eben deshalb nicht ohne weiteres auf Klimawirkungen mittlerer Höhen zwischen 1000 und 1800 (bis 2000) m ü. M. folgern. [...] Es ist eine unerlaubte Extrapolation der Wirkung grosser Höhen über 3000 m ü. M., wenn man behauptet, dass auch hier der Sauerstoffmangel wirkt.»[205]

Die Basler Untersuchungen zur Blutbildung führten zur Hypothese der verstärkten Erythrozytenzerstörung bei Sauerstoffmangel. Da eine Vermehrung des Abbauproduktes Bilirubin nachgewiesen wurde, vermutete man in diesen Zerfallsprodukten den Reiz zur Blutneubildung – eine Hypothese, die durch die Beschreibung des Erythropoietin, also der Substanz, die die Bildung roter Blutkörperchen stimuliert, später entkräftigt wurde: Im Jahre 1956 konnte Thomas Biber auf dem Jungfraujoch nachweisen, dass im menschlichen Blut nach Höhenaufenthalten ein hämopoietischer Faktor wirksam ist, der bei Ratten einen Erythrozytenanstieg hervorruft, und dass dieser Faktor durch Kontakt mit Sauerstoff inaktiv wird.[206]

Luftfahrtphysiologie und Kriegsvorbereitung

Vor dem Ausbruch des Zweiten Weltkrieges arbeitete 1939 auch eine Gruppe deutscher Physiologen mit besonderem Interesse für Flugmedizin auf dem Jungfraujoch. Die Arbeiten ihrer Mitglieder Ulrich Luft, Hans Loeschcke, Erich Opitz und anderer wurden in der Zeitschrift *Luftfahrtmedizin* veröffentlicht, einem Periodikum, das dem Luftfahrtmedizinischen Forschungsinstitut in Berlin nahe stand und von 1937 bis 1944 erschien.

Man war besonders an quantitativen Aspekten der Anpassungsvorgänge interessiert, da akute Hypoxie bei technischen Problemen während des Fluges auftreten kann. Es stellte sich daher die Frage, ob eine Steigerung der Toleranz gegenüber Sauerstoffmangel möglich war.

Als «Zeitreserve» bezeichnete man den Zeitraum bis zum Eintreten von greifbaren Störungen durch Hypoxie nach Unterbruch der Sauerstoffatmung bei einem 8000 Metern Höhe entsprechenden Luftdruck. Eine Gruppe aus dem Hamburger Institut für Luftfahrtmedizin hatte bereits 1936 an zwanzig männlichen Versuchspersonen zeigen können, dass die Symptome der Höhenkrankheit bei Luftdruckerniedrigung und bei Verminderung des Sauerstoffes ohne Druckreduktion in der Atemluft in gleichem Masse auftraten; damit hatten sie einmal mehr widerlegen können, dass die Luftdruckverminderung an und für sich – ohne Reduktion des Sauerstoffpartialdrucks – am Ausbruch der Höhenkrankheit beteiligt sei.[207]

In den Untersuchungen auf dem Jungfraujoch stellten die deutschen Physiologen fest, dass die Anpassung auf der Höhe von 3500 Metern nach acht bis zehn Tagen abgeschlossen war und nach dieser Zeit auch keine Symptome der Bergkrankheit mehr auftraten. War diese Akklimatisation erfolgt, konnte die Höhentoleranz bei Dekompressionsversuchen um 600 bis 800 Meter gesteigert werden, und die Zeitreserve nahm von knapp drei auf zwanzig Minuten zu. Noch bis zu drei Wochen nach der Rückkehr aus dem Gebirge konnte bei Sauerstoffmangel eine gesteigerte Höhentoleranz festgestellt werden, die sich in einer verstärkten Atmung (Hyperpnoe) äusserte. Diese Resultate reproduzierten die Erkenntnisse, die Hans Hartmann, Ulrich Luft und andere in den Jahren 1937 und 1938 während und nach zwei deutschen Expeditionen zum 8125 Meter hohen Nanga Parbat gewonnen hatten.

Versuche mit der Einnahme von Ammonchlorid zeigten auch bei der deutschen Gruppe auf dem Jungfraujoch eine Steigerung des alveolären Sauerstoffpartialdruckes, die jedoch nur im Hochgebirge und nicht in Berlin nachweisbar war. Daraus schloss man, dass die Hypoxie zu einer gesteigerten Empfindlichkeit der Atemzentren auf Sauerstoffmangel, Kohlensäure und andere Säuren führe. Unklar blieb jedoch weiterhin, ob diese Veränderung durch eine noch unbekannte Substanz im Blut oder durch eine Veränderung im Nervensystem erfolge.[208]

Die Forschungsthemen der deutschen Höhenphysiologen zeigten schon einige Jahre vor dem Zweiten Weltkrieg eine Interessenverlagerung hin zur Luftfahrtphysiologie, wie sie schon während des Ersten Weltkriegs stattgefunden hatte. Die Wissenschaftler standen dem Deutschen Luftfahrtministerium nahe oder gehörten ihm an, und die politischen Interessen und Pläne waren eng mit den Forschungsinhalten verknüpft: Die Entwicklung auf dem Gebiet der Luftfahrtmedizin diente der Vorbereitung und Durchführung eines Luftkrieges. Die Verbindung zwischen Wissenschaft und Politik führte letztlich zu Dekompressionsversuchen an Häftlingen der Konzentrationslager – dunkle Kapitel der Höhenmedizin, für die einige der deutschen Physiologen nach dem Krieg in Nürnberg verurteilt wurden.

Auch in den USA und in anderen Kriegsländern wurde die Höhenphysiologie durch Interessen und Mittel der Luftwaffe gefördert. So arbeitete eine

Gruppe um Wallace Fenn, Arthur Otis und Hermann Rahn für die U. S. Air Force, und die Übersetzung von Paul Berts Werk *La pression barométrique* ins Englische erfolgte durch das Ehepaar Hitchcock im Jahr 1943 nicht etwa aus historischem Interesse, sondern um Berts wesentliche Erkenntnisse einem grösseren Kreis von Wissenschaftlern zugänglich zu machen.

Forschungsresultate der Luftfahrtmedizin dieser Zeit dienten auch der Weiterentwicklung der Höhenmedizin; eine scharfe Trennung zwischen diesen beiden Gebieten ist nicht immer möglich. Eine Darstellung der umfangreichen flugmedizinischen Geschichte kann an dieser Stelle aber nicht erfolgen.

Der höchste Gipfel rückt näher

Operation Everest – eine erfolgreiche Simulation

Noch bevor die ersten Expeditionen nach dem Krieg in den Himalaja aufbrachen, führte man 1946 in den USA einen Langzeitversuch in einer Unterdruckkammer durch.

Operation Everest I stand unter der Leitung des Internisten und Bergsteigers Charles Houston und des zu diesem Zeitpunkt als Leutnant tätigen Arztes Richard Riley. In der Forschungsabteilung der *School of Aviation Medicine* in Florida lebten vier junge Männer während 32 Tagen in einer 3 x 3 Meter grossen Dekompressionskammer. In dieser Zeit erfolgte eine fortschreitende Druckverminderung bis hin zur atmosphärischen Höhe des Mount Everest: 8847 Meter. Zwei der Männer konnten diese Höhe ohne Hilfsmittel 20 Minuten lang ertragen, die zwei anderen brauchten Sauerstoff. Alle Probanden waren auf dem «Gipfel» bei klarem Bewusstsein. Mit 100 Prozent Sauerstoffatmung erreichte man gar eine Höhe von 13 720 Metern.

Dieser Langzeitversuch brachte die Erkenntnis, dass in akklimatisiertem Zustand die blosse Existenz auf dem Mount Everest auch ohne Sauerstoff kurzzeitig möglich ist. Zudem gewannen die Forscher Daten zur Abnahme des Sauerstoffgradienten zwischen Einatmungsluft und Kapillarblut durch Steigerung der Ventilation und Veränderung der Sauerstoffbindungskurve des Blutes.[209]

Die Sauerstoffgeräte verhindern den Schweizer Gipfelerfolg

Nach dem Zweiten Weltkrieg war Tibet für alle ausländischen Bergsteiger hermetisch verschlossen, dafür öffnete das Königreich Nepal vorsichtig seine Grenzen für ausländische Entwicklungsorganisationen und Expeditionen. Während eine britische Erkundungsexpedition unter Eric Shiptons Leitung im Jahre 1951 die Route über den Südsattel auf den Mount Everest studierte, erhielt die *Schweizerische Stiftung für Alpine Forschungen* eine Besteigungsbewilligung für die nördlich von Namche Bazar gelegenen Berge, also auch den Everest. Schon wegen ihrer langen Tradition von Expeditionen auf der Nordseite des Bergs betrachteten die Briten den Everest als ihren Gipfel und fürchteten die Schweizer Konkurrenz und bergsteigerische Kompetenz. Schliesslich einigten sich die schweizerische Stiftung und das britische *Himalayan Committee* darauf, dass die Schweizer 1952 ihre Bewilligung nutzen und den Briten das Jahr 1953 überlassen würden.

Die Gesamtleitung der beiden Schweizer Expeditionen im Frühjahr und Herbst 1952 lag in den Händen des Genfer Arzts Edouard Wyss-Dunant, die bergtechnische Leitung bei René Dittert. Im Frühjahr verwendeten die Bergsteiger Sauerstoffgeräte, die vom Zürcher Physiologen Oskar Wyss in der Unterdruckkammer, nicht aber beim Bergsteigen erprobt worden waren und daher erst bei ihrem Einsatz im Himalaja entscheidende Mängel zeigten. Eine Anwendung war nur in Ruhe möglich, da das geschlossene System der Atmung einen sehr grossen in- und exspiratorischen Widerstand entgegensetzte und ausserdem das starre Mundstück die Schleimhäute verletzte und Kopfbewegungen einschränkte.

Trotzdem gelang es, über den Khumbugletscher die Südroute zum Everest zu erschliessen. Ein Gipfelvorstoss durch Raymond Lambert und Tenzing Norgay scheiterte am 28. Mai bei einer Höhe von 8600 Metern. Neben den kaum brauchbaren Sauerstoffgeräten waren auch Dehydratation und Schwäche nach einer Nacht auf dem Südostgrat in einem Zelt ohne jegliche Ausrüstung schuld daran.

Die schweizerische Expedition im Herbst 1952 verfügte über bessere Sauerstoffgeräte mit offenem System,[210] nämlich ein Dräger-System mit On-Demand-Regulation sowie ein Carba-System mit einstellbarem Flow von 1–4 l/Min. Diese Geräte waren von Jürg Marmet, einem Chemiestudenten, in Zusammenarbeit mit Industriebetrieben und dem Fliegerärztlichen

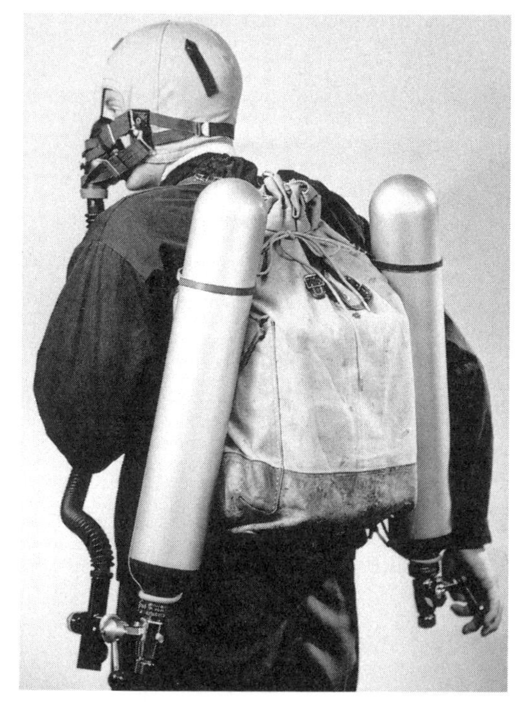
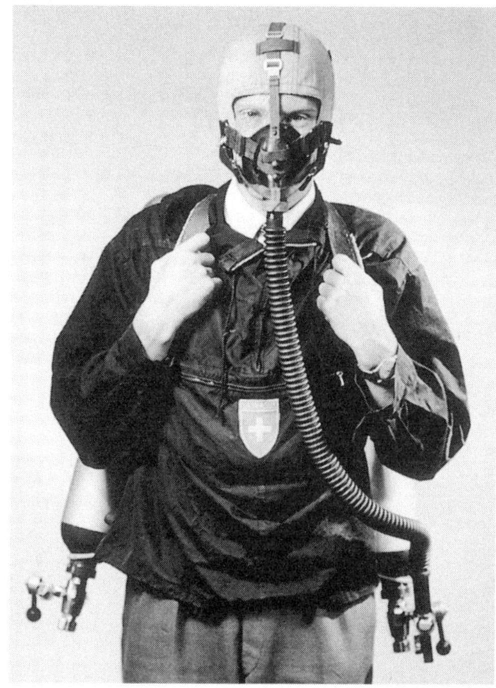

Jürg Marmet präsentiert sein für die Schweizer Everest-Herbst-expedition 1952 entwickeltes Sauerstoffgerät.

Institut entwickelt worden. Die Apparate funktionierten am Berg klaglos, allein man war zu spät im Herbst unterwegs, so dass die einsetzenden Stürme jedes Vordringen über den Südsattel hinaus verunmöglichten. Hätte die Frühjahrsexpedition schon den Studenten und nicht den Professor als Berater gehabt, wäre der Mount Everest wohl durch Schweizer Bergsteiger erstbestiegen worden. Diese nationale Katastrophe blieb Grossbritannien dank professoraler Inkompetenz erspart.

Am Ziel

Am 29. Mai 1953 gelang Edmund Hillary und Tenzing Norgay – mit gut funktionierenden Sauerstoffgeräten mit einem einstellbaren Flow von 1–4 l/Min. – die Erstbesteigung des Mount Everest. Die Nachricht vom Erreichen des «dritten Pols», vom so lang und hart umkämpften höchsten Ziel auf dieser Erde, erreichte Grossbritannien rechtzeitig zur Krönung von Elizabeth II. und löste einen Freudentaumel aus.

Der Erfolg basierte auf sorgfältigster strategischer Planung, scheinbar grenzenlosen Ressourcen, militärisch straffer Führung durch John Hunt, einer grossartigen Mannschaftsleistung und schliesslich dem Exploit von Hillary und Tenzing. Nach den «erfolglosen» Expeditionen der vorhergehenden Jahrzehnte war das technische Material verbessert worden und das Wissen um die Route und die richtige Strategie weit fortgeschritten. Der begleitende Physiologe Griffith Pugh (1909–1994) hatte im Vorjahr bei der britischen Trainingsexpedition zum Cho Oyu nicht nur Fragen der Höhenphysiologie studiert, sondern auch den Einsatz der Sauerstoffgeräte in grosser Höhe akribisch getestet und den Bedarf an supplementärem Sauerstoff beim Klettern festgelegt. Gemeinsam mit Michael P. Ward führte er auch bei der Expedition 1953 verschiedene Untersuchungen zur Atmungsphysiologie durch.[211]

Himalaja-Expeditionen mit physiologischen Aspekten

Silver Hut

In den Jahren 1960/61 leitete Griffith Pugh eine wissenschaftliche Expedition in der Everest-Region, die an Ausstattung und Dauer alle bisher durchgeführten übertraf. Während fünf Monaten lebten und forschten die Mitglieder der *Himalayan Scientific and Mountaineering Expedition* auf 5800 Metern Höhe am Mingbo-Gletscher in der von ihnen errichteten «Silver Hut» unmittelbar unterhalb der Pyramide der Ama Dablam. Dieser lange Aufenthalt in grosser Höhe ermöglichte Studien zur chronischen Akklimatisation in extremer Höhe: Die Forscher fanden, dass das Verhältnis von Herzzeitvolumen und geleisteter Arbeit im Verhältnis zum Tiefland unverändert blieb, wobei jedoch die maximale Leistungsfähigkeit reduziert war. Sie beschrieben, dass die Steigerung des alveolären Sauerstoffpartialdruckes durch Sauerstoffzufuhr nicht zwingend zu einer Erhöhung der Sauerstoffsättigung im Blut führt, und meinten, dass die Diffusionskapazität der Lunge limitierend sei. Ferner stellten sie fest, dass auch nach längerem Höhenaufenthalt die Atmung noch immer hauptsächlich durch den tiefen Sauerstoffpartialdruck gesteuert wird. Elektrokardiografische Studien zeigten eine Rechtsherzbelastung mit Achsendrehung nach rechts und Störungen der Erregungsrückbildung, die nicht als Ausdruck des Sauerstoffmangels gewertet wurden. Bei einem Fall mit Höhenlungenödem wurde eine Zunahme dieser Veränderung festgestellt, und eine andere Person mit akuter Bergkrankheit zeigte ST-Hebungen über der Vorderwand von vier Millimetern – Veränderungen des Elektrokardiogramms, die in tiefen Lagen als Zeichen eines Herzinfarktes verstanden worden wären. Als möglicher Mechanismus wurde eine Belastung des rechten Herzens durch Blutdruckerhöhung im Lungenkreislauf bei Hypoxie postuliert, das Höhenlungenödem wurde erst retrospektiv als ein solches beurteilt.[212]

Trotz guter Ernährung und relativ komfortabler Wohnverhältnisse trat ein ausgeprägter Gewichtsverlust ein, und die Leistungsfähigkeit der Winteraufenthalter war im Frühling keineswegs besser als jene von frisch angereisten und nur wenige Wochen akklimatisierten Bergsteigern. Damit wurde erneut die schon von Zuntz und de Filippi beobachtete und später bei der Everest-Expedition von 1924 beschriebene *high altitude deterioration* dokumentiert.[213] Versuche, diese Entwicklung durch die Verabreichung von Anabolika während der Akklimatisierungsphase zu verhindern, verliefen wenig erfolgreich.[214]

Ganz nebenbei gelang den Expeditionsmitgliedern die schwierige Erstbesteigung der Ama Dablam. Da die Mannschaft dafür kein Permit besass, drohten die nepalesischen Behörden mit drastischen Strafen, die nur dank dem engagierten Einsatz von Sir Edmund Hillary abgewendet werden konnten.

Messungen bis zum Gipfel des Mount Everest

Während einer grossen italienischen Everest-Expedition im Jahre 1973 konnte der Physiologe Paolo Cerretelli nachweisen, dass nach einem Aufenthalt in extremer Höhe auch nach Abstieg oder bei Einatmung von reinem Sauerstoff die maximale Sauerstoffaufnahme nur etwa 97 (bzw. 92) Prozent der Vorwerte erreichte. Bei einer durchschnittlichen Hämatokriterhöhung auf 66 Prozent (Maximalwerte von 78 Prozent) vermutete man den Grund in der daraus resultierenden Verlangsamung der Durchblutung wegen des zähflüssigeren Blutes.[215] Zwei Jahre später schrieben Teilnehmer einer chinesischen Expedition auf dem Gipfel des Mount Everest ein EKG, das – allerdings in nur einer Ableitung – einen Normalbefund zeigte.

Bei der *American Medical Research Everest Expedition*, kurz AMREE, unter der Leitung des amerikanischen Physiologen John West im Herbst 1981 sammelte der Pathologe Christopher Pizzo alveoläre Gasproben bis zum Gipfel des Mount Everest, ohne gleichzeitig Sauerstoff zu atmen. Die spätere

Anlayse ergab, dass ab einer Höhe von 7000 Metern der alveoläre Sauerstoffpartialdruck konstant bei einem Tiefstwert von rund 35 mm Hg gehalten wird. Dies wird erreicht durch extreme Hyperventilation mit Absinken des CO_2-Partialdrucks bis auf 7,5 mm Hg; bis zum höchsten Punkt der Welt wird so kurzfristiges Überleben mit einem arteriellen Sauerstoffpartialdruck von 28 mm Hg ermöglicht. Die Sauerstoffsättigung des Hämoglobins beträgt unter diesen Umständen 50–60 Prozent des Normalwerts und sinkt bei Belastung weiter. Die Resultate von AMREE wurden in den mittleren Achtzigerjahren in der Operation Everest II, einer aufwendigen Studie unter der Leitung von Charles Houston und John Sutton, bestätigt und erweitert. In einer Unterdruckkammer dekomprimierte man acht Freiwillige innert 42 Tagen bis zur Höhe des Mount Everest, die Sauerstoffversorgung war so miserabel, wie nach Pizzos Experiment zu vermuten war.

Der Ikonoklast

Die ersten, die das Dogma missachteten, dass Gipfel über 8500 Metern nicht ohne supplementären Sauerstoff erreicht werden können, waren der Ikonoklast Reinhold Messner und sein zögernder Partner Peter Habeler am 8. Mai 1978 am Mount Everest.

Nach 1924, als Norton bis auf 8572 Meter geklettert war, hatte niemand mehr diese oder eine noch grössere Höhe ohne Sauerstoffgerät erreicht. Die Leistung von Messner und Habeler wurde staunend und ungläubig aufgenommen – hatten doch mehrere physiologische Untersuchungen von Margaria, Barcroft und Douglas ergeben, dass der Mensch auf dem Gipfel des Mount Everest so knapp an der Grenze seiner Hypoxietoleranz sei, dass eine körperliche Anstrengung nicht mehr möglich erschien. Von namhaften Physiologen war den beiden denn auch vorausgesagt worden, dass sie scheitern oder – falls sie es wider Prognose doch schaffen würden – als Preis schwere Hirnschäden davontragen würden. Es zeigte sich nun aber, dass die mehr auf klinischer Einschätzung basierenden Vermutungen von Männern wie Kellas und Hingston – sie hielten die Besteigung des Everest ohne künstlichen Sauerstoff grundsätzlich für möglich – richtig gewesen waren.

Im Anschluss an den Erfolg Messners und Habelers wurden allerlei Theorien bemüht zur Erklärung, welche physiologischen Eigenschaften einen Menschen befähigen, eine solche Leistung zu erbringen. Im Beson-

AIR MAIL

HERRN
UNIV. PROF. DR. P.
DETJEN
UNIVERSITÄT
6020 INNSBRUCK
EUROPE AUSTRIA

Keine Hirnschäden – Reinhold Messner und Peter Habelers Mitteilung nach der Besteigung des Mount Everest ohne künstlichen Sauerstoff 1978.

deren wurde vermutet, diese Männer müssten über eine ausserordentlich hohe maximale Sauerstoffaufnahme verfügen. Die entsprechenden Untersuchungen an sechs Bergsteigern, die ohne Sauerstoff Gipfel über 8500 Metern Höhe bestiegen hatten – unter ihnen Messner und Habeler –, ergaben jedoch durchaus Normalwerte der maximalen Sauerstoffaufnahme, der Muskelstruktur und der maximalen aeroben und anaeroben Leistung, wie sie auch andere Ausdauersportler erreichten.[216]

Die Messung der höheren Denkfunktionen zeigte bei fünf von acht Höhenbergsteigern der Crème de la Crème diskrete Beeinträchtigungen des Kurzzeitgedächtnisses und der Flexibilität des Denkens.[217] Solche Störungen sind zwar nur mittels komplexer neuropsychologischer Tests nachweisbar und bedeuten keinerlei Beeinträchtigung im Alltag. Sie zeigen aber, dass extreme Hypoxie, besonders beim für Sauerstoffmangel anfälligsten Organ, dem Gehirn, einen Preis hat, der vielleicht im Alter zu bezahlen ist.

Überleben mit derart geringer Sauerstoffversorgung ist für optimal Akklimatisierte nur für Stunden oder maximal Tage möglich. Die Funktion des Zentralnervensystems und besonders die Urteilsfähigkeit, die Koordination und das Gleichgewichtsgefühl sind empfindlich beeinträchtigt, wie der Tod zahlreicher Bergsteiger illustriert, die ohne «englische Luft» in Höhen über 8200 Metern vorgedrungen sind.

1950 BIS HEUTE

VON DER HÖHENPHYSIOLOGIE ZUR HÖHENMEDIZIN

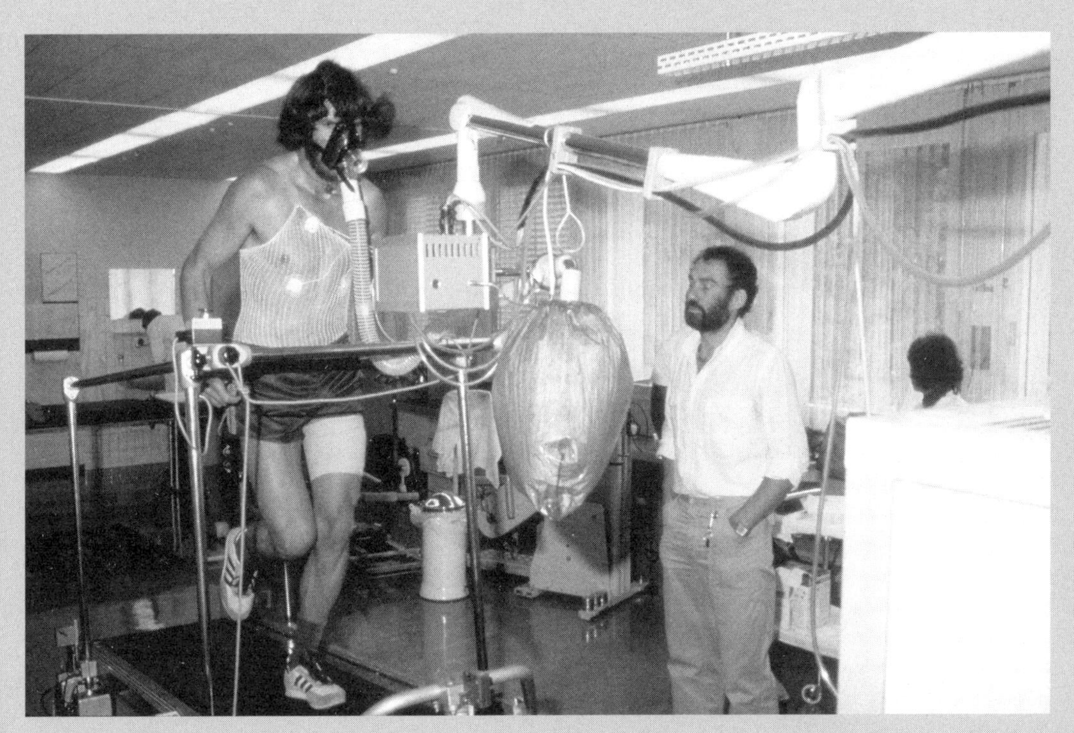

Reinhold Messner und Oswald Oelz beim Laborversuch zur Ermittlung der maximalen Sauerstoffaufnahme. Die Werte des Elite-Höhenbergsteigers unterscheiden sich kaum von denen eines guten Ausdauersportlers.

Vom Höhenlungenödem zum «Margherita-Cocktail»

Nach dem Zweiten Weltkrieg führte man am Jungfraujoch Studien durch über die Blutneubildung, die Atmungsregulation, die Blutgerinnung und zahlreiche andere Themen.[218] Ein Grossteil dieser Untersuchungen beschäftigte sich mit der Nutzung des Höhenklimas für Trainings- und Therapiezwecke. An die Stelle der Tuberkulosekranken, die nun antibiotisch behandelt wurden, traten die zahlreichen Patienten mit Herz-Kreislauf- und obstruktiven Lungenkrankheiten.[219]

Sowohl den Schweregrad als auch die Häufigkeit der akuten Bergkrankheit in den Alpen schätzte man damals als gering ein. So wurde 1966 bei einem internationalen Kongress in Lugano zum Thema *Der Mensch im Klima der Alpen* bemerkt, die Höhe von 2000 bis 5000 Metern sei die «dem trainierten europäischen Alpinisten vertraute Zone ohne alarmierende Sauerstoffmangelsymptome. Bergkrankheit selten.»[220]

Im Rahmen einer interdisziplinären Studie über einen alpinen Hochleistungstest (Winterüberschreitung im Berner Oberland 1969) hielten die Autoren im Resümee fest: «Die Adaptation an eine mittlere Höhe von 3000–4000 Metern erfolgt rasch; spezielle Vorkehrungen sind dazu weder nötig noch möglich.»[221]

Die Probanden dieser Untersuchung waren Alpinisten, von denen die Hälfte als Bergführer tätig war. Es handelte sich damit um eine vorakklimatisierte Gruppe mit ausgezeichneter Höhentoleranz.

Ungewaschene Decken

Während man also die Forschungsstätten auf dem Jungfraujoch und im *Istituto Angelo Mosso* auf dem Col d'Olen noch gelegentlich benützte, blieben die deutlich höher gelegenen Laboratorien auf dem Monte Rosa und dem Montblanc weitgehend einsam. Eine Ausnahme war eine britische Gruppe, die *Middlesex Hospital Medical School High Altitude Physiological Expedition*, die im Jahr 1960 mehr als drei Wochen im Observatoire Vallot am Montblanc verbrachte und dort eine Verminderung der Sekretion des Nebennierenhormons Aldosteron beim Höhenaufenthalt dokumentierte.[222] Die Forscher beschrieben etwas chaotische Wohnverhältnisse in der verlassenen Hütte:

«Das Observatorium entpuppte sich als verkommen und zugig, mit Schneeverwehungen in den Ecken und jungen Gletschern unter den Betten. Berge von Decken standen zur Verfügung: Jahrgang 1890 und zweifelsfrei während des 20. Jahrhunderts noch nicht gewaschen. Viele von ihnen waren voller Eis, und bei einer bemerkenswerten Gelegenheit musste sogar ein Pickel benutzt werden, um eine gegen die Wand gestossene Decke wieder zu befreien.»[223] Von dieser britischen Untersuchung abgesehen, wurde der Ort wahrscheinlich jahrzehntelang nicht für höhenmedizinische Zwecke genutzt.

Auch der Capanna Regina Margherita war kein besseres Schicksal beschieden; während Jahrzehnten erfüllte sie als dürftige Schutzhütte bei Notfällen ihre wichtigste Funktion. Dank ihrer Verbindung mit dem *Istituto Angelo Mosso* diente sie manchmal wenigstens für Vergleichsstudien mit kürzeren Aufenthalten auf 4559 Metern Höhe – wobei Turiner Physiologen bei einem sechstägigen Aufenthalt die Atemarbeit von Mensch und Tier studierten[224] –, und eine Gruppe von der Universität Nijmegen führte im Jahr 1963 eine Monte-Rosa-Expedition durch, in deren Verlauf sie zwölf Tage in der Hütte verbrachte. Bei ihren Untersuchungen fanden die niederländischen Forscher erhöhte Werte für das aus dem Nebennierenmark und dem Nervensystem stammende Hormon Noradrenalin sowohl im Plasma als auch im Urin. Dieser Befund wurde als Zeichen einer erhöhten Aktivität des sympathischen Nervensystems gewertet.[225]

Die Höhenlaboratorien in den USA wurden intensiver genutzt: In den vier Laboratorien der *White Mountain Research Station*, deren höchstes auf 4342 Metern gelegen ist, fanden Ralph Kellogg und Donal Reed eine nächtliche Abschwächung der ventilatorischen Antwort auf einen CO_2-Anstieg. Der resultierende Abfall der Sauerstoffsättigung wurde als mögliche Ursache der nächtlichen Verschlechterung der Beschwerden der Bergkrankheit angesehen.[226] Und auf dem Pikes Peak (4300 m), wo Haldane und Douglas schon 1911 geforscht hatten, werden seit 1960 höhenphysiologische Studien der amerikanischen Armee durchgeführt.

Entdeckungen und Wiederentdeckungen

Weiterhin beschäftigte man sich sowohl in Europa als auch den USA und bei Expeditionen im Himalaja hauptsächlich mit der Akklimatisation; die Klinik und Pathophysiologie der akuten Bergkrankheit interessierte noch immer nicht. Der Tod von Etienne Jacottet im Jahr 1891 und die darauf folgenden Spekulationen über die Stauung im kleinen Kreislauf waren vergessen, ebenso die Symptombeschreibung und Einteilung durch Ravenhill 1913.

Unbeachtetes Wissen

In Peru war dies anders. Dort gab und gibt es gut ausgerüstete Krankenhäuser auf einer Höhe, wo andernorts nur Forschungslaboratorien mit eingeschränkten Arbeitsmöglichkeiten bestanden. Dementsprechend stammen die ersten guten Beschreibungen von auch apparativ untersuchten Fällen von akuter Bergkrankheit mit Höhenlungenödem aus diesem Land. Mehrere in spanischer Sprache publizierte Arbeiten über das akute Lungenödem waren in der westlichen Welt jahrzehntelang völlig unbekannt. Es sei dahingestellt, ob diese Tatsache lediglich mit der Sprachbarriere zu erklären ist.

Alberto Hurtado Abadia (1901–1983) hatte bereits 1937 festgestellt, dass es eine Form von Soroche gebe, die mit einer erheblichen Lungenstauung einhergehe – eine Aussage, die so auch Kronecker gemacht hatte. Hurtado hatte am Anfang seiner medizinischen Karriere in Oroya gearbeitet. Aus dem *Hospital de Chulec* in Oroya (3750 m) kamen in der Folge weitere Fallbeschreibungen durch Leoncio Lizárraga Morla. In seiner Dissertation dokumentierte er 1954 die klinischen Befunde und Verläufe der Patienten mit nichtkardialem Lungenödem, die in der Klinik zwischen 1950 und 1953 behandelt worden waren. Eine gekürzte Version mit der Beschreibung von sieben der vierzehn Krankheitsfälle erschien ein Jahr später in den *Anales Facultad de Medicina de Lima* unter dem Titel *Soroche Agudo: Edema agudo del pulmón.* Neben den genauen Schilderungen von Vorgeschichte, Befunden und Verlauf publizierte er auch die ersten Röntgenbilder dieser Erkrankung. Aus den Schlussfolgerungen der Arbeit wie schon aus dem Titel) wird deutlich, dass Lizárraga das Höhenlungenödem klar als Verlaufsform der Bergkrankheit erkannt hatte und von der kardialen Lungenstauung abgrenzte:

«1. Das akute Lungenödem in der Höhe […] ist eine schwere Verlaufsform von ‹Soroche›, die zum Tod führen kann.

2. Die typischen radiologischen Befunde machen eine differenzialdiagnostische Abgrenzung von anderen Formen des Lungenödems möglich.»[227]

Lizárraga betonte nicht nur den Unterschied zu Ödemen, die aus einer Schwäche der linken Herzkammer resultierten, sondern beschrieb auch die Zeichen der Rechtsherzbelastung. In der Einleitung zitierte er Carlos Monge, der 1927 das akute Lungenödem mit potenziell tödlichem Ausgang ebenfalls als eine Verlaufsform von Soroche beschrieben hatte. In derselben Ausgabe der *Anales Facultad* publizierte Arturo Bardalez Vega weitere sieben Fälle *(Algunos casos de edema pulmonar agudo por soroche grave)*, die er während eineinhalb Jahren im *Hospital Americano de Morococha* (4500 m) beobachtet hatte. In beiden Kliniken wurden die Kranken mit Sauerstoff und Bettruhe und, je nach Höhe der Herzfrequenz, auch mit dem Medikament Digitalis behandelt. Bardalez wies auch auf das gehäufte Auftreten von Komplikationen durch Lungenentzündung hin, die antibiotisch behandelt werden sollten.

Beachtete Beobachtung

Erst als 1960 in zwei amerikanischen medizinischen Zeitschriften unabhängig voneinander das *High altitude pulmonary edema* beschrieben wurde, erhielt dieses Krankheitsbild mehr Beachtung.

Die erste Publikation durch Herbert Hultgren und Warren Spickard nahm Bezug auf die Beobachtungen der beiden Mediziner im oben erwähnten *Hospital de Chulec* in Oroya.[228] Der andere Artikel, verfasst vom Höhenmediziner Charles Houston für das *New England Journal of Medicine*, schildert ausführlich den Fall eines Studenten, der in Colorado an einem Höhenlungenödem erkrankte, das radiologisch dokumentiert wurde. Im weiteren Verlauf konnten keine Hinweise für eine zugrunde liegende Herzkrankheit gefunden werden, so dass Houston die Kombination von Kälte, Anstrengung und Sauerstoffmangel als ätiologische Ursache ansah. Er hörte von weiteren solchen Fällen und prägte die Bezeichnung *acute pulmonary edema of high altitude*. Houston schloss seinen Artikel mit der Bemerkung, dass der Mechanismus dieser Erkrankung unbekannt sei, sie aber weiterer Aufmerksamkeit besonders bei Bergsteigern bedürfe.[229]

Zum Zeitpunkt dieser «Wiederentdeckung» des Höhenlungenödems war es möglich geworden, immer schneller immer höher hinauf zu gelangen. Als Folge des wachsenden Mobilitätsbedürfnisses der Gesellschaft nahm auch die Zahl der Menschen, die sich in grosse Höhen begaben, rapide zu.

Damit erwachte das Interesse an der Höhenkrankheit. Man registrierte nun die Patienten, weil man wusste, was zu beobachten war, und weil es immer mehr Betroffene gab.

Vier Jahre nach Houstons Beschreibung des Höhenlungenödems publizierte Ray Fitch einen Artikel über *Mountain Sickness: A Cerebral Form*, in dem nun parallel die zerebrale Erscheinungsform der Bergkrankheit wieder entdeckt wurde.

Den Hinweis, dass beim schweren Verlauf der zerebralen Form der akuten Bergkrankheit ein Hirnödem vorliegt, erhielt man kurze Zeit später unter kriegerischen Umständen: Der eskalierende Grenzkonflikt zwischen Indien und China in der Ladakh-Region erforderte einen raschen Transport von indischen Soldaten aus dem Flachland in eine Höhenregion von bis zu 5500 Metern. Es kam zu einer bisher und seither nie wieder gesehenen Häufung von akuter Bergkrankheit.

Der Arzt Inder Singh untersuchte mit seinem Team der *Indian Armed Forces Medical Service* 1925 (!) erkrankte Soldaten. Bei Autopsien fand man neben pulmonalen Ödemen auch Fälle von Hirnödemen und hatte damit eine Erklärung für die Veränderungen, die zu den neurologischen Befunden führen.

Singh erkannte den Zusammenhang zwischen der Bergkrankheit und einer Verminderung der Wasser- und Natriumausscheidung. Er berichtete über einigen Erfolg von Therapieversuchen mit den Wasser treibenden Mitteln Furosemid, Betamethason und Morphin.[230]

Mehr Kranke – mehr Wissen

Sobald den seit langem bekannten Symptomen auch Befunde zugeordnet werden konnten, wuchs das Interesse an der Pathophysiologie und einer möglichen Therapie der Bergkrankheit. Man intensivierte die höhenphysiologischen und nun auch höhenmedizinischen Untersuchungen und betrieb vermehrt Aufklärung gerade auch im Hinblick auf die Prophylaxe. Der wachsende Himalaja-Tourismus hatte schon 1973 zu so zahlreichen Erkrankungen bei Treckern und Bergsteigern geführt, dass die *Himalayan Rescue Organisation* in Pheriche auf 4270 Metern eine Klinik einrichtete. Dort wurde registriert, behandelt und aufgeklärt, mit dem Erfolg, dass die Inzidenz der akuten Bergkrankheit deutlich gesenkt werden konnte.

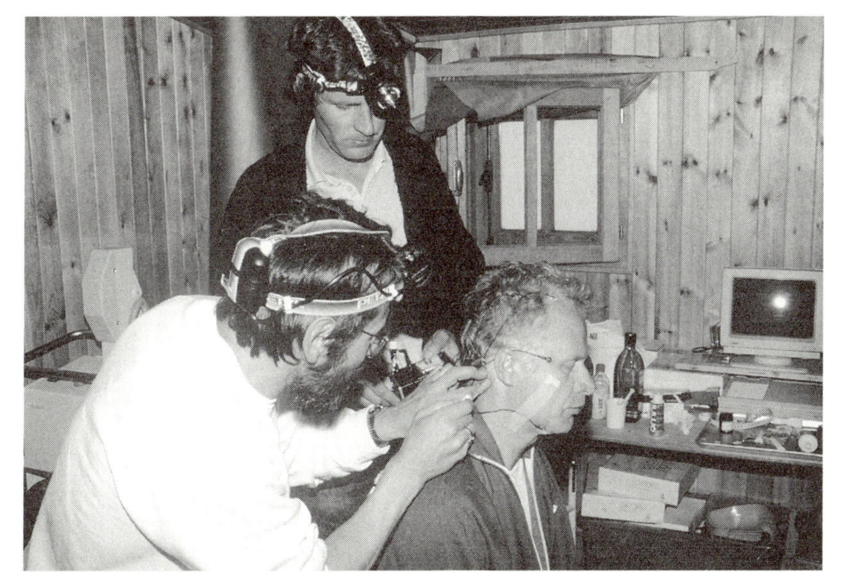

Studien zum Schlafverhalten auf 4559 Metern Höhe: Peter Bärtsch und Urs Waber platzieren einer Versuchsperson in der Capanna Regina Margherita Elektroden zur Messung der Hirnströme.

Ein Forschungsprogramm am Mount Logan, im Grenzgebiet zwischen Kanada und Alaska, leistete zwischen 1967 und 1979 wichtige Beiträge zur Erforschung der Bergkrankheit. Die Untersuchungen im Höhenlaboratorium des *Arctic Institute of North America* (5310 m) galten erklärtermassen der Ätiologie und der Prävention der akuten Bergkrankheit und unterschieden sich dadurch von den eher höhenphysiologisch als höhenmedizinisch ausgerichteten Studien an anderen Orten.

Der abgelegene Standort der Station machte eine Versorgung aus der Luft erforderlich, und anfänglich wurden auch die Versuchspersonen eingeflogen. Dies führte zwar zu einer grossen Zahl an kranken Probanden, jedoch auch zu gefährlichen Situationen bei nicht immer gewährleisteter Evakuation. In der Folge stiegen die Versuchspersonen zu Fuss auf; wegen fehlender Zwischenstationen in tieferen Höhenlagen kam es aber immer noch zu zahlreichen Fällen von Bergkrankheit, teilweise mit Lungen- und Hirnödem.

Die Wissenschaftler mit Charles Houston an der Spitze formulierten klar den Zusammenhang zwischen dem Schweregrad der Bergkrankheit und dem Ausmass des nächtlichen Sauerstoffmangels im Schlaf. Sie dokumentierten Blutungen der Netzhaut bei einem auf das Doppelte erhöhten Blutfluss der Retinagefässe, der sich unter Sauerstoffatmung wieder normalisierte, und studierten die therapeutische Wirkung von Acetazolamid.

Schon 1966 hatten Stephen Cain und James Dunn und später Stanley Forward und sein Team in placebokontrollierten Versuchen gezeigt, dass dieser Carboanhydrasehemmer zu einer Verminderung der respiratorischen Alkalose führte und gleichzeitig die Atmung stimulierte. Zudem beobachteten die Forscher signifikant weniger Symptome der Bergkrankheit. Diese Ergebnisse wurden später in zahlreichen Studien bestätigt, und die Einnahme des Medikamentes zur Prophylaxe hat sich etablieren können.[231]

Endlich auch in Europa ...

Das Interesse an der Höhenmedizin verstärkte sich, mit etwas zeitlicher Verzögerung, auch in Europa.

Der Club Alpino Italiano errichtete am Ort der lange Zeit wenig genutzten und halb verfallenen Capanna Regina Margherita 1979 einen grosszügigen Neubau. Hier begannen 1983 die Internisten Oswald Oelz und Marco Maggiorini sowie im folgenden Jahr Peter Bärtsch zunächst Studien zur Häufigkeit der akuten Bergkrankheit. Diese war höher als erwartet: Auf 4559 Metern Höhe litten mehr als die Hälfte der untersuchten Personen an der akuten Bergkrankheit, auf 3650 Metern waren es immer noch 34 Prozent. In den folgenden Jahren bearbeitete die Gruppe mit zahlreichen weiteren Mitarbeitern und modernen Labormethoden Fragestellungen zur Pathophysiologie der akuten Bergkrankheit und des Höhenlungenödems; sie befasste sich mit der Aktivierung der Blutgerinnung, dem Salz- und Wasserhaushalt, der Sekretion von Hormonen, der pulmonalen Hypertonie, der Atmungssteuerung und der Hirndurchblutung. Erstmals entwickelte und testete sie zudem Notfallmedikamente zur Behandlung höhenbedingter Gesundheitsstörungen, nämlich Dexamethason für die zerebrale Form der akuten Bergkrankheit[232] und Nifedipin zur Therapie des Höhenlungenödems.[233] Eine Kombination von Dexamethason, Nifedipin und Diamox ist als «Margherita-Cocktail» bekannt. Die Forscher studierten ferner in kontrollierten Untersuchungen die Wirksamkeit des Überdrucksacks.

In den letzten Jahren haben die Heidelberger Gruppe von Peter Bärtsch und die Zürcher Gruppe von Marco Maggiorini mittels Herzkatheterismus, Bronchoskopie und Lungenwaschung sowie komplexer Isotopenstudien bahnbrechende Erkenntnisse zur Lungendurchblutung und Lungendurchlässigkeit auf 4559 Metern Meereshöhe gewonnen. Weitere internationale

Forschergruppen belegen die Capanna Regina Margherita jedes Jahr; vom windigen eisverkrusteten Labor Angelo Mossos hat sie sich so zu einem führenden internationalen Forschungszentrum entwickelt.

Auch das Observatoire Vallot am Montblanc (4350 m) wird seit 1984 wieder – und nun ausschliesslich – wissenschaftlich genutzt, vor allem durch die *Association pour la Recherche en Physiologie de l'Environnement* (ARPE) unter der Leitung von Jean-Paul Richalet. Über steif gefrorene Finger und Temperaturen in der Hütte weit unter dem Gefrierpunkt müssen sich die heutigen Forscher im Gegensatz zu ihren Vorgängern vor hundert Jahren nicht mehr beklagen.

SCHLUSS

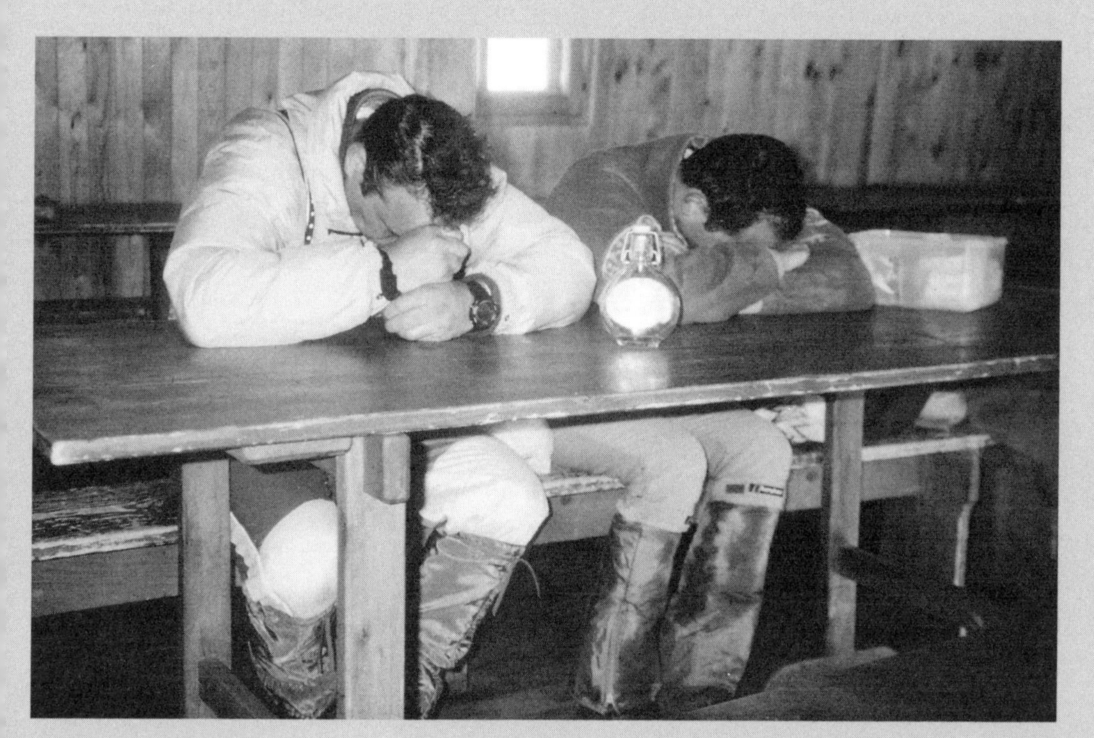

Opfer der akuten Bergkrankheit in der Capanna Regina Margherita.

Der verletzliche Sauerstoffschleier unseres Erdballs wird mit zunehmender Höhe dünner. Dies haben schon vor Jahrhunderten und Jahrtausenden die wenigen Menschen erfahren, die – auf der Jagd, für Handelstätigkeit, im Krieg oder auf der Flucht – die sicheren Talregionen verliessen. Sie verspürten seltsame Veränderungen ihres körperlichen und seelischen Befindens und führten diese auf besondere Winde zurück. Manche suchten wohl auch die Höhen auf, um den Göttern nahe zu sein und so zur Erleuchtung zu gelangen. Die Inkas brachten kleine Götterfiguren und Kinderopfer bis auf die Spitze von 6000 Meter hohen Bergen. Erleuchtung wurde aber wohl den wenigsten zuteil, sie erlitten vielmehr Kopfweh, Kälte und Tod. Der Jesuitenpater José de Acosta wurde im 16. Jahrhundert in den Anden seekrank, den Führern aus Chamonix schmeckte 1787 auf dem Gipfel des Montblanc nicht einmal mehr ihr vertrauter Wein. Kein Wunder also, dass man in den hohen Regionen auch Drachen, Lindwürmer und andere Schrecken wähnte.

Die Evolution der Arten und unserer Spezies hat sich in den sauerstoffreichen Niederungen vollzogen. Wer nicht unbedingt musste, vermied die feindlichen Höhen, da man schon mehr als genug damit beschäftigt war, einer widerstrebenden Natur einen kargen Lebensunterhalt abzuringen. Neugierige Forscher, gelangweilte englische Junker und Bauern der Hochalpen, die sich als Führer ein bescheidenes Zugeld verdienen wollten, eröffneten dann vor mehr als 200 Jahren die Alpen als «Playground of Europe» – als Tummelfeld Europas, wie der Engländer Leslie Stephen 1871 sein wegweisendes Buch zum Thema treffend nannte. Inzwischen dehnt sich dieses Tummelfeld von der Antarktis bis zum Ellsmere Island und vom Rigi bis zu den Arapiles in Australien aus. Kein Höhepunkt auf unserer Welt ist heute mehr sicher vor der Horde besteigungswütiger Alpinisten.

In diesem Szenario entwickelte sich die Höhenmedizin, immer etwas hinter der grossen Mutter Medizin hinterhertändelnd. Trotz glaubhafter Berichte war man sich lange nicht sicher, ob die Höhe denn überhaupt krank mache; erst der Tod Etienne Henri Jacottets auf dem Montblanc 1891 offenbarte die brutale Realität. Wie in der allgemeinen Medizin versuchte man zunächst mit nutzlosen, vielleicht gar schädlichen Mitteln die Erscheinungen der Krankheit zu behandeln. Wenn Edward Whympers Führer, Jean-Antoine Carrel, des Doctor's Stuff geradewegs als «an insult to intelligence» bezeichnete, lag er damit gar nicht so daneben. (Solches Übeltun ist noch lange nicht zu Ende, auch heute noch wird zum Beispiel mancherorts das Höhenlungenödem mit wassertreibenden Mitteln behandelt, die in dieser Situation wohl nur Schaden anrichten.)

In den Anfängen der Disziplin Höhenmedizin interessierten die Konsequenzen des Sauerstoffmangels allenfalls eine begrenzte Zahl von Physiologen. In heroischen Versuchen an sich selbst, an ihren bedauernswerten Laboratoriumsdienern und an Soldaten, die von der Regierung zur Verfügung gestellt wurden, beobachteten sie die Wirkung der dünnen Luft auf Puls, Atmung, Grundumsatz und Ausscheidung. Dass sie und ihre Versuchskaninchen häufig an Kopfweh und Atemnot litten, wurde zwar vermerkt, aber mannhaft erduldet und als Tribut an die Wissenschaft verstanden. Die ernsthaften Mediziner, also die Internisten und die Chirurgen ihrerseits, hatten sich um die Schwindsucht und die Syphilis zu kümmern und waren sich zu fein, in ungeheizten Hütten oder unbequemen Zelten medizinische Forschung zu betreiben. Darum wurde auch nicht beachtet, dass ein Generalist, der Minenarzt Ravenhill, schon 1913 eine brillante und moderne Beschreibung und Einteilung der verschiedenen Formen der Höhenkrankheit verfasste. Die zunehmend von westlich-angelsächsischer Wissenschaftsarroganz geprägte Medizinszene beachtete auch nicht, dass Ärzte in Peru schon in den 1950er-Jahren das Höhenlungenödem als Krankheit erkannten und beschrieben. Erst als zwei US-Amerikaner, nämlich Herb Hultgren und, unabhängig davon, Charles Houston, einige Jahre später dieses Phänomen «entdeckten» und publizierten, glaubte man an das Ertrinken im eigenen Blutwasser.

Kaum waren die ersten Ansätze zur Beherrschung der Geissel der Infektionskrankheiten gefunden, brach der Zweite Weltkrieg los, der fast aller Tändelei der Höhenmedizin eine längere Zwangspause auferlegte. Randepisoden spielten sich auf dem Jungfraujoch ab: Während sich auf den Schlachtfeldern die Armeen zerfleischten, während Soldaten und Zivilbevölkerung in Europa und Asien unter millionenfachem Schrecken im Bombenhagel zerfetzt wurden, verhungerten oder erfroren, bestimmte man in der glücklichen Schweiz die Festigkeit der weiblichen Brust in Abhängigkeit von der Höhenexposition.

Nach dem Ende der vielen grossen vaterländischen Kriege wurde als Ersatz die Eroberung der Achttausender praktiziert. Expeditionsärzte waren Chirurgen wie Michael Ward am Mount Everest, Hausärzte wie Charles Houston und eventuell auch Internisten. Notfalls konnte aber auch ein Geografiestudent wie Sepp Jöchler (von Herbert Tichy 1954) oder ein Welthandelsstudent wie Kurt Diemberger (von Hermann Buhl 1957) zum Expeditionsarzt ernannt werden. Die schweizerische Everest-Lhotse-Expedition von 1956 begnügte sich mit dem Medizinstudenten Edi Leuthold, der am Mount Everest seine Doktorarbeit machen sollte. Seine Aufzeichnungen der Messungen von Puls, Blutdruck, Atemfrequenz und Ausscheidungsvolumen seiner Freunde fielen dann allerdings der Not eines vom Durchfall geplagten Freundes auf dem Südsattel zum Opfer, als diesem das Toilettenpapier ausging. Die akute Blinddarmentzündung eines Expeditionsteilnehmers – dem später die erste Besteigung des Lhotse gelingen sollte – behandelte Leuthold erfolgreich mit Antibiotika.

Dieses Dilettantentum gehört inzwischen der Vergangenheit an: Die Höhenmediziner sind zu selbst ernannten Spezialisten geworden und haben ihre Nische als ernst zu nehmende Disziplin etabliert. Als letztes Resultat dieser Entwicklung sehen wir nun Richtlinien und Befähigungsnachweise für Höhenmediziner. Dabei wäre ein idealer Höhenmediziner zu klonen aus einem exzellenten und aggressiven Chirurgen wie Raimund Margreiter, der 1978 am Everest auch vor der Operation einer offenen Schädelverletzung nicht zurückschreckte, einem Internisten mit durchdringendem klinischem Blick, der ohne Röntgen, Computertomograf und Laboratorium die richtige Diagnose stellt, sowie einem blitzschnellen Bergsteiger wie Erhard Loretan, der seine Patienten auch auf 8500 Metern innerhalb weniger Stunden erreicht.

Trotzdem würde dieses Multitalent vor allem für Blasen und Durchfall während des Anmarsches beansprucht, da in grossen Höhen Notfälle meist weit entfernt vom Herrn Doktor auftreten. Darum ist auch die immer lauter vorgetragene Forderung, dass jede grössere Treckinggruppe und jede so genannte Expedition einen Trecking- beziehungsweise Expeditionsarzt mitzunehmen habe, eigentlich eine Absurdität. Schliesslich gehen hier vollständig gesunde Leute in ihrem Urlaub spazieren oder bergsteigen; sie sollten eigentlich nicht krank werden. Dass dies trotzdem passiert, ist eine Folge der

Selbstüberschätzung, der Unvernunft, der Masslosigkeit und der Hektik unserer Zeit. Der Trecking- und Expeditionsarzt ist zudem ein Dragée gegen die grassierende Versicherungshysterie und die von den Anwälten geschickt unterhaltene Angst vor Schadenersatzforderungen.

So haben wir denn in der Entwicklung der Höhenmedizin zu einer mehr oder weniger exakten Wissenschaft einiges gelernt und meinen langsam zu verstehen, warum der Kopf fast zerspringt und die Lungengefässe zu rinnen beginnen. Wir können den Schadensfolgen unseres seltsamen Tuns vorbeugen und im Ernstfall auch etwas dagegen tun. Wir haben es also herrlich weit gebracht. Bleiben wir uns aber bewusst, dass die Höhenmedizin eine Randerscheinung der modernen Medizin ist, die sich mit etwas beschäftigt, das wir nicht zu ernst nehmen sollten, auch wenn es eine der lustigsten Nebensachen unseres Seins darstellt.

ANHANG

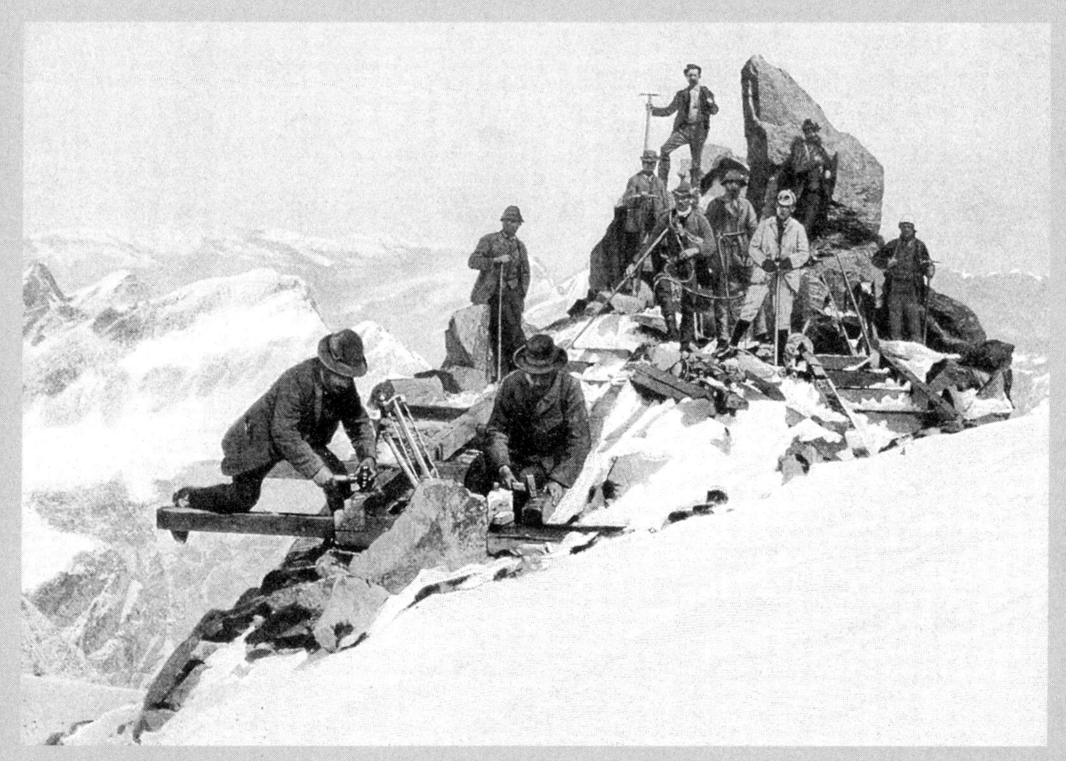

Der Bau der Capanna Regina Margherita auf der Punta Gnifetti (Signalkuppe) im Monte-Rosa-Massiv verbessert 1893 die Bedingungen der ersten Höhenphysiologen schlagartig und nachhaltig. Foto von Vittorio Sella.

Anmerkungen

1 Fitz Gerald, Highest Andes, 1899, S. 82 f.

2 West, High Life, 1998, S. 3 f.

3 Bert, La pression, 1878, S. 205.

4 Müllener, Hinweis auf die Bergkrankheit, 1964.

5 Scheuchzer, Beschreibung der Naturgeschichten, 1746, S. 83.

6 «[…] sola videndi insignem loci altitudinem cupiditate ductus, ascendi.» Petrarca, De rebus familiaribus IV,1; zitiert nach: Coolidge, Josias Simler, 1904, S. 150.

7 Zschokke, Geschichte des Bergsteigens, 1896.

8 Runge, Pilatus und St. Dominik, 1859.

9 «Air hic longe liberior et salubrior nec adeo vaporibus crassis infectus, ut in planitie, nec ut in urbibus et aliis hominum habitationibus contagiosus aut foetidus. Hic narribus ad cerebrum derivatus, arteria ad pulmones et cor nion solum non offendit, sed etiam juvat.» Gessner, Descriptio montis fracti. Zitiert nach: Coolidge, Josias Simler, 1904, S. 208*.

10 Ebd. S. XLIII.

11 «… ut par est, affecti deliciae, montium moles immensa spectacla admirari et caput tanquam inter nubes attollere.» Gessner, Epistola, 1541, S. 2 (A2).

12 Gessner, Descriptio montis fracti, 1555.

13 Rhellicanus, Stockhorniade, 1537.

14 «Ergo hujus modi loca quis non admiretur, amet, libenter invisat, perlustret, et scandat certe fungos, stupidos, insulsos, pisces lentosque chelonas dixerim, qui talibus non afficiantur.» Marti, Valerius Cordus Notes medicales 1544; zitiert nach: Coolidge, Josias Simler, 1904, S. 230*.

15 Gilbert, The Andean story, 1983 b.

16 «… quando subi las Escaleras, que llaman, que es lo mas alto de aquella sierra, quasi subito me dio una congoxa tan mortal, que estuve con pensamientos de arrojarme de la cavalgadura en el suelo. […] Y con esto luego tantas arcadas y vomitos, que pense dar el alma, porque tras la comida y flemas, colera y mas colera, y una amarilla y otra verde, lleguè a echar sangre, de la violencia que el estomago sentia. Finalmente digo, que si aquello durara, entendiera ser cierto el morir, mas no durò sino obra de tres o quatro horas …» Acosta, Historia natural, 1590, S. 143.

17 «Que la causa de esta desteplancia y alteracion tan estraña sea el viento, o ayre que alli reyna, no ay duda ninguna, porque todo el remedio (y lo es muy grande) que hallan es, entaparse quanto pueden oydos y narizes, y boca, y abrigarse de ropa especialmente el estomago. Porque el ayre es tan subtil y penetrativo, que pasa las entrañas …» Ebd. S. 144.

18 Pöppig, Reisen Bd. II, 1836, S. 84.

19 Meyen, Reise um die Erde Bd. II, 1835, S. 37.

20 Humboldt, Lettre au Delambre, 1803, S. 175.

21 Bert, La pression, 1878, S. 238 f.

22 «Next one comes to Big Headache and Little Headache Mountains, as well as Red Earth and Swelter Hills. They make a man so hot that his face turns pale, his head aches, and he begins to vomit. Even the donkeys and swine react this way.» Gilbert, The China story, 1983a, S. 316.

23 «The symptoms are a feeling of severe sickness, and in every case one's breath so seizes him that he becomes exhausted, just as if he had run up a steep hill with a heavy burden on his back. On account of the oppression it is difficult to sleep. Should, however, sleep overtake one, the eyes are hardly closed before one is awoke with a start caused by oppressions on the lungs and chest. […] When overcome with this malady the patient becomes senseless, begins to talk nonsense, and sometimes the power of speech is lost, while the palms of the hands and soles of the feet become swollen. Often when this last symptom occurs, the patient dies between dawn and breakfast time; at other times he lingers on for several days. If, in the interval, his fate has not been sealed, and he reaches a village or fort, it is probable that he may survive, otherwise he is sure to die.» Ebd. S. 324.

24 Burnetius, Theoria Telluris sacra I, 1698, S. 73 f.

25 Scheuchzer, Helvetiae stoicheiographia, 1716, S. 1 f.

26 Scheuchzer, Beschreibung der Naturgeschichten, 1706, S. 67.

27 Scheuchzer, Disquisitiones, 1736, S. 39 f.

28 Scheuchzer, Beschreibung der Naturgeschichten, 1706, S. 70.

29 Scheuchzer. Helvetiae stoicheiographia, 1716, S. 12 f.

30 Scheuchzer, Beschreibung der Naturgeschichten, 1706, S. 57.

31 Zedler, Universallexikon, 1733.

32 Haller, Anfangsgründe, 1766, S. 302 f.
33 Saussure, Voyages dans les Alpes, 1780, S. IX f. (Reisen durch die Alpen, 1781, S. XV f.).
34 Saussure, Reisen durch die Alpen, 1781, § 559.
35 Ebd. § 2021.
36 Ebd. § 561.
37 Ebd. § 561.
38 Ebd. § 896.
39 Saussure, Voyages dans les Alpes, 1780, Bd. IV Kap. 2.
40 Ebd. § 1104.
41 Ebd. § 1965.
42 Saussure, Relation abrégée, 1787, S. 145 f.
43 Saussure, Voyages dans les Alpes, 1780, § 2021.
«Lorsque je demeurais parfaitement tranquille, je n'éprouvais qu'un peu de malaise, une légère disposition au mal de cœur. Mais lorsque je prenais de la peine, ou que je fixais mon attention pendant quelques moments de suite, et surtout lorsqu'en me baissant je comprimais ma poitrine, il fallait me reposer et haleter pendant deux ou trois minutes. Mes guides éprouvaient des sensations analogues.» Ebd. § 1965.
«... et que comme il fallait là suppléer à la rareté de l'air par la fréquence des inspirations, cette suspension causait un malais sensible; j'étais obligé de me reposer et de souffler après avoir observé un instrument quelconque comme après avoir fait une montée rapide.» Ebd. § 1991.
44 «La nature n'a point fait l'homme pour ces hautes régions; le froid et la rareté de l'air l'en écartent.» Ebd. § 2021.
45 Ebd. § 2025.
46 Ebd. § 2061.
47 Ebd. § 578.
48 Luc, Des Recherches, 1772, S. 330.
49 Meyer, Reise auf die Eisgebirge, 1813, S. 30.
50 Ebd. S. 21.
51 Hamel, Beschreibung, 1821, S. 10.
52 Ebd. S. 20 f.
53 «... l'un de ses projets témoigne d'une remarquable sagacité et indique des vues hypothétiques très nettes et très scientifiques sur la cause et les effets de l'air raréfié.» Bert, Pression barométrique, 1878, S. 233.
54 Hamel, Beschreibung, 1821, S. 21.
55 Ebd. S. 12.
56 Ebd. S. 44.
57 Ebd. S. 44.
58 Ebd. S. 50.
59 Clissold, Détails d'une ascension, 1823, S. 241.
60 Hegetschweiler, Reisen, 1825, S. 86.
61 Ebd. S. 90.
62 «L'idée même d'une expédition semblable, devenue au moins inutile quand on ne l'entreprend pas dans le but d'ajouter aux belles expériences faites par de Saussure, est-elle déjà l'indice d'un cerveau dérangé? C'est ce qu'il ne m'est point donné d'approfondir.» Rey, Influence, 1842, S. 336 f.
63 Ebd. S. 343 f.
64 Brachet, Note sur les causes, 1844, S. 359.
65 Ebd. S. 365–367.
66 «Comme conséquence de ces considérations, nous nous croyons autorisés à dire que la majeure partie des troubles fonctionnels caractéristiques du mal des montagnes doit être rapportée à une véritable intoxication par l'acide carbonique dissous en trop forte proportion dans le sang. Pour dire ici toute notre pensée, nous ajouterons qu'une intoxication de même nature, résultat nécessaire d'une dépense de force excessive, est une des principales causes des accidents graves observés chez les animaux surmenés.» Gavarret, Dictionnaire encyclopédique, 1865, S. 412.
67 Lepileur, Mémoire, 1845, S. 82–85.
68 «Nous prîmes tous un peu de vin: c'était toujours là ce qui nous réussissait le mieux, et l'expérience nous avait prouvé que l'usage modéré des spiritueux est très utile dans ces courses de hautes montagnes, et non pas nuisible comme on l'a dit tant de fois.» Ebd. S. 208.
69 «Mais l'anhélation et la fatigue se rattachent d'une manière inséparable à quelques-uns de phénomènes dont l'ensemble constitue le mal de montagnes. Cette disposition au mal de cœur, cette perte d'appétit, cette défaillance imminente lorsque le tronc et la tête cessent d'être inclinés en avant, ou même chez quelques individus, lorsque le corps est dans la station, cette céphalagie, quelquefois violente pendant la marche, cédant au repos, éprouvée par beaucoup des voyageurs, et qui fit craindre à Moorcroft une apoplexie, le saignement des gencives observé par M. de Humboldt, tout cela semble indiquer des causes complexes qui n'agissent pas également chez tous les indi-

vidus, et parmi lesquelles la congestion sanguine joue un grand rôle.» Ebd. S. 345 f.

70 «Encore quelques années et nos jeunes gens incapables de se déplacer sans le secours de la vapeur et des voitures, ne pourront plus gravir une colline sans tomber en pâmoison ou faillier sous l'oppression et le vertige.» Delaharpe, Pression barométrique, 1858, S. 3.

71 Meyer-Ahrens, Bergkrankheit, 1854, S. VII.

72 Ebd. S. VIII.

73 Ebd. S. 100.

74 Ebd. S. 112.

75 Ebd. S. 132.

76 «C'est ce qui me paraît tout à fait inutile de rechercher, parce qu'il est évident, d'un côté, que toutes ces causes agissent simultanément sur nos organes et qu'il est complètement impossible d'apprécier le degré d'action de chacune d'elles; et d'autre part qu'il existe entre toutes nos fonctions organiques une telle solidarité, que si l'une d'elles, comme par exemple la respiration, est modifiée, l'on tardera pas à voir survenir une perturbation notable dans la circulation, dans l'innervation et dans la motilité.» Lombard, Climats, 1858, S. 50 f.

77 Ebd. S. 55–60.

78 Gosse, Instructions, 1861.

79 «La nuit aux Grands Mulets est horrible …» Lortet, Deux ascensions, 1869, S. 86.

80 «Les malaises connus sous le nom de mal de montagnes sont dus surtout au refroidissement considérable du corps, et peut-être aussi à une viciation du sang par l'acide carbonique.» Lortet, Deux ascensions, S. 37. Zitiert nach: Bert, Pression barométrique, 1878, S. 124.

81 Forel, Expériences, 1873.

82 Forel, Expériences, 1874.

83 Dufour, Mal de montagne, 1874.

84 Gaston Tissandier, in: La nature, 1. Mai 1875, S. 337–344. Zitiert nach: Bert, Pression barométriquc, 1878.

85 «1. Les globules et la pression barométrique sont les régulateurs de la densité de l'oxygène dans le sang. 2. Les troubles qui s'établissent dans l'une ou l'autre de ces deux forces doivent nécessairement affecter l'hématos. 3. L'oxygène étant l'agent vital par excellence, sa diminution dans le sang par défaut de pression doit produire le même résultat. 4. C'est pour cela que les sujets qui respirent les atmosphères des grandes élévations, doivent alors leur santé altérée au même titre que les anémiques des niveaux inférieurs. 5. L'anoxyhémie des altitudes a donc son analogue dans l'anémie hypoglobulaire du niveau de la mer.» Jourdanet, L'anémie, 1863, S. 21.

86 Ebd. S. 92.

87 Bert, Pression barométrique, 1878, S. 272–279.

88 «64 pulsations; mon malaise a complètement disparu. […] 430 mm: l'oiseau vomit, paraît assez malade. […] 400 mm: l'oiseau vomit de nouveau. […] 323 mm: le moineau, qui vomit très fort, reste cependant perché. 258 mm: le moineau vomit et semble extrêmement malade.» Ebd. S. 761.

89 «On pourrait se demander d'abord si, par une compensation harmonique dont l'histoire naturelle générale nous offre bien des exemples, son sang serait devenu apte, soit par une modification dans la nature ou la quantité de l'hémoglobine, soit par une augmentation du nombre des globules rouges, à absorber plus d'oxygène sous un même volume, et à revenir ainsi à la norme habituelle des bords de la mer?» Ebd. S. 1108.

90 «A. La diminution de la pression barométrique n'agit sur les êtres vivants qu'en diminuant la tension de l'oxygène dans l'air qu'ils respirent, dans le sang qui anime leurs tissus (anoxyhémie de M. Jourdanet), et en les exposant ainsi à des menaces d'asphyxie. B. L'augmentation de la pression barométrique n'agit qu'en augmentant la tension de l'oxygène dans l'air et dans le sang. Jusqu'à trois atmosphères environ, cette augmentation de tension a pour conséquence des oxydations intra-organiques un peu plus actives. Au-delà de cinq atmosphères, les oxydations diminuent d'intensité, changent probablement de nature, et quand la pression s'élève suffisamment, s'arrêtent complètement. Il en résulte que tous les êtres vivants […] périssent plus ou moins rapidement dans l'air suffisamment comprimé.
D. Les effets fâcheux de la diminution de pression peuvent être efficacement combattus par la respiration d'un air suffisamment riche en oxygène pour maintenir à la valeur normale (20,9) la tension de ce gaz. Ceux de l'augmentation de pression le seront en employant de l'air assez pauvre en oxygène pour

arriver au même résultat.
E. D'une manière générale, les gaz favorables ou nuisibles n'agissent sur les êtres vivants que suivant la tension qu'ils possèdent dans l'atmosphère ambiante, tension qui se mesure en multipliant leur proportion centésimale par la pression barométrique ...» Ebd. S. 1153 f.

91 Dufour, Mal de Montagne, 1874.

92 Bert, Richesse en hémoglobine, 1882.

93 Müntz, Enrichessement, 1891.

94 Viault, L'augmentation, 1890.

95 Jaquet, Höhenklima, 1904, S. 3 f.

96 Miescher, Beziehung, 1893.

97 Cohnheim, Weber, Blutbildung, 1913; Laquer, Höhenklima, 1913.

98 Carnot, Deflandre, Sur l'activité, 1906.

99 Javelle, Mal de montagne, 1874, S. 136.

100 «J'ai parcouru, page à page, les journaux des Clubs Alpins anglais, suisse, italien, autrichien, français; j'ai lu patiemment des centaines de monotones récits, et n'y ai pu trouver que bien peu de faits se rapportant à notre étude.» Bert, Pression barométrique, 1878, S. 124.

101 «La plupart des touristes dont les narrations remplissent les journaux alpins n'ont guère, dans leur ascensions, de soucis scientifiques, ils grimpent pour grimper, ou encore pour voir, ou souvent pour dire qu'ils ont grimpé et vu. C'est généralement ce dernier sentiment qui dicte leurs récits, et c'est pour cela qu'on les voit chaque année à la recherche de quelque horn, spitze ou joch, jusqu'alors inaccessible ou simplement oublié. Virginité souvent redoutable à saisir, dont ils vont se disputer la stérile conquête. Enfin le point d'honneur est intervenu; on craint presque le ridicule du mal de montagnes, comme celui du mal de mer. Autrefois on en recherchait sur soi-même les symptômes, on se vantait volontiers de les avoir éprouvés, comme d'un danger mystérieux bravé; aujourd'hui on se refuse à les observer, à les avouer surtout; parfois on les nie.» Ebd. S. 128.

102 Imfeld, Observatorium, 1892, S. 5–7.

103 Egli-Sinclair, Bergkrankheit, 1891, S. 316.

104 Ebd. S. 317.

105 Ebd. S. 325.

106 «Toujours nous étions réveillés par un sentiment d'oppression, accompagné d'un trouble extrême qui nous obligeait d'aller chercher de l'air. Imfeld prétendait percevoir comme des râles dans les poumons. [...] Il me semblait enfin avoir constaté, tant chez moi que chez Imfeld, un élargissement du cœur, impression qui a, du reste, persisté quelques jours encore près la fin d'expédition, avec accompagnement d'une sorte de bruit de soufflet interiéur, comme ça avait déjà été observé par l'auteur dans les hautes altitudes de la région de Zermatt avant de l'observer au cœur du massif du Mont Blanc.» Guglielminetti, Trois Semaines, 1894, S. 136.

107 Imfeld, Observatorium, 1892, S. 36 f.

108 «... vers les 2 heures du matin, il succomba dans cette cabane de glacier, victime de son dévouement à la science, comme le soldat sur le champ de bataille.» Guglielminetti, Trois semaines, 1894, S. 143.

109 «... Cyanose très marquée des lèvres, du visage, de même que les extrémités. Cerveau très bien constitué. Méninges violemment congestionnées. Pas d'adhérences. Vaisseaux de la pie-mère augmentés de volume et gorgés de sang. Cœur normal comme grandeur, valvules suffisantes. Les cavités pleines de caillots. Poumons de couleur violette, gonflés, fixés. – Enorme congestion bilatérale, œdème considérable – muqueuse-bronchique injectée fortement. Le liquide de la coupe est écumeux. Congestion égale partout. Rate atteinte de même que le foie, de congestion passive.» Guglielminetti, Mal des altitudes, 1903, S. 33 f.

110 Imfeld, Observatorium, 1892, S. 45.

111 Kronecker, Bergkrankheit, 1894, S. 12 u. 24.

112 Kronecker. Bergkrankheit, 1903, S. 120.

113 Ebd. S. 130.

114 Rosendahl, Verminderter Luftdruck, 1909; Frumina, Störungen des Lungenkreislaufes, 1909.

115 Kämpfen, Docteur Goudron, 1944, S. 144 f.

116 Ebd. S. 151.

117 Egli-Sinclair, Bergkrankheit, 1891, S. 319.

118 Kronecker, Bergkrankheit, 1894, S. 26.

119 Moser, Jungfrau, 1997, S. 58.

120 Zangger, Danger, 1903, S. 1732.

121 Mosso, Life of Man, 1898, S. 190 u. 312 f.

122 Egli-Sinclair, Bergkrankheit, 1891, S. 317.
123 Mosso, Life of Man, 1898, S. 290 f.
124 «We have, therefore two new ideas which concur to explain the symptoms: a central phenomenon, acapnia; and a peripheric phenomenon, the paralyses of the vagus nerve.» Ebd. S. 305.
125 Kuthy, Über den Einfluss, 1897, S. 330.
126 Mosso, Life of Man, S. X u. 307.
127 Loewy, Untersuchungen, 1895, S. 154.
128 Schumburg, Zuntz, Kenntnis, 1896.
129 Loewy, Loewy, Zuntz, Einfluss, 1897.
130 Zuntz, Höhenklima, 1906, S. 127 f.
131 Ebd. S. 133.
132 Bürgi, Gaswechsel, 1900.
133 Zuntz, Höhenklima, 1906, S. 454.
134 Ebd. S. 457 f.
135 Ebd. S. 453.
136 Ebd. S. 463.
137 Ebd. S. 285.
138 Schumburg, Zuntz, Kenntnis, 1896.
139 Schrötter, Bergkrankheit, 1899, S. 1 f.
140 Ebd. S. 5 f.
141 Ebd. S. 14–16.
142 Brockhaus, 1898, S. 774.
143 Schrötter, Bergkrankheit, 1899, S. 74 f.
144 Ebd. S. 84.
145 Schrötter, Zuntz, Zwei Ballonfahrten, 1902.
146 Cohnheim, Physiologie, 1902, S. 612.
147 Ebd. S. 631.
148 Durig, Zuntz, Beiträge zur Physiologie, 1904.
149 Durig, Physiologische Ergebnisse, 1911, S. 10.
150 Ebd. S. 7.
151 Durig, Physiologische Ergebnisse, 1911, S. 97–114.
152 Fuchs, Physiologische Studien, 1908.
153 Boycott, Haldane, Respiration, 1908; Ward, Alveolar Air, 1908.
154 Marcet, Summary, 1897.
155 Durig u. a., Wirkung intensiver Belichtung, 1912, S. 473.
156 Durig, Physiologische Ergebnisse, S. 21–24.
157 «It is therefore most desirable that work at high altitudes should be carried on at the sort of place where normal people lead a normal life; where the ordinary amenities of civilisation, such as properly cooked and served meals, proper sleeping accomodation and the proper amount of exercise may be obtained.» Barcroft, Lessons, 1925, S. 29.
158 Loewy, Über die Beziehung, 1898.
159 Douglas, Determination, 1910.
160 Barcroft, Effect of altitude, 1911.
161 Barcroft, Monte Rosa, 1914, S. 99 f.
162 Savard, Mabel Purefoy Fitzgerald, 1997, S. 140.
163 Douglas, Physiological observations, 1913, S. 192–195.
164 Ebd. S. 310 f.
165 «(1) Increased secretory activity of the lining cells of the lung alveoli;
(2) Lowering (in consequence of diminished alkalinity of the blood) of the exciting threshold of alveolar carbon dioxide pressure;
(3) Increased percentage of haemoglobin in the blood.» Ebd. S. 309.
166 Milledge, Oxygen secretion, 1985.
167 Douglas, Physiological observations, 1913, S. 199–203.
168 «There are also wide divergencies from this normal type and in my experiences these divergent types of the disease may be conveniently grouped into two classes:
(1) those in which cardiac symptoms and
(2) those in which nervous symptoms predominate.» Ravenhill, Some experiences, 1913, S. 314.
169 «I think that the reason that puna is at its worst during this season is to be found in the diminished vitality of the body, and the consequent lessened power of resistance which this sort of weather causes anywhere.» Ebd. S. 316.
170 Schneider, Physiological effects, 1921.
171 Delius, Höhenanpassung, 1942, S. 232 f.
172 Lang, Pophyrinurie, 1939.
173 Winterstein, Atmungsfunktion, 1928.
174 Vallot, Modifications, 1903.
175 Bayeux, Emploi, 1921.
176 Carle, Variations, 1937.
177 «considerable muscular and mental effort», Barcroft, Observations, 1923, S. 353.
178 «(a) The increase in total ventilation, which usually raises the alveolar oxygen pressure 10 or 12 mm higher than it would otherwise be.

(b) The rise in the oxygen dissociation curve, so that at any oxygen pressure the hemoglobin will take up more oxygen than before.
(c)The rise in the number of red corpuscles and correspondingly in the quantity of hemoglobin.» Barcroft, Observations, 1923, S. 451.

179 «All dwellers at high altitude are persons of impaired physical and mental power.» Barcroft, Lessons, 1925, S. 176.
180 «unintelligent subjects», Barcroft, Observations, 1923, S. 450.
181 Ebd.
182 Barcroft, Lessons, 1925.
183 Keys, Wirkung des Höhenklimas, 1938, S. 648.
184 Kellas, Consideration, 1917; West, High Life, 1998.
185 Hingston, Physiological difficulties, 1924.
186 Sommervell, Note, 1925.
187 West, High Life, 1998.
188 Suter, SFI, 1997.
189 Loewy, Knoll, Untersuchungen, 1925; Stähli, Thrombose, 1941.
190 Loewy, Physiologie des Höhenklimas, 1932, S. 372–394.
191 Loewy, Blut und Blutkreislauf, 1934; Schubert, Statik, 1930.
192 Adlersberg, Porges, Beiträge zur Bergkrankheit, 1924.
193 György, Säure-Basenhaushalt, 1924.
194 Haldane, Experiments, 1921.
195 Whymper, Travels, 1898, S. 49 f.
196 Friedländer, Beobachtungen, 1927, S. 55.
197 Muralt, 25 Jahre Forschungsstation, 1956.
198 Debrunner, Hochalpine Forschungsstation, 1981.
199 Muralt, Klimaphysiologische Untersuchungen, 1943.
200 Sommer, Konsistenz und Schmerzempfindlichkeit, 1946, S. 124.
201 Lehmann, Hypoxämie, 1942.
202 Hess, Funktionen, 1930.
203 Zwahlen, Variation, 1948, S. 217.
204 Stämpfli, Menge des Harns, 1944.
205 Verzár, Höhenklima-Forschungen, 1945, S. 9 f.
206 Biber, Hämopoietin, 1956.
207 Anthony, Luftverdünnung, 1936.
208 Loeschcke, Höhenanpassung IV, 1943.
209 Houston, Respiratory Changes, 1947; Riley, Composition, 1951.
210 Everest, Schweizerische Stiftung, 1954.
211 Pugh, Cho Oyu, 1982.
212 Milledge, Electrocardiographic Changes, 1963.
213 Milledge, Silver hut, 1982; West, High Life, 1998.
214 Albrecht/Albrecht, Metabolismus, 1967.
215 Cerretelli, Limiting factors, 1976.
216 Oelz, Physiological profile, 1986.
217 Regard, Persistent cognitive impairment, 1989.
218 Pauli, Beiträge, 1964; Keller, Hypoxie, 1968; Streit, Einfluss, 1951; Biber, Nachweis, 1956.
219 Hilpert, Höhenadaptation, 1981; Franz, Trainingswirkungen, 1981; Inama, Alpine Höhenlagen, 1981.
220 Gut, Höhenmedizin, 1968, S. 97.
221 Hartmann, Alpiner Hochleistungstest, 1972, S. 142.
222 Ayres, Aldosterone excretion, 1961.
223 «The observatory turned out to be squalid and draughty with snow drifts in corners and young glaciers under beds. Piles of blankets were available – of 1890 vintage and doubtless unwashed during the 20th century. Many of them were heavy with ice and on one noteable occasion an ice axe had to be used to free a blanket which had been pushed against the wall.» William, Adventures, 1960, S. 170.
224 Marro, Influenza, 1951; Cassiano, Massimo lavoro, 1962.
225 Cunningham, Catecholamines, 1965.
226 Reed, Changes, 1958.
227 «1. El edema agudo del pulmón en la altitud [...] es una forma clínica grave de Soroche, que puede llevar a la muerte. 2. [...] Sus características radiológicas hacen posible el diagnóstico diferencial con otras formas de edema pulmonar.» Lizárraga, Soroche, 1955, S. 272.
228 Hultgren, Spickard, Medical experiences, 1960.
229 Houston, Acute pulmonary edema, 1960.
230 Singh, Mountain sickness, 1969.
231 Forward, Acetazolamide, 1968.
232 Ferrazzini, Successful treatment, 1987.
233 Oelz, Nifedipine, 1989.

Glossar

Acetazolamid siehe Carboanhydrasehemmer
Adaptation lang dauernder Anpassungsvorgang des Körpers, der über Generationen hinweg stattfindet
Akapnie eigentlich: *kein* Kohlendioxid im Blut, von Mosso aber für *Mangel* von Kohlendioxid im Blut gebraucht; auftretend bei vermehrter Atmung (Hyperventilation)
Akklimatisation Anpassungsprozess des Körpers an neue klimatische Bedingungen
Akute Bergkrankheit (ABK); **Acute mountain sickness** (AMS) die mildere und häufigere Form der Höhenkrankheit, charakterisiert durch die Symptome Kopfschmerz, Appetitverlust, Übelkeit und Erbrechen, Schlaflosigkeit und Ödeme
Aldosteron in der Nebennierenrinde gebildetes Hormon, das den Wasser- und Salzhaushalt im Körper steuert
Alkalose Anstieg des pH-Wertes im Blut, entweder durch eine Zunahme von Bikarbonat (= metabolische A.) oder durch eine Abnahme von Kohlendioxid (= respiratorische A.)
Alveolen Lungenbläschen am Ende der kleinsten Bronchienäste, in denen der Gasaustausch stattfindet
Amphotonie nicht mehr gebrauchter Ausdruck, der eine gleichzeitige Aktivitätszunahme beider Anteile des vegetativen Nervensystems – des sympathischen und des parasympathischen Anteils – bezeichnet
Anämie Blutarmut
Angina pectoris Brustschmerzen, die von einer Unterversorgung des Herzmuskels mit Sauerstoff stammen, meist ist die Ursache eine Verengung der Herzkranzgefässe
Anoxyhémie; Anoxyhämie eigentlich: *Fehlen von Sauerstoff im Blut.* Von Jourdanet geprägter Ausdruck zur Bezeichnung des Sauerstoffmangels im Blut bei Anämie oder bei Sauerstoffverminderung in der Umgebungsluft
Apoplexie Schlaganfall
Arterien Blutgefässe mit vom Herzen wegführender Strömungsrichtung; führen sauerstoffhaltiges Blut
Ataxie Störung der Bewegungskoordination, die sich in Gangunsicherheit äussern kann, dann ist der Gang *ataktisch*
Ätiologie (Lehre von den) Krankheitsursachen
Auskultation Untersuchungsmethode, bei der mit Hilfe des Stethoskops gehört wird (z. B. Herztöne oder Atemgeräusche)
Autointoxikation Selbstvergiftung durch Stoffwechselprodukte des eigenen Körpers
Autolyse Selbstverdauung durch frei gewordene Enzyme
Autonomes Nervensystem der Teil des Nervensystems, der dem Willen und Bewusstsein entzogen ist und der Regelung der Lebensfunktionen dient. Es werden *sympathische* und *parasympathische* Anteile unterschieden. Dabei sind erstere mehr für Energie abbauende Prozesse verantwortlich (ergotrop) und letztere für Energie speichernde (trophotrop oder auch histiotrop)
Azidose Abnahme des pH-Wertes im Blut, entweder durch vermehrten Säureanfall oder Bikarbonatabnahme (= metabolische A.) oder durch Zunahme des Kohlendioxidpartialdruckes im Blut (= respiratorische A.)
Bikarbonat HCO_3^-, eine Base, die zusammen mit der Säure Kohlendioxid (CO_2) das wichtigste Puffersystem im Körper bildet und somit das Säure-Basen-Gleichgewicht aufrechterhält
Bilirubin Abbauprodukt des Blutfarbstoffes (Häm)
Bradycardie Verlangsamung des Herzschlages
Bronchopneumonie Lungenentzündung, die von den Bronchiolen (den kleinsten Luftröhrenverzweigungen) auf das Lungengewebe übergreift
Bulbus (oculi) Augapfel
Carboanhydrase Enzym (u. a. in Erythrozyten und in der Niere), das Wasser und Kohlendioxid (CO_2) zu der schwachen Säure Kohlensäure (H_2CO_3) umwandelt. Kohlensäure zerfällt rasch in Bikarbonat und Wasserstoffionen
Carboanhydrasehemmer Substanz, die das Enzym Carboanhydrase hemmt und zu einem vermehrten Ausscheiden von Bikarbonat führt
Cheyne-Stokes-Atmung Form der periodischen Atmung mit langen Atempausen, auftretend meist als Zeichen einer Schädigung des Atemzentrums. Benannt nach den Erstbeschreibern John Cheyne (1777–1836) und William Stokes (1805–1879)
Chorea Veitstanz; unwillkürliche, wechselnde Muskelerregungen, die zu unkontrollierten Bewegungen führen. Ursache ist eine Störung in einem bestimmten Abschnitt des zentralen Nervensystems
Corticosteroide Verwandte des Nebennierenrindenhormons Cortisol. Die Stoffgruppe hat eine stark entzündungshemmende Wirkung.

Cyanose Blaufärbung von Haut und Schleimhäuten, durch eine Reduktion des Blutsauerstoffs bedingt
Dekompression Druckverminderung; häufig in speziellen Kammern, die eine künstliche Luftdruckerniedrigung ermöglichen
Differentialdiagnose diagnostisches Unterscheiden zwischen ähnlichen Krankheitsbildern
Diffusion passiver oder erleichterter Transport einer Substanz durch Zellmembranen hindurch
Diurese Harnausscheidung
Dyspnoe Störung der Atemtätigkeit mit Atemnot und Lufthunger
EKG Elektrokardiogramm, Aufzeichnung der elektrischen Vorgänge des Herzens. Die Phase der Erregungsrückbildung, die Repolarisation, zeigt unter anderem dann Veränderungen, wenn der Herzmuskel mit zu wenig Sauerstoff versorgt wird.
Ergotrop siehe Autonomes Nervensystem
Erythropoietin in der Niere (bei Sauerstoffmangel vermehrt) gebildete Substanz, die die Erythrozytenbildung im Knochenmark stimuliert
Erythrozyten Rote Blutkörperchen
Eustachische Röhre luftgefüllte Verbindung zwischen Rachen und Mittelohr
Exsikkose Austrocknung, Abnahme des Gesamtkörperwassers
Flatulenz Luftabgang bei Darmblähungen
Gastrointestinal den Magen-Darm-Trakt betreffend
Gingiva Zahnfleisch
Hämatokrit Anteil der Blutkörperchen am Blutvolumen
Hämoglobin Roter Blutfarbstoff in den Erythrozyten, bindet Sauerstoff in der Lunge, wo seine Konzentration hoch ist, und gibt ihn ab, wo der Partialdruck des Sauerstoffs tief ist; besteht aus einem Globin und dem eisenhaltigen Häm
Hämolyse Abbau der Erythrozyten, normalerweise nach rund 120 Tagen Lebensdauer, unter bestimmten Umständen aber auch früher
Herzinsuffizienz Schwäche des Herzmuskels, die zu Stauungssymptomen im kleinen und grossen Kreislauf führt
Histiotrop siehe Autonomes Nervensystem
Höhenhirnödem; High altitude cerebral edema (HACE) schwere Form der Höhenkrankheit mit Flüssigkeitsansammlung im Gehirn; Hauptsymptome sind neben starken Kopfschmerzen Wahrnehmungsstörungen, Bewusstseinsveränderungen bis zum Koma und Ataxie
Höhenlungenödem; High altitude pulmonary edema (HAPE) schwere Form der Höhenkrankheit mit Flüssigkeitsansammlung in der Lunge bei erhöhtem Blutdruck im Lungenkreislauf; Hauptsymptome sind Atemnot und Husten
Hyperpnoe vertiefte Atmung
Hypoxämie Sauerstoffmangel im arteriellen Blut
Hypoxie Sauerstoffmangel im Gewebe oder Blut
Inappetenz Appetitlosigkeit
Inzidenz Häufigkeit des Neuauftretens einer bestimmten Krankheit
Kapillaren kleinste Blutgefässe, die ein Verbindungsnetz zwischen den Arterien und Venen bilden und so die Abgabe von Sauerstoff an und die Aufnahme von Kohlendioxid aus dem Gewebe ermöglichen
Kardial das Herz betreffend, zu ihm gehörend
Katabolismus Stoffwechsellage, in der Eiweiss abgebaut wird, da entweder der Bedarf erhöht oder die Zufuhr vermindert ist
Konvulsionen Krampfanfälle
Latenzzeit Zeit zwischen Einwirkung eines Reizes und dem Auftreten von Folgeerscheinungen
Lungenödem Abnorme Flüssigkeitsansammlung erst im Lungengewebe, dann in den Alveolen
Maligne bösartig
Mamma weibliche Brustdrüse
Medulla oblongata verlängertes Rückenmark, am Übergang zum Rautenhirn; Sitz lebenswichtiger Zentren (z. B. Atemzentrum)
Meningen Hirnhäute; *Meningitis* ist eine Entzündung derselben
Meteorismus starke Luftblähung des Darms
Nausea Übelkeit
Nifedipin ein Medikament zur Behandlung von hohem Blutdruck, das auch den Blutdruck im Lungenkreislauf senkt
Noradrenalin Überträgersubstanz im sympathischen Nervensystem neben Adrenalin; im Nebennierenmark gebildet
Ödem Wasseransammlung ausserhalb der Körperzellen, in den Gewebsspalten

Orthopnoe Atemnot, die nur in aufrechter Körperhaltung kompensiert werden kann
Parasympathisch siehe Autonomes Nervensystem
Partialdruck Druckanteil eines Gases am Gesamtdruck in einem Gasgemisch, der seinem Volumenanteil entspricht (pO_2 = Sauerstoffpartialdruck; pCO_2 = Kohlendioxidpartialdruck)
Pathologie Lehre von den Krankheiten
Pathophysiologie Lehre von krankhaften und gestörten Vorgängen und Funktionen des Organismus
Permeabilität Durchlässigkeit (z. B. von Gefässwänden für Flüssigkeit)
Physiologie Lehre von normalen Lebensvorgängen
Plasma flüssige Phase des Blutes, ohne Blutkörperchen
Pneumonie Lungenentzündung
Porphyrine Farbstoffgruppe, die auch der Hämstruktur zugrunde liegt. Porphyrine werden vermehrt im Urin ausgeschieden, wenn die Bildung des Häm gestört ist
Prodrom Frühsymptom, Vorzeichen
Pulmonale Hypertonie Blutdruckerhöhung im kleinen (Lungen-) Kreislauf
Pulmonalklappe Herzklappe am Übergang von der rechten Herzkammer zur Pulmonalarterie. Das Schliessen der Herzklappen ist als Herztöne hörbar
Retina Netzhaut des Auges, Ort der Lichtwahrnehmung. Der Blutfluss in den hinteren Augenabschnitten ist in der Höhe stark gesteigert
Sauerstoffdissoziationskurve Beziehung zwischen Sauerstoffpartialdruck und der Sättigung des Hämoglobins mit Sauerstoff; abhängig von Temperatur und pH-Wert
Sauerstofftransportsystem Bezeichnung für die verschiedenen Prozesse, die am Transport vom Sauerstoff in der Umgebungsluft bis in die Gewebezellen beteiligt sind: von der Einatmungsluft zu den Alveolen, zu den Lungenkapillaren, Arterien und dann zum Gewebe
Sekretion Energie erfordernder Absonderungsprozess, mit dem es einem Stoff möglich ist, von einem Ort mit tieferer zu einem Ort mit höherer Konzentration überzutreten
Seröse Haut/Membran = Serosa; Bindegewebshaut mit einem definierten Aufbau, z. B.: Brustfell, Bauchfell, Herzbeutel
ST-Hebungen EKG-Veränderungen während der Phase der Herzkammererregung, die einen Sauerstoffmangel des Herzmuskels anzeigen können
Sympathisch siehe Autonomes Nervensystem
Symptom Krankheitszeichen
Symptomatische Therapie Behandlung nur der störenden Symptome, nicht der Krankheitsursache
Synkope kurz dauernder Bewusstseinsverlust
Tachycardie schneller Herzschlag
Tachypnoe gesteigerte Atemfrequenz
Thrombose Blutgerinnsel
Vagus (Nervus) zehnter Hirnnerv, ist der Hauptvertreter des parasympathischen Systems
Vasodilatation Weitstellung der Blutgefässe durch Erschlaffung der Muskulatur in den Gefässwänden
Vasokonstriktion Engstellung der Blutgefässe durch Anspannung der Muskulatur in den Gefässwänden
Venen Blutgefässe mit zum Herzen hinführender Strömungsrichtung, führen sauerstoffärmeres und kohlendioxidreicheres Blut als Arterien
Virulenz Grad der Aggressivität von Mikroorganismen (Bakterien/Viren) dem infizierten Makroorganismus gegenüber (Tier/Mensch)
Vitalkapazität Luftvolumendifferenz zwischen maximaler Einatmung und Ausatmung
Vomitus Erbrechen

Literatur

Quellen und ergänzende Literaturangaben

Abderhalden, Emil. Über den Einfluss des Höhenklimas auf die Zusammensetzung des Blutes. Zeitschrift für Biologie 43 (1902), S. 125–194.

Acosta, José de. Historia natural y moral de las Indias. Juan de Leon. Sevilla 1590.

Adlersberg, D.; Porges O. Beiträge zur Pathologie und Therapie der Höhenkrankheit I. Über die Beeinflussung des Sauerstoffmangels durch Erzeugung unwillkürlicher Mehratmung. Zeitschrift für die gesamte experimentelle Medizin 38 (1923), S. 214–228.

Adlersberg, D.; Porges O. Beiträge zur Pathologie und Therapie der Höhenkrankheit II. Beobachtungen über Hypoxämie am Hochschneeberg und Jungfraujoch und über ihre Beeinflussbarkeit durch die Ammonphosphatacidose. Zeitschrift für die gesamte experimentelle Medizin 45 (1925), S. 167–207.

Adlersberg, D.; Porges O. Untersuchungen über mangelhafte Sauerstoffsättigung des Blutes im Höhenklima. Klinische Wochenschrift 2 (1923), S. 2209–2210.

Adlersberg, D.; Porges O. Tetanie und Alkalosis. Klinische Wochenschrift 2 (1923), S. 2024–2026.

Aggazzotti, Alberto. Influence de la dépression barométrique sur la tension partielle de l'anhydride carbonique et de l'oxygène dans les alvéoles pulmonaires. Archives italiennes de biologie 42 (1904), S. 53–62.

Aggazzotti, Alberto. La thérapeutique du mal de montagnes. Revue Scientifique, 5. ser. 6 (1906), S. 673–679.

Aggazzotti, Alberto (Ed.). Atti dei Laboratorii scientifici «A. Mosso» sul Monte Rosa. Lavori anni 1908/11. Vincenzo Bona. Torino 1912.

Aggazzotti, Alberto (Ed.). Atti dei Laboratorii scientifici «A. Mosso» sul Monte Rosa. Lavori anni 1912/13. Vincenzo Bona. Torino 1914.

Albrecht, E.; Albrecht H. Metabolismus unter O_2-Mangel im Höhenklima. Pflügers Archiv für die gesamte Physiologie 293 (1967), S. 1–18.

Albutt, Thomas Clifford. Journal of Anatomy and Physiology 2. ser. vol. VII (Nov. 1872), S. 106–119.

Angelescu, H. Über den Eiweissstoffwechsel der Organe bei unter Luftverdünnung gehaltenen Tieren. Biochemische Zeitschrift 209 (1929), S. 236–239.

Anthony, A. J.; Atmer, S.; Heits, E. Luftverdünnung, Sauerstoffmangel und Höhenkrankheit. Klinische Wochenschrift 15 (1936), S. 846–848.

Asher, Leon. Probleme des Sauerstoffmangels. Schweizerische Medizinische Wochenschrift 62 (1932), S. 1175–1178.

Atmer, S. Beobachtungen an Höhenkranken. Acta Aerophysiologica 1 (1934), S. 50–52.

Ayres, P. J.; Hurter, R. C.; Williams, E. S. Aldosterone Excretion and Potassium retention in subjects living at high altitude. Nature 191 (1961), S. 78–80.

Barcroft, Joseph. The effect of altitude on the dissociation curve of blood. Journal of Physiology 42 (1911), S. 44–63.

Barcroft, Joseph; Camis, M.; Mathison, C.; Roberts, F.; Ryffel J. Report of the Monte Rosa Expedition of 1911. Philosophical Transactions of the Royal Society of London, Series B. 206 (1915), S. 49–102.

Barcroft, Joseph; Binger, C.; Bock, A.; Doggart, J.; Forbes, H.; Harrop, G. Observations upon the effect of high altitude on the physiological processes of the human body, carried out in the Peruvian Andes, chiefly at Cerro de Pasco. Philosophical Transactions of the Royal Society of London, Series B. 211 (1923), S. 351–480.

Barcroft, Joseph. The respiratory function of the blood. Part I – Lessons from high altitudes. Cambridge University Press. Cambridge 1925.

Barcroft, Joseph. The respiratory function of the blood. Part II – Haemoglobin. Cambridge University Press. Cambridge 1928.

Bardalez Vega, Arturo. Algunos casos de edema pulmonar agudo por soroche grave. Anales Facultad de Medicina Universidad Nacional Mayor de San Marcos de Lima 38 (1955), S. 232–243.

Bardalez Vega, Arturo. Edema of the lung in mountain sickness. Journal of the American Medical Association 160 (1956), S. 698.

Bayeux, Raoul. L'insuffisance respiratoire aux très hautes altitudes et sa correction par les injections sous-cutanées d'oxygène. Comptes rendus hebdomadaires de séances de l'académie des sciences de Paris 172 (1921), S. 291–294.

Bayeux, Raoul. Emploi de l'oxygène additionné de gaz carbonique, en injections sous-cutanées, comme traitement du mal des altitudes et de certaines dyspnées toxiques. Comptes rendus hebdomadaires de séances de l'académie des sciences de Paris 172 (1921), S. 1388–1390.

Becker-Freyseng, H.; Loeschcke, H. H.; Luft, U.; Opitz, E. Höhenanpassung am Jungfraujoch I. Untersuchung der Atmung und des Blutes unter Ruhebedingungen. Luftfahrtmedizin 7 (1943), S. 160–179.

Bert, Paul. Recherches expérimentales sur l'influence que les changements dans la pression barométrique exercent sur les phénomènes de la vie. Comptes rendus hebdomadaires de séances de l'académie des sciences de Paris 73 (1871), S. 213–216.

Bert, Paul. La Pression barométrique. G. Masson. Paris 1878.

Bert, Paul. Sur la richesse en hémoglobine du sang des animaux vivant sur les hauts lieux. Comptes rendus hebdomadaires de séances de l'académie des sciences de Paris 94 (1882), S. 805–807.

Bertocchi, A. Del potere di penetrazione globale dei raggi solari d'alta montagna atttraverso i tessuti dell'uomo. Archivio di fisiologia. 27, 2 (1929), S. 215–228.

Biber, Thomas. Über den Nachweis von Hämopoietin im menschlichen Blut bei Höhenaufenthalt. Helvetica Physiologica Acta 15 (1957), S. 408–418.

Birmingham Medical Research Expeditionary Society Mountain Sickness Study Group. Acetazolamide in control of acute mountain sickness. Lancet 1 (1981), S. 180–183.

Bornstein, A.; Loewy, A. Über den Alkoholumsatz beim Menschen im Höhenklima. Biochemische Zeitschrift 230 (1931), S. 51–67.

Boussingault, M. Ascension au Chimborazo exécutée le 16 décembre 1831. Annales de chimie et de physique, série 2. 58 (1835), S. 150–180.

Boycott, A. E.; Haldane, J. S. The effects of low atmospheric pressures on respiration. Journal of Physiology 37 (1908), S. 355–377.

Brachet. Note sur les causes de la lassitude et de l'anhélation dans les ascensions sur les montagnes les plus élévées. Revue Médicale française et étrangère II (1844), S. 356–368.

Brehme, Th.; György, P. Untersuchung über Höhenklimawirkung. Biochemische Zeitschrift 186 (1927), S. 213–221.

Buchheister, J. Über Höhenschwindel. Mittheilungen des deutschen und österreichischen Alpenvereins 15 (1885), S. 171–174.

Bürgi, Emil. Der respiratorische Gaswechsel bei Ruhe und Arbeit auf Bergen. Archiv für Anatomie und Physiologie. Physiologische Abteilung 1900, S. 510–543.

Burnetius, Thomas. Theoria sacra telluris – heiliger Entwurf oder Biblische Betrachtung des Erdreichs. Deutsche Übersetzung J. J. Zimmermann; Hamburg 1698.

Cain, Stephen; Dunn, James. Increase of arterial oxygen tension at altitude by carbonic anhydrase inhibition. Journal of Applied Physiology 20 (1965), S. 882–884.

Cain, Stephen; Dunn, James. Low doses of acetazolamide to aid accomodation of men to altitude. Journal of Applied Physiology 21 (1966), S. 1195–2000.

Carle, Jean. Variations des réactions psychomotrices en fonction de l'altitude, de la pression barométrique et de la tension partielle de l'oxygène dans l'air inspiré. Thèse doct. méd. Paris 1937.

Carnot, Paul; Deflandre C. Sur l'activité hémopoietique du sérum au cours de la régénération du sang. Comptes rendus hebdomadaires de séances de l'académie des sciences de Paris 143 (1906), S. 384–387.

Cassiano, O. Il massimo lavoro respiratorio nell'adattamento all'alta quota. Bollettino della Società italiana di biologia sperimentale 39 (1963), S. 206–209.

Cerretelli, Paolo. Limiting factors to oxygen transport on Mount Everest. Journal of Applied Physiology 40 (1976), S. 658–667.

Chiatellino, Stefano; Goldberger, Stefano. Effetti della splenectomia sulle modificazioni del sangue da soggiorno in alta montagna. Archivio di scienze biologiche 15 (1930), S. 407–432.

Clissold, Frédéric. Détails d'une ascension au sommet du Mont Blanc. Bibliothèque Universelle de Genève XXIII (1823), S. 137–155.

Cohnheim, Otto. Physiologie des Alpinismus. Ergebnisse der Physiologie 2 (1903), S. 612–638.

Cohnheim, Otto; Kreglinger; Kreglinger. Beiträge zur Physiologie des Wassers und des Kochsalzes. Hoppe-Seylers Zeitschrift für physiologische Chemie 63 (1909), S. 413–431.

Cohnheim, Otto; Weber, O. H. Die Blutbildung im Hochgebirge. Deutsches Archiv für klinische Medizin 110 (1913), S. 225–230.

Crohnheim, Georg. Einfluss des reticulo-endothelialen Systems auf Erythrocytenzahl, Glutathiongehalt und Sauerstoffzehrung des Blutes. Klinische Wochenschrift 12 (1933), S. 1217–1220.

Cunnigham, W. L.; Becker, E. J.; Kreuzer, F. Catecholamines in plasma and urine at high altitude. Journal of Applied Physiology 20 (1965), S. 607–610.

Debrunner, Hans. Die hochalpine Forschungsstation Jungfraujoch. In: 50 Jahre hochalpine Forschungsstation Jungfraujoch. Wirtschaftsdienst der Kantonalbank Bern (Ed.). Bern 1981, S. 7–21.

Delaharpe, J. Les variations de la pression barométrique ont-elles un effet sensible sur l'homme dans les Alpes? Extrait du Bulletin N° 43 de la Société vaudoise des Sciences Naturelles. Lausanne 1858.

Delius, Ludwig; Opitz, Erich; Schödel, Wolf. Über Höhenanpassung am Monte Rosa. Luftfahrtmedizin 6 (1942), S. 213–233.

Dill, David. Life, heat and altitude – physiological effects of hot climates and great heights. Cambridge, Harvard University Press 1938.

Douglas, Claude G. Periodic breathing at high altitudes. Journal of Physiology 40 (1910), S. 454–471.

Douglas, Claude G. The determination of the total oxygen capacity and blood volume at different altitudes by the carbon monoxide method. Journal of Physiology 40 (1910), S. 472–479.

Douglas, Claude G.; Haldane, J. S.; Hendersson, Y.; Schneider, E. C. Physiological Observations made on Pikes Peak, Colorado, with Special Reference to Adaptation to Low Barometric Pressures. Philosophical transactions of the Royal Society of London, Series B 203 (1913), S. 185–318.

Dufour, Ch. Sur le Mal de Montagne. Bulletin de la Société médicale de la Suisse romande (1874), S. 72–79; 261–264.

Durig, Arnold; Zuntz, Nathan. Beiträge zur Physiologie des Menschen im Hochgebirge. Archiv für Anatomie und Physiologie. Physiologische Abteilung. Supplement (1904), S. 417–456.

Durig, Arnold. Beiträge zur Physiologie des Menschen im Hochgebirge 2. Mitteilung. Pflügers Archiv für die gesamte Physiologie 113 (1906), S. 213–316.

Durig, Arnold. Beiträge zur Physiologie des Menschen im Hochgebirge 3. Mitteilung. Pflügers Archiv für die gesamte Physiologie 113 (1906), S. 341–99.

Durig, Arnold. Physiologische Ergebnisse der im Jahre 1906 durchgeführten Monte Rosa Expedition. Denkschriften der kaiserlichen Akademie der Wissenschaften 86 (1911).

Durig, Arnold; Zuntz, Nathan. Zur physiologischen Wirkung des Seeklimas. Biochemische Zeitschrift 39 (1912), S. 423–434.

Durig, Arnold; Zuntz, Nathan. Beobachtungen über die Wirkung des Höhenklimas auf Teneriffa. Biochemische Zeitschrift 39 (1912), S. 435–468.

Durig, Arnold; Schrötter, Hermann von; Zuntz, Nathan. Über die Wirkung intensiver Belichtung auf den Gaswechsel und die Atemmechanik. Biochemische Zeitschrift 34 (1912), S. 469–495.

Drastich, L. Die Rolle der Milz für die Blutveränderungen in der verdünnten Luft I. Pflügers Archiv für die gesamte Physiologie 217 (1927), S. 598–609.

Ebel, Johann Gottfried. Anleitung auf die nützlichste und genussvollste Art in der Schweiz zu reisen. Orell, Gessner, Füssli. Zürich 1793.

Egli-Sinclair, Theodor. Über die Bergkrankheit. Jahrbuch des Schweizer Alpenclub 27 (1891–92), S. 308–326.

Eimer, Karl. Höhenklima und Wasserhaushalt. Zeitschrift für die gesamte experimentelle Medizin 64 (1929), S. 757–771.

Elias, Nay (Ed.). A History of the Moghuls of central Asia, being the Tarikh-I-Rashidi of Mirza Muhammad Haidar, Dughlat. London 1898.

Ferraloro, G. Ricerche sul ricambio degli idrati di carbonio in alta montagna. Archivio di scienze biologiche 13 (1929), S. 457–470.

Ferrazzini, G.; Maggiorini, M.; Kriemler, S.; Bärtsch, P.; Oelz, O. Successful treatment of acute mountain sickness with dexamethasone. British Medical Journal 294 (1987), S. 1380-1382.

Finch, George I. Der Kampf um den Everest. Leipzig 1925.

Fitch, Ray. Mountain sickness, a cerebral form. Annals of internal medicine 60 (1964), S. 871–876.

Fitz Gerald, E. A. The highest Andes, Methuen & Co. London 1899.

Fleisch, Alfred; Muralt, Alexander von. Das Programm und die Ergebnisse der klimaphysiologischen Untersuchungen in der Schweiz. In: Fleisch, Muralt (Ed.). Klimaphysiologische Untersuchungen in der Schweiz, 2. Teil. Schwabe & Co. Basel 1948, S. 7–22.

Forel, François-Alphonse. Expériences sur la température du corps humain dans l'acte de l'ascension sur les montagnes. Bulletin de la Société médicale de la Suisse romande 1871, S. 386–408.

Forel, François-Alphonse. Expériences sur la température du corps humain dans l'acte de l'ascension sur les montagnes. Bulletin de la Société médicale de la Suisse romande 1873, S. 280–292; 349–369; 399–409.

Forel, François-Alphonse. Expériences sur la température du corps humain dans l'acte de l'ascension sur les montagnes. Bulletin de la Société médicale de la Suisse romande 1874, S. 157–169; 197–216.

Förster, Julius. Luftverdünnung und Blutregeneration durch «Hämopoeitine». Biochemische Zeitschrift 145 (1924), S. 309–317.

Forwand, Stanley; Landowne, M.; Follansbee, J.; Hansen, J. Effect of Acetazolamide on acute mountain sickness. New England Journal of Medicine 279 (1968), S. 839–845.

Franz, I. W.; Mellerowicz. Trainingswirkungen auf das kardio-zirkulatorische System in Meereshöhe und in mittleren Höhen. In: Deetjen, P. (Ed.). Medizinische Aspekte der Höhe. Thieme Stuttgart 1981, S. 74–84.

Friedländer, A. A. Beobachtungen bei Bergfahrten und Bergbesteigungen. Münchener Medizinische Wochenschrift 74 (1927), S. 52–54.

Fritz, G. Beiträge zur Physiologie des Höhenklimas. Biochemische Zeitschrift 170 (1926), S. 236–243.

Frumina, R. Über die Störung des Lungenkreislaufes unter dem Einflusse verminderten oder vermehrten Luftdruckes. Zeitschrift für Biologie 52 (1909), S. 1–15.

Fuchs, R. F. Physiologische Studien im Hochgebirge. Sitzungsbericht der physikalisch-medizinischen Sozietät in Erlangen 40 (1908), S. 204–264.

Galeotti, G.; Signorelli, E. Über die Wasserbilanz während der Ruhe und bei der Anstrengung im Hochgebirge. Biochemische Zeitschrift 41 (1912), S. 268–286.

Gavarret. Altitudes. In: Dictionnaire encyclopédique des sciences médicales. Paris 1865.

Gessner, Conrad. Descriptio montis fracti sive montis pilati ut vulgo nominant juxta Lucernam in Helvetia. Zürich 1555.

Gessner, Conrad. Epistola ad Jacobum Avienum de Montium admiratione. Libellus de lacte et Operibus Lactariis. Zürich 1541.

Gianotti, M.; Goldberger, S. Ricerche sul comportamento della secrezione gastrica dopo la fatica in alta montagna. Archivio di Fisiologia 30 (1931/32), S. 32–50.

Goria, A.; Luria L. L'elettrocardiogramma nell'individuo normale in condizioni di ipossia acuta. Minerva Medica 46, 1 (1955), S. 692–693.

Gosse, Louis-André. Instructions pour le Pérou. Bulletins de la Société d'Anthropologie de Paris 2 (1861), S. 86–137.

Grandjean, Etienne; Zwahlen, P. Modifications de l'ophtalmotonus et de la pression artérielle rétinienne en haute montagne. In: Fleisch (Ed.). Klimaphysiologische Untersuchungen in der Schweiz 2. Schwabe & Co. Basel 1948, S. 112–118.

Guglielminetti, Ernest. Trois Semaines au Mont Blanc. L'Echo des Alpes 2 (1894), S. 133–147.

Guglielminetti, Ernest. Le Mal des Altitudes. Le mal de montagne comparé au mal de ballon. Paris 1901.

Gut, P. Höhenmedizin am Kilimanjaro. In: Deschwanden (Ed.). Der Mensch im Klima der Alpen. Hans Huber. Bern 1968.

György, Paul. Über den Zustand des Säure-Basenhaushaltes im Höhenklima. Schweizerische Medizinische Wochenschrift 54 (1924), S. 416–419.

Haldane, J. S.; Priestley, J. G. The Regulation of the Lung-Ventilation. Journal of Physiology 32 (1905), S. 225–266.

Haldane, John B. S. Experiments on the regulation of the blood's alkanity II. Journal of Physiology 55 (1921), S. 265–275.

Hall, William; Barila, T.; Metzger, E.; Gupta, K. A clinical study of acute mountain sickness. Archiv of Environmental Health 10 (1965), S. 747–753.

Haller, Albrecht von. Die Alpen. Bern 1795 (4. Auflage).

Haller, Albrecht von. Anfangsgründe der Physiologie. Übersetzt von Joh. Sam. Hallen. Berlin 1766.

Hamel, Joseph. Beschreibung zweyer Reisen auf den Mont Blanc unternommen im August 1820. Carl Gerold Verlag. Wien 1821.

Hartmann, G. (Ed.). Alpiner Hochleistungstest. Eine interdisziplinäre Studie. Hans Huber. Bern 1973.

Hasse, Karl Ewald. Anatomical description of the diseases of the organs of circulation and respiration. London 1846.

Hasselbalch, K.; Lindhard, J. Zur experimentellen Physiologie des Höhenklimas III. Biochemische Zeitschrift 68 (1915), S. 295–310.

Hediger, Stephan. Herz und Höhenklima. Klinische Wochenschrift 4 (1925), S. 2109–2111.

Heer-Bétrix, L.; Imfeld, X. Projekt der Zermatter Hochgebirgsbahnen Gornergrat und Matterhorn. Concessions-Gesuch. Biel 1891.

Hegetschweiler, Johann Heinrich. Reisen in den Gebirgsstock zwischen Glarus und Graubünden. Orell Füssli. Zürich 1825.

Heller, Rudolf; Mager, Wilhelm; Schrötter, Hermann von. Über das physiologische Verhalten des Pulses bei Veränderung des Luftdruckes. Zeitschrift für klinische Medizin 33 (1897), S. 341–380.

Heller, Rudolf; Mager, Wilhelm; Schrötter, Hermann von. Über das physiologische Verhalten des Pulses bei Veränderung des Luftdruckes. Zeitschrift für klinische Medizin 34 (1898), S. 130–165.

Heller, Rudolf; Mager Wilhelm; Schrötter, Hermann von. Luftdruckerkrankungen mit besonderer Berücksichtigung der sogenannten Caissonkrankheit. Wien 1900.

Herxheimer, H.; Wissing, E.; Wolff E. Spätwirkung erschöpfender Muskelarbeit auf den Sauerstoffverbrauch. Zeitschrift für die gesamte experimentelle Medizin 52 (1926), S. 447–463.

Hess, Walter R. The Alpine Research Stations of Switzerland. Journal of State Medicine 37 (1929), S. 671–674.

Hess, Walter R. Die Funktionen des vegetativen Nervensystems. Klinische Wochenschrift 9 (1930), S. 1009–1012.

Hilpert, P. Höhenadaptation als Therapie obstruktiver Atemwegserkrankungen. In: Deetjen, P. (Ed.). Medizinische Aspekte der Höhe. Thieme. Stuttgart 1981, S. 109–116.

Hingston, R. W. G. Physiological difficulties in the ascent of Mount Everest. Geographical Journal 65 (1924), S. 4–16.

Holmquist, Arne. Die Einwirkung verschiedener Stoffe auf die Körpertemperatur auf der Höhe des Meeresspiegels und im Höhenklima (3457 m). Acta Aerophysiologica 1 (1934), S. 16–20.

Houston, Charles; Riley, R. L. Respiratory and circulatory changes during acclimatization to high altitude. American Journal of Physiology 149 (1947), S. 565–588.

Houston, Charles. Acute pulmonary edema of high altitude. New England Journal of Medicine 263 (1960), S. 478–480.

Hugi, Franz Josef. Naturhistorische Alpenreise. Solothurn 1830.

Hultgren, Herbert; Spickard, Warren. Medical experiences in Peru. Stanford Medical Bulletin 18 (1960), S. 76–95.

Humboldt, Alexander von. Lettre adressée au citoyen Delambre (datée de Lima le 25 novembre 1802). Annales du Muséum National d'histoire naturelle II (1803), S. 170–180.

Hurtado, Alberto. The influence of high altitude on physiology. In: Porter Ruth, Knight Julie (Ed.). High Altitude physiology. Cardiac and respiratory Aspects. Churchill Livingstone. Edinburgh 1971, S. 3–8.

Inama, K.; Humpeler, E. Alpine Höhenlagen als Therapiefaktor bei Herz-Kreislauferkrankungen. In: Deetjen, P. (Ed.). Medizinische Aspekte der Höhe. Thieme. Stuttgart 1981, S. 91–102.

Imfeld, Xaver. Die Sondierung des Montblancgipfels im Sommer 1891. Jahrbuch des SAC 27 (1891–92), S. 374–380.

Imfeld, Xaver. Das Observatorium auf dem Mont Blanc und die Gipfelsondierung im Sommer 1891. Separatabdruck aus der Neuen Zürcher Zeitung (18.–26. 4. 1892). Zürich 1892.
Jaquet, Alfred. Über die physiologische Wirkung des Höhenklimas. Basel 1904.
Javelle, E. Sur le Mal de Montagne. Bulletin de la Société médicale de la Suisse romande (1874), S. 136–140.
Jezler, A.; Vischer A. Morphologische Blutänderungen nach körperlicher Arbeit im Hochgebirge. Schweizerische Medizinische Wochenschrift 66 (1936), S. 398–400.
Jourdanet, Denis. Les Altitudes de l'Amérique tropicale comparées au niveau des mers au point de vue de la constitution médicale. Baillière, Paris 1861.
Jourdanet, Denis. De l'Anémie des Altitudes et de l'Anémie en Général dans ses Rapports avec la Pression de l'Atmosphère. Paris 1863.
Kellas, Alexander. A consideration of the possibility of ascending the loftier Himalaya. Geographical Journal 44 (1917), S. 27–48.
Keller, H. M. Erythropoietisch wirksame Substanzen des Blutserums. Helvetica Medica Acta 4 (1957), S. 398–404.
Keller, H. M. Hypoxie und Erythropoiese. In: Deschwanden (Ed.). Der Mensch im Klima der Alpen. Hans Huber. Bern 1968.
Kestner, O.; Dannmeyer, F.; Peemöller, F.; Liebeschütz-Plaut, R. Die Heilwirkung des Höhenklimas. Klinische Wochenschrift 4 (1925), S. 910–913.
Keys, Ancel. Die Wirkung des Höhenklimas und die Akklimatisierungsprozesse in grosser Höhe. Ergebnisse der inneren Medizin und der Kinderheilkunde 54 (1938), S. 585–671.
Knoche, Walter. Zum «anfallsweisen» Auftreten der Bergkrankheit. Zeitschrift für die gesamte physikalische Therapie 43 (1932), S. 213–216.
Kolozs, Elisabeth. Über das Verhalten der Blutgerinnung und der Blutplättchen bei Luftverdünnung. Biochemische Zeitschrift 222 (1930), S. 301–312.
Kornmüller, A.; Palme, F.; Strughold, H. Die Ableitung der Gehirnaktionsströme, eine Methode zur Untersuchung der Höhenkrankheit. Klinische Wochenschrift 21 (1942), S. 5–8.
Krähenbühl, Gertrud. Zur Kenntnis der Haemopoietine im Blutserum. Pflügers Archiv für die gesamte Physiologie 232 (1933), S. 848–858.
Kronecker, Hugo. Über die Bergkrankheit mit Bezug auf die Jungfraubahn. Bern 1894.
Kronecker, Hugo. Die Bergkrankheit. Urban und Schwarzenberg. Berlin 1903.
Kuthy, Desider. Über den Einfluss der verdünnten Luft auf die Virulenz des Pneumococcus Fraenkel. Fortschritte der Hydrotherapie. Festschrift zum 40-jährigen Doktorjubiläum des Prof. W. Winternitz. Wien 1897.
Lami, Guido. Über die Strychninwirkung nach Luftverdünnung. Zeitschrift für die gesamte experimentelle Medizin 76 (1931), S. 561–566.
Lang, K. Über die Porphyrinurie im Hochgebirge. Biochemische Zeitschrift 301 (1939), S. 357–361.
Laquer, Fritz. Höhenklima und Blutneubildung. Deutsches Archiv für klinische Medizin 110 (1913), S. 189–223.
Laquer, Fritz. Über den Milchsäuregehalt des Blutes im Höhenklima. Pflügers Archiv für die gesamte Physiologie 203 (1924), S. 35–41.
Laubender, W. Über den Gaswechsel und den Eiweissumsatz im luftverdünnten Raum. Schweizerische Medizinische Wochenschrift 55 (1925), S. 754–755.
Lehmann, G.; Michaelis, H. F. Hypoxämie und Adrenalinspiegel. Luftfahrtmedizin 7 (1942), S. 292–297.
Lenti, C.; Grillo, M. A. Über die Wirkung des Hochgebirges auf die Phosphorolyse im Skelett- und Herzmuskel. Die Naturwissenschaften 43 (1956), S. 541.
Lepileur, A. Mémoire sur les phénomènes physiologiques que l'on observe en s'élevant à une certaine hauteur dans les Alpes. Revue Médicale française et étrangère II (1845), S. 55–85; 196–223; 341–367.
Liebig, Gustav von. Die Bergkrankheit. Deutsche Vierteljahresschrift für öffentliche Gesundheitspflege 28 (1896), S. 455–482.
Liljestrand, G.; Magnus, R. Die Wirkung des Kohlensäurebades beim Gesunden nebst Bemerkungen über den Einfluss des Hochgebirges. Pflügers Archiv für die gesamte Physiologie 193 (1923), S. 527–554.

Lizárraga Morla, Leoncio. Soroche agudo del pulmon. Anales Facultad de Medicina Universidad Nacional Mayor de San Marco de Lima 38 (1955), S. 244–274.

Loeschcke, H. H.; Luft, U.; Opitz, E. Höhenanpassung am Jungfraujoch IV – Umstellung und Anpassung der Atmung in 3500 m Höhe und die Wirkung von NH_4Cl. Luftfahrtmedizin 7 (1943), S. 218–227.

Loeschcke, H. H.; Luft U.; Opitz, E. Höhenanpassung am Jungfraujoch V – Die Beteiligung der Niere am Säure-Basenhaushalt beim Höhenaufenthalt und bei akuter Hypoxie. Luftfahrtmedizin 8 (1944), S. 265–280.

Löwenstädt, Hans. Zellexperimentelle und physiologische Studien über die Wirkung der Luftverdünnung. Pflügers Archiv für die gesamte Physiologie 217 (1927), S. 535–546.

Loewy, Adolf. Untersuchungen über die Respiration und Circulation bei Änderung des Druckes und des Sauerstoffgehaltes der Luft. August Hirschwald. Berlin 1895.

Loewy, Adolf. Über die Beziehung der Akapnie zur Bergkrankheit. Archiv für Anatomie und Physiologie. Physiologische Abteilung (1898), S. 409–430.

Loewy, Adolf. Beiträge zur Physiologie des Höhenklimas. Pflügers Archiv für die gesamte Physiologie 207 (1925), S. 632–670.

Loewy, Adolf. The physiology of high altitudes with regard to pathology. Journal of State Medicine 37 (1929), S. 665–670.

Loewy, Adolf. Einiges Neuere über Bergkrankheit. Schweizerische Medizinische Wochenschrift 62 (1932), S. 1173–1175.

Loewy, Adolf. Physiologie des Höhenklimas. Monographien aus dem Gesamtgebiet der Physiologie 26. Julius Springer. Berlin 1932.

Loewy, Adolf. Abschwächung von Reflexen im Höhenklima. Zeitschrift für die gesamte Neurologie und Psychiatrie 145 (1933), S. 733–738.

Loewy, Adolf. Blut und Blutkreislauf im Hochgebirge. Klinische Wochenschrift 13 (1934), S. 545–549.

Loewy, Adolf; Förster, Julius. Die Wirkung der Luftverdünnung auf den Gaswechsel des Blutes. Biochemische Zeitschrift 145 (1924), S. 318–323.

Loewy, Adolf; Knoll, W. Weitere Untersuchungen über den Energieverbrauch beim Skilanglauf. Zeitschrift für Hygiene und Infektionskrankheiten 104 (1925), S. 738–751.

Loewy, A.; Loewy, J.; Zuntz, L. Über den Einfluss der verdünnten Luft und des Höhenklimas auf den Menschen. Pflügers Archiv für die gesamte Physiologie 66 (1897), S. 477–538.

Loewy, A.; Pincussen, L. Über Veränderungen des Ionengehalts der Organe unter Bestrahlung und im Höhenklima. Biochemische Zeitschrift 212 (1929), S. 22–34.

Lombard, Henri-Clermond. Les Climats de Montagnes considérés au point de vue médical. Joël Cherbuliez. Paris 1858.

Lortet, Louis. Deux ascensions au Mont-Blanc en 1869. Recherches physiologiques sur le mal de montagnes. Lyon médical 3 (1869), S. 79–103.

Luc, Jean André. Des recherches sur les modifications de l'atmosphère. Genève 1772.

Maggiorini, M.; Bühler, B.; Oelz O. Prevalence of acute mountain sickness in the Swiss Alps. British Medical Journal 301 (1990), S. 853–855.

Marcet, William. Summary of an experimental inquiry into the function of respiration at various altitudes. Proceedings of the Royal Society of London 36 (1878), S. 293–304.

Marcet, William. Summary of an inquiry into the function of respiration at various altitudes on the island and peak of Teneriffe. Proceedings of the Royal Society of London 37 (1879), S. 498–519.

Marcet, William. Climbing and Breathing at high altitudes. The Alpine Journal 13 (1886–1888), S. 1–13.

Margaria, Rodolfo. Ricambio respiratorio in seguito al lavoro in montagna e al piano. Archivio di Fisiologia 26, 4 (1928), S. 525–536.

Marro, F. Influenza dell'alta montagna sulla respirazione degli animali ed effetto della lobelina. Bollettino della Società italiana di biologia sperimentale 27 (1951), S. 1420–1421.

Marti, Benoît. Valerius Cordus Notes medicales 1544. In: Coolidge, W. A. B. Josias Simler et les Origines de l'Alpinisme jusqu'en 1600. Grenoble 1904.

Meyen, Franz. Reise um die Erde. Berlin 1834 f.
Meyer, Rudolf. Reise auf die Eisgebirge des Kantons Bern und Ersteigung ihrer höchsten Gipfel im Sommer 1812. Aarau 1813.
Meyer-Ahrens, Conrad. Die Bergkrankheit oder der Einfluss des Ersteigens grosser Höhen auf den thierischen Organismus. Brockhaus. Leipzig 1854.
Michel, G. Klimatologische Tagung in Davos. Zur Einführung. Schweizerische Medizinische Wochenschrift 55 (1925), S. 749 f.
Miescher, Friedrich. Über die Beziehungen zwischen Meereshöhe und Beschaffenheit des Blutes. Correspondenz-Blatt für Schweizer Ärzte 23 (1893), S. 809–830.
Milledge, James. Electrocardiographic changes at high altitude. British Heart Journal 25 (1963), S. 291–298.
Milledge, James. The silver hut expedition. In: Sutton, J. R.; Jones, N. L.; Housten, C. S. (Ed.). Hypoxia, Man at Altitude. New York 1982.
Mosso, Angelo. Fisiologia dell'uomo sulle Alpi. Fratelli Treves. Milano 1897.
Mosso, Angelo. Life Of Man on the High Alps. Fisher Unwin. London 1898.
Mosso, Angelo (Ed.). Laboratoire Scientifique international du Mont Rosa. Travaux de l'année 1903. Hermann Loescher. Turin 1904.
Mosso, Angelo. Le mal de montagne et le vomissement. Archives Italiennes de Biologie 43 (1905), S. 467–479.
Mosso, Angelo (Ed.). Laboratoire Scientifique international du Mont Rosa. Travaux des années 1904–07. Vincent Bona. Turin 1907.
Müller, Carl. Über Uterusblutungen und Zyklusstörungen im Hochgebirge. Schweizerische Medizinische Wochenschrift 68 (1938), S. 397–400.
Müller, Franz; Cronheim, G. Die unter dem Einfluss des Höhenklima im Blut auftretende Sauerstoffzehrung. Biochemische Zeitschrift 234 (1931), S. 302–306.
Müntz, A. Enrichessement du sang en hémoglobine suivant les conditions d'existence. Comptes rendus hebdomadaires des séances de l'académie des sciences de Paris 112 (1891), S. 298.
Muralt, Alexander von. Das Programm der klimaphysiologischen Untersuchungen in der Schweiz. In: Muralt (Ed.). Klimaphysiologische Untersuchungen in der Schweiz 1. Schwabe & Co. Basel 1944, S. 7–14.
Muralt, Alexander von. 25 Jahre hochalpine Forschungsstation Jungfraujoch. Experienta Suppl. VI. Birkhäuser Verlag. Basel 1957.
Norton, Edward F. Bis zur Spitze des Mount Everest. Die Besteigung 1924. Basel 1926.
Oelz, Oswald; Howald, H.; Prampero, P. et al. Physiological profile of world-class high-altitude climbers. Journal of Applied Physiology 60 (1986), S. 1734–1742.
Oelz, Oswald; Maggiorini, M.; Ritter, M.; Waber, U.; Jenni, R.; Vock, P.; Bärtsch, P. Nifedipine for high altitude pulmonary oedema. Lancet II (1989), S. 1241–1244.
Pauli, H. G. Beiträge zum Problem der Atemregulation unter Höhenadaptation. Pflügers Archiv für die gesamte Physiologie 278 (1964), S. 447–466.
Pincussen, Ludwig. Über Veränderungen des Kationengehalts der Organe unter Belichtung und im Höhenklima. Biochemische Zeitschrift 182 (1927), S. 359–365.
Pöppig, Eduard. Reise in Chile, Peru und auf dem Amazonenstrome während der Jahre 1827–1832. Leipzig 1836.
Pugh, Griffith. Mt. Cho Oyu 1952, and Mt. Everest 1953. In: Sutton, Jones; Houston, C. (Ed.). Hypoxia, Man at altitude. Thieme. New York 1982.
Rabbeno, A. Sull'adattamento dell'organismo alle marce in alta montagna. Archivio di scienze biologiche 5 (1923/24), S. 412–424.
Ravenhill, Thomas H. Some experiences of mountain sickness in the Andes. The Journal of Tropical Medicine and Hygiene 16 (1913), S. 313–320.
Reed, Donald; Kellogg, Ralph. Changes in respiratory response to CO_2 during natural sleep at sea level and at altitude. Journal of Applied Physiology 13 (1958), S. 325–330.
Regard, M.; Oelz, O.; Brugger, P.; Landis, T. Persistent cognitive impairment in climbers after repeated exposure to extreme altitude. Neurology 39 (1989), S. 210–213.

Rey, M. Influence sur les corps humains des ascensions sur les hautes montagnes. Revue Médicale française et étrangère IV (1842), S. 321–344.
Rhellicanus, Johann: Stockhorniade. Basel 1537.
Riesser, Otto; Kunze, Gerhard; Galle, Käte. Fortgesetzte Untersuchung zur Frage der Beziehung zwischen Muskelstoffwechsel und Witterung. Biochemische Zeitschrift 277 (1935), S. 349–364.
Riley, Richard; Houston, Charles. Composition of alveolar air and volume and pulmonary ventilation during long exposure to high altitude. Journal of Applied Physiology 3 (1951), S. 526–534.
Rosendahl, Alfred. Verminderter Luftdruck tötet nicht durch Sauerstoffmangel. Zeitschrift für Biologie 52 (1909), S. 16–40.
Saussure, Horace Bénédict de. Voyages dans les Alpes précédés d'un essai sur l'histoire naturelle des environs de Genève. 3 tomes. Fauché. Neuchâtel 1779–1796.
Saussure, Horace Bénédict de. Reisen durch die Alpen. Übersetzt von Jac. Sam. Wyttenbach. 4 Bde. Leipzig 1781–1784.
Saussure, Horace Bénédict de. Relation abrégée d'un voyage à la cime du Mont-Blanc, en Août 1787. Genève 1787.
Scheuchzer, Johann. Disquisitiones physicae de meteoris aqueis Pars Prima. Zürich 1736.
Scheuchzer, Johann Jakob. Beschreibung der Naturgeschichten des Schweizerlandes. Zürich 1706–1708.
Scheuchzer, Johann Jakob. Helvetiae stoicheiographia orographia et oreographia oder Naturhistorie des Schweizerlandes. Bodmer. Zürich 1716–1718.
Schneider, Edward C. Physiological effects of altitude. Physiological Reviews 1 (1921), S. 631–659.
Schönholzer, G.; Gross, F.; Marthaler, F. Untersuchungen über die Säure-, Elektrolyt- und Wasserausscheidung im Hochgebirge unter besonderer Berücksichtigung der Tag- und Nachtrhythmen. In: Fleisch (Ed.). Klimaphysiologische Untersuchungen in der Schweiz 2. Schwabe & Co. Basel 1948, S. 265–282.
Schrötter, Hermann von. Zur Kenntnis der Bergkrankheit. Verlag Wilhelm Braumüller. Wien und Leipzig 1899.
Schrötter, Hermann von. Über Höhenkrankheit mit besonderer Berücksichtigung der Verhältnisse im Luftballon. Wiener medizinische Wochenschrift 27 (1902), S. 1294–1296; 28 (1902), S. 1352–1358; 29 (1902), S. 1418–1422.
Schrötter, Hermann von; Zuntz, Nathan. Ergebnisse zweier Ballonfahrten zu physiologischen Zwecken. Pflügers Archiv für die gesamte Physiologie 32 (1902), S. 479–520.
Schrötter, Hermann von. Immunität gegenüber dem Höhenklima. Verhandlungen der klimatologischen Tagung in Davos, 1925. Basel 1925, S. 374–381
Schubert, G. Zur Statik der Atemorgane in verdünnter Luft. Pflügers Archiv für die gesamte Physiologie 224 (1930), S. 260–267.
Schumburg; Zuntz, Nathan. Zur Kenntnis der Einwirkung des Hochgebirges auf den menschlichen Organismus. Pflügers Archiv für die gesamte Physiologie 63 (1896), S. 461–494.
Simler, Josias: Comentarius de Alpibus. Tiguri 1574.
Simons, Elisabeth; Oelz, O. The Mysterious Death of Dr. Jacottet on Mont Blanc. High Altitude Medicine & Biology, Vol. 1, Nr. 3 (2000), S. 213–216.
Singh, Inder; Khanna, P. K.; Srivastava, C. et al. Acute mountain sickness. New England Journal of Medicine 280 (1969), S. 175–184.
Smith, Albert. The story of Mont Blanc. London 1853.
Sommer, Heidi; Wiesinger, K. Die Konsistenz und Schmerzempfindlichkeit der Brustdrüse im Verlaufe des menstruellen Zyklus und beim Übergang ins Hochgebirge. In: Fleisch (Ed.). Klimaphysiologische Untersuchungen in der Schweiz 2. Schwabe & Co. Basel 1948, S. 119–125.
Somervell, Theodore. Note on the composition of alveolar air at extreme heights. Journal of Physiology 60 (1925), S. 282–285.
Somogyi, J. C.; Wirz, H.; Verzár, F. Veränderungen von Gesamtblut- und Plasmamenge im Hochgebirge. Helvetica medica Acta Supplement 7 (1940 f.), S. 44–50.
Stähli, Willy. Thrombose und Lungenembolie in ihren Beziehungen zu Witterungsvorgängen für die Höhenlage von Davos (1550 m). Schweizerische Medizinische Wochenschrift 72 (1942), S. 1321–1325.

Stämpfli, Robert; Eberle, A. Menge, spezifisches Gewicht und Leitfähigkeit des menschlichen Harns im Hochgebirge. In: Muralt, A. v. (Ed.). Klimaphysiologische Untersuchungen in der Schweiz 1. Schwabe & Co. Basel 1944, S. 221–232.

Stern, Erich. Über die Wirkung künstlicher Sauerstoffatmung im Hochgebirge. Klinische Wochenschrift 4 (1925), S. 1009–1011.

Streit, Kurt. Über den Einfluss des Höhenklimas auf die Thrombozytenzahl und die Retraktion des Fibrins. Pflügers Archiv für die gesamte Physiologie 254 (1951), S. 246–256.

Thomas. Le mal de montagne. Etude critique. Jahrbuch des SAC 45 (1909), S. 205–224.

Tschudi, Johann Jakob von. Peru. Reiseskizzen aus den Jahren 1838–42. Scheitlin u. Zollikofer. St. Gallen 1846.

Vallot, Joseph. Sur les modifications que subit la respiration par suite de l'ascension et de l'acclimatement à l'altitude du Mont Blanc. Comptes rendus hebdomadaires des séances de l'académie des sciences de Paris 137 (1903), S. 1283–1285.

Vallot, Joseph; Bayeux, Raoul. Expériences faites au Mont Blanc sur l'activité musculaire spontanée aux très hautes altitudes. Comptes rendus hebdomadaires des séances de l'académie des sciences de Paris 157 (1913), S. 1540–1542.

Verzár, Franz; Arvay, Av; Peter, J.; Scholderer, H. Serum-Bilirubin und Erythropoese im Hochgebirge. Biochemische Zeitschrift 257 (1933), S. 113–129.

Verzár, Franz. Die Änderung der Vitalkapazität im Hochgebirge. Schweizerische Medizinische Wochenschrift 63 (1933), S. 17–20.

Verzár, Franz (Ed.). Höhenklima-Forschungen des Basler Physiologischen Institutes. Schwabe & Co. Basel 1945.

Verzár, Franz. Zahl der Lymphocyten und eosinophilen Leucocyten in 1800 und 3450 m Höhe. Schweizerische Medizinische Wochenschrift 82 (1902), S. 324–327.

Viault, François. Sur l'augmentation considérable du nombre des globules rouges dans le sang chez les habitants des hauts plateaux de l'Amérique du Sud. Comptes rendus hebdomadaires des séances de l'académie des sciences de Paris 111 (1890), S. 917 f.

Ward, R. Ogier. Alveolar air on Monte Rosa. Journal of Physiology 37 (1908), S. 378–389.

Whymper, Edward. Travels amongst the Great Andes of the Equator. London 1892.

Williams, Edward; Edwards, Richard. Adventures in Physiology. The Middlesex Hospital Journal 60 (1960), S. 167–173.

Winterstein, Hans; Gollwitzer-Meier, Klothilde. Über die Atmungsfunktion des Blutes im Hochgebirge. Pflügers Archiv für die gesamte Physiologie 219 (1928), S. 202–212.

Zangger, Theodor F. On the danger of high altitudes for patients affected with arterio-sclerosis. The Lancet 1899, S. 1628–1629.

Zangger, Theodor F. On the danger of railway trips to high altitudes. The Lancet. 1903, S. 1730–1735.

Zedler, Johann Heinrich (Ed.). Grosses vollständiges Universallexikon aller Wissenschaften und Künste. 3. Bd. (B–Bi). Halle und Leipzig 1733.

Zuntz, Nathan; Loewy, Adolf; Müller, Franz; Caspari, Wilhelm. Höhenklima und Bergwanderungen in ihrer Wirkung auf den Menschen. Bong & Co. Berlin 1906.

Zwahlen, Pierre; Grandjean, Etienne. Variation des sensibilités cornéenne et cutanée à l'altitude. In: Fleisch (Ed.). Klimaphysiologische Untersuchungen in der Schweiz 2. Schwabe & Co. Basel 1948, S. 23–25.

Darstellungen

Biographisches Lexikon der hervorragenden Ärzte aller Zeiten und Völker. A. Hirsch (Ed.). Urban und Schwarzenberg. Berlin 1929.

Brockhaus Konversations-Lexikon. 14. Auflage, revidierte Jubiläumsausgabe. 2. Band (Astrachan–Bilk). F. A. Brockhaus. Leipzig, Berlin und Wien 1898.

Burnett, C. S. F. High Altitude Mountaineering 1600 years ago. The Alpine Journal 88 (1983), S. 127.

Coolidge, W. A. B. Josias Simler et les Origines de l'Alpinisme jusqu'en 1600. Grenoble 1904.

Cüppers, Stefan. Die geschichtliche Entwicklung der Höhenphysiologie und ihre Bedeutung für die Luftfahrtmedizin bis 1961. Verlag Shaker. Aachen 1994.

Everest. Ein Bildbericht der Schweizerischen Stiftung für alpine Forschungen. Zürich 1954.

Gilbert, Daniel. The first documented report of mountain sickness. The china or headache mountain story. Respiration Physiology 52 (1983) (a), S. 315–326.

Gilbert, Daniel. The first documented description of mountain sickness. The Andean or Pariacaca story. Respiration Physiology 52 (1983) (b), S. 327–347.

Gunga, Hans-Christian. Nathan Zuntz and Hermann von Schrötter – German-Austrian Contributions to High Altitude Physiology and Aviation. Proceedings of the Third World Congress on High Altitude Medicine and Physiology. Matsumoto University 1998, S. 86–92.

Heim, Albert. Xaver Imfeld: Ingenieur-Topograph. Jahrbuch des SAC 45 (1909), S. 185–204.

Houston, Charles. Going Higher. The story of man and altitude. Boston 1987.

Jokl, Ernst. Zur Geschichte der Höhenphysiologie. Forschungen und Fortschritte 41 (1967), S. 321–328.

Kellogg, Ralph. La pression barométrique: Paul Bert's Hypoxia theory and its critics. Respiration physiology 34 (1978), S. 1–28.

Milledge, James, S. The great oxygen secretion controversy. Lancet 1985, S. 1408–1411.

Mörgeli, Christoph. Ein Dokument. Manuskript eines Nachrufs von 1873 auf den Schweizer Medizinhistoriker C. Meyer-Ahrens. Gesnerus 51 (1994), S. 268–279.

Moser, Patrick. So wird die Jungfrau zur Demoiselle gemacht. Projektierung und Bau der Jungfraubahn. Chronos. Zürich 1997.

Müllener, Eduard-Rudolf. Ein Hinweis auf die Bergkrankheit in Europa im 14. Jahrhundert. Gesnerus 21 (1964), S. 66–71.

Mumenthaler, Marco. Die Erscheinungen des Sauerstoffmangels, ein geschichtlicher Beitrag. Gesnerus 16 (1959), S. 47–65.

Oppenheim, Roy. Die Entdeckung der Alpen. Frauenfeld 1974.

Richalet, Jean-Paul. Joseph Vallot and the History of Altitude Physiology on Mont Blanc. Proceedings of the Third World Congress on High Altitude Medicine and Physiology. Matsumoto University 1998, S. 93–97.

Roethlisberger, Paul. Der Zürcher Arzt Conrad Meyer-Ahrens (1813–1872) – Medizinhistoriker, Epidemiologe und Balneograph. Gesnerus 30 (1973), S. 123–143.

Rudolph, Gerhard. Erinnerungen an P. Bert und die Entwicklung der Höhenphysiologie in der Schweiz. Gesnerus 50 (1993), S. 79–95.

Runge, Heinrich. Pilatus und St. Dominik. Mitteilungen der antiquarischen Gesellschaft Zürich XII. Zürich 1859.

Savard, Gabrielle K. Mabel Purefoy Fitzgerald: her legend and legacy in high altitude physiology. In: Houston, Coates (Ed.). Hypoxia. Women at altitude. Burlington 1997.

Suter, Felix (Ed.). 75 Jahre Schweizerisches Forschungsinstitut für Hochgebirgsklima und Medizin. Davos 1997.

Tenderini, M.; Shandrick, M. The Duke of the Abruzzi. An explorer's life. Seattle 1997.

Unsworth, Walt. Everest. Oxford University Press, Oxford 1989.

Ward, Michael; Milledge, James; West, John. High altitude medicine and physiology. Chapman and Hall. London 1989.

West, John B. High Life. A history of high-altitude physiology and medicine. New York 1998.

Zschokke, A. Zur Geschichte des Bergsteigens. SAC Jahrbuch 32 (1896–97), S. 204–216.

Chronologie

Höhenmedizin	Medizin	Alpinismus
350 v. Chr. Aristoteles berichtet von feuchten Schwämmen als Atemhilfen bei der Besteigung des Olymp.	**450–300 v. Chr.** Hippokratische Medizin. Arzt ist ein Handwerksberuf, sein hoher ethischer Anspruch spiegelt sich im hippokratischen Eid. Es gilt die Vier-Säfte-Lehre: Blut, Schleim, schwarze und gelbe Galle; ihre falsche Mischung (Dyskrasie) führt zur Krankheit.	**um 1400 v. Chr.** Moses empfängt die Gesetzestafeln auf dem Berg Sinai.
		218 v. Chr. Hannibals Zug über die Alpen.
37 v. Chr. Erwähnung von Kopfwehbergen (Ch'ien han Shu) zwischen Kashi und Kabul.		
	um 0 Griechisch-römische Medizin mit chirurgischen Möglichkeiten (Gefässligaturen, Staroperationen), basierend auf der alexandrinischen Schule (300–250 v. Chr.), die durch Sektion menschlicher Leichen anatomische Kenntnisse gewonnen hat.	**um 0** Verklärung Christi, nachdem er Petrus, Jakobus und Johannes auf einen hohen Berg geführt hat.
		125 Kaiser Hadrian beobachtet auf dem Ätna den Sonnenaufgang.
	129–199 Galen, griechischer Arzt in Rom, leitet seine Anatomie von Tiersektionen ab. Gesamtdarstellung der Medizin seiner Zeit.	
403 Fa Hsiens Begleiter stirbt vermutlich an einem Höhenlungenödem in Kaschmir oder Afghanistan.		
	400–1130 Mönchsmedizin; die ärztliche Praxis wird durch Klöster übernommen. Die Entwicklung ist kaum eigenständig; antike Werke und volksmedizinische Anschauungen werden in Rezeptbüchern zusammengefasst.	
		633 Der japanische Mönch Enno Shokaku macht die erste überlieferte Besteigung des Fujiama (3776 m) und damit den ersten dokumentierten Aufstieg zu einem hohen Gipfel.
	1130–1500 Scholastische Medizin. Die Araber bringen die griechische Medizin nach Südeuropa zurück (Salerno, Montpellier). Ausbildungsstätten der Ärzte sind Hochschulen. Medizin und Chirurgie sind strikt getrennt (letztere wird von Badern, Barbieren und Wundärzten praktiziert).	
		1276 Peter III. von Aragon besteigt den Pic du Canigou (2785 m) in den Pyrenäen.
	1286 Sektion einer menschlichen Leiche in Cremona, um die Ursache von Seuchen zu klären.	
		1336 Petrarca steigt auf den Mont Ventoux (1912 m), nur um eine «bemerkenswerte Höhe» zu erreichen.
	1347 Prostituierte in Neapel müssen sich einer Gesundheitskontrolle unterziehen.	

Höhenmedizin

1541 Im Reisebericht Tarikh-i-Rashidi wird eine detaillierte Symptombeschreibung der Bergkrankheit (dam-giri), die Reisende in Zentralasien befalle, gegeben.

1590 Erste Beschreibung der Bergkrankheit in einer europäischen Publikation: José de Acosta erkrankt auf seinen Reisen durch Peru.

1643 Entwicklung des Quecksilberbarometers (E. Torricelli).

1647 Nachweis des sinkenden Luftdrucks bei zunehmender Höhe. Erste Entwicklung einer Vakuumpumpe.

1662 Nachweis des reziproken Verhältnisses von Volumen und Druck der Gase (R. Boyle / E. Mariotte).

Medizin

1491–1541 Paracelsus fordert die Rückkehr zum Buch der Natur, erkennt Gicht als lokale Ablagerung von Stoffwechselprodukten.

1543 A. Vesal (1514–1564) veröffentlicht in Basel *De Humani Corporis Fabrica Libri Septem.* Seine Anatomie basiert auf menschlichen Sektionsbefunden und revidiert die Irrtümer Galens.

1546 Fracastoro (1478–1553) benennt die «neue Krankheit» als Syphilis, beschreibt verschiedene epidemische Krankheiten und postuliert Keime als deren Ursache.

1628 W. Harvey (1578–1657) beschreibt den grossen und kleinen Blutkreislauf *(Exercitatio anatomica de motu cordis et sanguinis in animalibus).*

1650 S. von Leiden (1614–1672) beschreibt die Lungentuberkulose.

1667 Erste Bluttransfusion von einem Schaf auf einen Menschen (J.-B. Denis, † 1704).
R. Lower (1631–1691) entdeckt den Zusammenhang zwischen der Farbänderung des venösen und des arteriellen Blutes und der Atmung.

1673 Das therapeutische Spektrum des typischen Arztes wird karikiert in Molières Darstellung in *Der eingebildete Kranke:* Aderlass und Purgieren.
Die Universitäten verharren im mittelalterlichen Weltbild; Fortschritte kommen von den Akademien und «gelehrten Gesellschaften».

Alpinismus

1482 Leonardo da Vinci besteigt einen Ausläufer des Monte Rosa oberhalb von Alagna.

1492 A. de Ville und seine Gefährten erklettern den Mont Aiguille (2806 m) mit Hilfe von Leitern und Seilen. Dies ist die erste «technische» Tour der Geschichte.

um 1500 Die Inkas opfern Kinder auf dem Cerro Llullaillaco (6739 m)

1521 Soldaten von H. Cortez besteigen den Popocatépetl (5452 m), um im Krater Schwefel für die Bereitung von Schiesspulver zu gewinnen.

1555 C. Gessner besteigt den Pilatus mit behördlicher Erlaubnis.

1582 E. Scory besteigt den Teide (3176 m) auf Teneriffa. Der Teide galt damals als höchster Berg der Erde.

1708 J. J. Scheuchzer beschreibt die Alpendrachen.

Höhenmedizin	Medizin	Alpinismus
1706 J. J. Scheuchzer beschreibt Probleme bergungewohnter Menschen beim Atmen in der Höhe.		
1720 J. Scheuchzer schildert seine Atemnot bei einer Bergbesteigung und vermutet, die sich ausdehnende Luft drücke die Lunge zusammen.		**1738** P. Bouguer und C.-M. de La Condamine besteigen den Corazón (4791 m) in Ecuador in der Meinung, dass noch nie jemand so hoch geklettert sei.
1730 A. von Haller spekuliert über verminderten Blutfluss zum Herzen bei schlechterer Lungenfüllung in der dünnen Höhenluft.	**um 1755** F. B. Sauvages de Lacrois (1706–1767) will die Krankheiten nach dem Vorbild der Botanik klassifizieren und beschreibt 2400 Krankheiten.	**1744** Hess, Waser und zwei Engelberger Mönche besteigen den Titlis (3239 m).
1760 H. B. de Saussure weilt erstmals in Chamonix und setzt einen Preis aus für denjenigen, der einen Weg auf den Montblanc findet.	**1785** W. Withering (1741–1799) führt den Fingerhut (Digitalis) zur Therapie der Herzkrankheiten in die Schulmedizin ein.	
1777 A. Lavoisier beschreibt die Bedeutung des Sauerstoffes.		**1786** J. Balmat und M. G. Paccard besteigen den Montblanc.
1778 H. B. de Saussure bemerkt auf dem Buet (3107 m) Tachykardie und Müdigkeit.		**1787** H. B. de Saussure besteigt den Montblanc.
1783 Erster bemannter Flug eines Heissluftballons (Montgolfière).		
1787 Erste wissenschaftliche Besteigung des Montblanc durch H. B. de Saussure; Erschlaffung der Gefässe in dünner Luft als Ursache gesundheitlicher Probleme postuliert.		
1788 H. B. de Saussure verbringt 16 Tage auf 3360 m Höhe; führt dort auch einige physiologische Untersuchungen durch.	**1796** E. Jenner (1749–1823) beginnt mit der Schutzimpfung gegen Pocken durch Übertragung der Kuhpocken.	
1802 A. von Humboldt bemerkt am Chimborazo körperliche Störungen, die er auf tiefen Luftdruck und tiefen Sauerstoffgehalt der Atemluft zurückführt.	**1813** Einführung des medizinischen Heilturnens, therapeutische Alternative zum Aderlass.	**1809** Maria Paradis besteigt als erste Frau den Montblanc. **1811** Erstbesteigung der Jungfrau (4185 m) durch die Gebrüder Meyer mit A. Völker und J. Bortis.
1820 J. Hamels wissenschaftliche Besteigung des Montblanc scheitert – er betont die Konstanz der relativen Anteile der Gase.		

Höhenmedizin

1822 J. Hegetschweiler vermutet fieberhafte Zustände in der Höhe als Ursache der körperlichen Schwäche.

1842 Monsieur Rey postuliert Fasererschlaffung und Verwirrung des Geistes als Ursache der Gesundheitsstörungen.

1844 A. Lepileur braucht den Begriff «mal des montagnes» und vermutet als Ursache einen Blutstau.

1854 C. Meyer-Ahrens publiziert die erste Monografie über die Bergkrankheit.

1856 H.-C. Lombard betont die multifaktorielle Ätiologie der Bergkrankheit.

1860 A.-L. Gosse schlägt eine studienähnliche Erhebung in Peru zum besseren Verständnis der Bergkrankheit vor.

1863 D. Jourdanet entwickelt seine Theorie von der Anoxyhämie als Ursache der Bergkrankheit.

1869 L. Lortet führt auf dem Montblanc Untersuchungen mit physiologischen Messgeräten durch und vermutet, Unterkühlung sei die Ursache der Bergkrankheit.

1870 F.-A. Forel entkräftigt mittels exakter Untersuchungen die Unterkühlungstheorie L. Lortets wissenschaftlich.

1874 Erste Ballonfahrt mit künstlicher Sauerstoffatmung.

1878 Veröffentlichung von P. Berts Werk *La pression barométrique,* in dem er den sinkenden Sauerstoffpartialdruck als Ursache der Höhenkrankheit nachweist.

Medizin

ab 1830 Die zunehmende Urbanisierung führt zur Entstehung grosser Spitäler. Statistische Erhebungen der Symptomhäufigkeit und Therapieerfolge führen u. a. zum Nachweis, dass der Aderlass nicht immer hilfreich ist.

1833 Frankreich importiert 42 Millionen Blutegel für therapeutische Zwecke.

1838 Gewinnung der Salizylsäure (R. Piria, 1815–1865).

1846 W. T. G. Morton (1819–1868) führt die Inhalationsnarkose mit Äther ein.

1847 I. Semmelweis (1818–1865) führt die Desinfektion der Hände mit Chlorkalklösung ein und senkt dadurch die Fälle von Kindbettfieber dramatisch.

1858 R. Virchow (1821–1902) begründet die Zellularpathologie: Die Zelle ist das letzte Element aller lebendigen Erscheinungen – Übergang von makroskopischer zu mikroskopischer Pathologie.

1865 G. Mendel (1822–1884) publiziert die von ihm beobachteten Vererbungsgesetze.

1867 J. Lister (1827–1912) begründet die Antisepsis mit Karbolsäure.

Alpinismus

1829 Erstbesteigung des Finsteraarhorns (4274 m) durch F. J. Hergis mit den Führern J. Leuthold und J. Währen.

1850 Erstbesteigung des Piz Bernina (4049 m) durch J. Coaz und die Gebrüder Tscharner.

1855 Erstbesteigung der Dufourspitze (4634 m) durch J. Smyth und Gefährten.

1861 J. Tyndall besteigt mit J. J. Bennen und U. Wenger das Weisshorn (4505 m). Ferner werden erstbestiegen: Castor, Lyskamm und Schreckhorn. Im folgenden «goldenen Zeitalter des Alpinismus» werden innerhalb von 25 Jahren fast alle wesentlichen Gipfel der Alpen bestiegen.

1865 Erstbesteigung des Matterhorns (4478 m) durch E. Whymper und Gefährten.

1874 F. Grove und Gefährten besteigen den Elbrus (5633 m).

1877 Baron E. Boileau de Castelnau besteigt mit Vater und Sohn P. Gaspard die Meije (3983 m).

1879 A. Mummery und A. Burgener erklettern den Zmuttgrat am Matterhorn.

Höhenmedizin	Medizin	Alpinismus
1890 F. Viault dokumentiert die Polyglobulie bei längerem Höhenaufenthalt als Anpassungsmechanismus.	**1882** R. Koch (1843–1910) entdeckt den Tuberkuloseerreger. Cholezystektomie zur Gallensteinbehandlung.	**1880** E. Whymper und Gefährten besteigen den Chimborazo (6272 m).
1891 T. Egli-Sinclair und E. Guglielminetti untersuchen die Bergkrankheit auf dem Montblanc, E. H. Jacottet stirbt dort an einem Höhenlungenödem.	**1889** C. Brown-Séquard (1817–1894) spritzt sich (71-jährig) tierisches Hodenextrakt und bemerkt eine allgemeine Leistungssteigerung.	**1889** H. Meyer und L. Purtscheller besteigen den Kilimandscharo (5895 m).
1893 Einweihung der Capanna Regina Margherita auf der Punta Gnifetti (4559 m) im Monte-Rosa-Massiv.	**1890** R. Koch stellt das Tuberkulin als vermeintliches Heilmittel vor – E. Behring (1854–1917) entdeckt Antitoxin gegen Diphtherie und Tetanus.	
1894 H. Kronecker untersucht die Folgen des passiven Transportes in die Höhe auf dem Breithorn und sieht die mechanischen Veränderungen als Ursache von Stauungen im Lungenkreislauf an.	**1892** Künstlicher Pneumothorax zur Therapie der Tuberkulose.	**1895** A. F. Mummery verschwindet bei einem Versuch am Nanga Parbat.
A. Mosso beginnt seine Höhenforschung in der Capanna Regina Margherita. Der Soldat Ramella überlebt ein Höhenlungenödem.	**1896** S. Riva-Rocci (1863–1937) führt Blutdruckmessungen durch. **1899** A. Bier (1861–1949) und T. Tuffier (1857–1929) stellen die Spinalanästhesie vor.	**1898** M. Zurbriggen erreicht den Aconcagua (6960 m).
1897 A. Mosso publiziert die Theorie von der «Akapnie» als Ursache der Bergkrankheit.	Einführung des Aspirin als Medikament.	
1901 Die Capanna Regina Margherita wird zum internationalen Laboratorium erklärt und noch intensiver genutzt.	**1900** Entdeckung der Blutgruppen macht sicherere Bluttransfusionen möglich. **1903** W. Einthoven (1860–1927) entwickelt das EKG.	
1906 Publikation der höhenphysiologischen Forschungen von N. Zuntz und Mitarbeitern; A. Durig setzt die Studien auf dem Monte Rosa fort.	**1906** Der Begriff «Sportarzt» wird erstmals gebraucht. **1908** Hautdesinfektion mit Jod vor Operation.	**1906** Die Expedition des Duca degli Abruzzi erforscht das Rwenzori-Gebirge und besteigt die meisten Gipfel.
1907 R. O. Ward betont den Unterschied zwischen der kurzen Höhenexposition in der Unterdruckkammer und einem Gebirgsaufenthalt von längerer Dauer. Eröffnung des Istituto Scientifico Mosso auf dem Col d'Olen (2840 m).		**1906** K. Blodig und O. Eckenstein besteigen mit A. Brocharel den Mont Brouillard (4053 m), den letzten Viertausender der Alpen. **1907** T. Longstaff und Gefährten besteigen den Trisul (7127 m), den ersten Siebentausender.

Höhenmedizin

1910 Expedition des *International Committee for the Study of the Effects of High Altitudes* nach Teneriffa.

1911 Anglo-amerikanische Expedition zum Pikes Peak.

1913 T. H. Ravenhill gibt klinische Beschreibungen von Bergkrankheit, Höhenlungenödem und Höhenhirnödem in Peru.

1916 A. M. Kellas erörtert die Frage der physiologischen Voraussetzungen für eine Besteigung des Mount Everest.

1921/22 Expedition nach Cerro de Pasco zur Untersuchung der Akklimatisation.

1922 Gründung des *Schweizerischen Forschungsinstituts für Hochgebirgsklima und Tuberkulose* in Davos.

1924 «High altitude deterioration» bei britischer Everest-Expedition beschrieben.

1925 D. Adlersberg und O. Porges berichten über die Beeinflussung der Bergkrankheit durch künstliche Azidose.

1931 Eröffnung der hochalpinen Forschungsstation Jungfraujoch (3457 m).

1935 Internationale Höhenexpedition nach Chile.

1937–1939 Forschung deutscher Luftfahrtphysiologen auf dem Jungfraujoch und dem Monte Rosa.

1940 Tonometrie (Festigkeitsmessung) der weiblichen Brust auf dem Jungfraujoch.

Medizin

1910 P. Ehrlich führt Salvarsan zur Therapie der Syphilis ein.
In Stockholm wird die erste Klinik für strahlentherapeutische Krebsbehandlung eröffnet.

1914 E. Kendall (1886–1972) isoliert das Thyroxin aus der Schilddrüse.

1918 Die weltweite Grippeepidemie fordert 30 Millionen Todesopfer, mehr als der Erste Weltkrieg.

1921 F. Banting (1891–1941) und C. Best (1899–1979) isolieren das Insulin.
Inhalationsnarkosen werden durch die endotracheale Intubation vereinfacht.
In London wird der erste öffentliche Blutspendedienst eingerichtet.

1923 Erste erfolgreiche Operation einer Mitralstenose (E. Cutler)

1928 G. Papanicolaou (1883–1962) erkennt die Möglichkeiten der Krebsfrüherkennung durch Vaginalabstriche.

1929 W. Forssmann (1904–1979) führt im Selbstversuch die erste Herzuntersuchung mit einem Katheter durch.

1934 E. Kendall (1886–1972) isoliert Cortison aus der Nebennierenrinde.

1934–1939 Im Dritten Reich werden 360 000 Zwangssterilisationen durchgeführt.

1935 Zur Behandlung psychischer Störungen werden neurochirurgische Eingriffe entwickelt und vermehrt eingesetzt.

1937 Elektroschocktherapie zur Behandlung psychisch kranker Patienten.

1939/42 Entwicklung des Penizillin.

Alpinismus

1909 Die Expedition des Duca degli Abruzzi erreicht an der Chogolisa die Höhe von 7500 m.

1913 H. Stuck und Gefährten besteigen den Mount McKinley (6194 m).

1914–1918 Der Erste Weltkrieg tobt auch in den Dolomiten. Auf dem Gipfel des Ortlers (3902 m) steht eine Kanone.

1921 Britische Erkundungsexpedition zum Mount Everest.

1922 Die Briten erreichen am Mount Everest die Höhe von 8230 m.

1924 E. Norton erreicht am Everest 8573 m ohne Sauerstoff; G. Mallory und A. C. Irvine verschwinden.

1929 und 1931 Besteigungsversuche am Kangchendzönga (8598 m).

1931 E. Shipton und Gefährten besteigen den Kamet (7756 m).

1931 Die Gebrüder Schmid durchsteigen die Matterhorn-Nordwand.

1933 E. Comici und die Brüder Dimai durchklettern die Nordwand der Grossen Zinne.

1934 und 1937 Deutsche Besteigungsversuche und Tragödien am Nanga Parbat (8125 m).

1936 N. E. Odell und H. W. Tilman erklettern den Nanda Devi (7816 m).

Höhenmedizin	Medizin	Alpinismus
		1938 Lösung der «letzten Probleme» in den Alpen: A. Heckmair und Gefährten erklettern die Eigernordwand; R. Cassin und Gefährten den Walkerpfeiler in den Grandes Jorasses.
	1944 Streptomycin zur medikamentösen Therapie der Tuberkulose wird entdeckt.	
1946 *Operation Everest One* – Simulation einer Besteigung des Mount Everest in der Unterdruckkammer.		
	1950 Nierentransplantation an eineiigen Zwillingen (R. Lawler 1895–1962).	**1950** M. Herzog und L. Lachenal ersteigen den ersten Achttausender, die Annapurna (8091 m).
		1952 G. Magnone und Gefährten durchsteigen die Westwand der Drus: Wende im Alpinismus?
		1953 E. Hillary und Sherpa Tenzing ersteigen den Mount Everest (8850 m), Hermann Buhl den Nanga Parbat (8125 m).
		1954 A. Compagnoni und L. Lacidelli besteigen den K2 (8611 m). H. Tichy und Gefährten besteigen in einer Kleinstexpedition den Cho Oyu (8201 m).
1955 L. Lizárraga und A. Bardalez publizieren in Peru detaillierte Beschreibungen von Höhenlungenödemen.		**1955** Walter Bonatti durchklettert in fünf Tagen allein den Westpfeiler des Dru. Die Briten steigen auf den Kanchendzönga (8598 m), die Franzosen auf den Makalu (8481 m).
		1956 Erstbesteigung des Manaslu (8156 m) und des Lhotse (8511 m).
		1957 Der Broad Peak (8047 m) wird bei einer Kleinexpedition von H. Buhl und Gefährten erstiegen.
		1958 W. Harding und Gefährten durchsteigen die «Nose» am El Capitán in insgesamt eineinhalb Jahren.
	1959 Erste operative Implantation eines Herzschrittmachers (A. Senning).	
1960 H. Hultgren / W. Spickard und C. Houston publizieren in englischer Sprache über das Höhenlungenödem.	**1960** Einführung des ersten oralen Ovulationshemmers.	**1960** Der Dhaulagiri (8167 m) wird von einer Schweizer Expedition bestiegen.
1960/61 *Himalayan Scientific and Mountaineering Expedition* (Silver Hut).		

Höhenmedizin	Medizin	Alpinismus
		1961 Erste Winterdurchsteigung der Eigernordwand durch T. Kinshofer und Gefährten.
1964 R. Fitch publiziert über das Höhenhirnödem.	1964 Andreas Grünzig entwickelt die Angioplastie.	1963 Erste Überschreitung des Mount Everest durch T. Hornbein und W. Unsoeld.
1966 Placebokontrollierte Studien zur Prophylaxe der Bergkrankheit mit Acetazolamid.	1967 Erste aorto-coronare Bypass-operation (R. Falvaro). G. N. Hounsfield beginnt mit der Entwicklung des Computertomografen. Ch. Barnard transplantiert das erste menschliche Herz.	1970 Ch. Boningtons Expedition durchsteigt die Annapurna-Südwand.
1969 I. Singh publiziert seine Erfahrung mit grossen Zahlen bergkranker Soldaten und Autopsiebefunden im Grenzkonflikt zwischen Indien und China.		1972 R. Messner und Gefährten durchsteigen die Manaslu-Südwand.
1967–1979 Forschungsprogramm zur Ätiologie und Prävention der Bergkrankheit am Mount Logan (Alaska).	1974 Impfstoff gegen Hepatitis B wird entwickelt und in den nächsten Jahren klinisch erprobt.	1975 Durchsteigung der Everest-Südwestwand durch D. Scott und D. Haston. Der Hidden Peak (8068 m) wird von R. Messner und P. Habeler im Alpinstil erstürmt.
1973 In Pheriche errichtet die *Himalayan Rescue Organisation* eine Klinik. Italienische Everest-Expedition mit physiologischen Untersuchungen.	1978 Geburt von Louise Brown, dem ersten Retortenbaby.	1978 R. Messner und P. Habeler besteigen den Mount Everest ohne künstlichen Sauerstoff. Messner besteigt anschliessend den Nanga Parbat solo auf einer neuen Route.
1981 *American Medical Research Expedition* auf den Mount Everest.	1979 WHO erklärt die Pocken für ausgerottet.	1980 Erste Besteigung des Mount Everest im Winter durch K. Wielicki. Erste Solobesteigung durch R. Messner.
1983 Wiederbeginn höhenmedizinischer Forschung in der Capanna Regina Margherita, erste Untersuchungen zur Prävalenz der Bergkrankheit in den Alpen.	1984 Nachweis des HI-Virus (L. Montagnier).	1986 R. Messner komplettiert die 14 Achttausender, wenig später folgt J. Kukuczka.
1984 Wiederbeginn höhenphysiologischer Untersuchungen im Observatoire Vallot.		

Index

Kursiv gesetzte Zahlen verweisen auf Bildlegenden.

Dank und Bildnachweis

Viele geduldige Freunde haben uns in den letzten Jahren zugehört, haben mitgedacht und uns so geholfen. Prof. Beat Rüttimann, Ordinarius für Geschichte der Medizin an der Universität Zürich, Prof. Peter Bärtsch, Ordinarius für Sportmedizin der Universität Heidelberg, Aila de la Rive und Christoph Slangen haben unser Manuskript durchgesehen und wertvolle Anregungen vermittelt.

In zahlreichen Bibliotheken war man uns bei der oft schwierigen Literatursuche behilflich. Besonders danken wir den Angestellten der Zentralbibliothek Zürich, Frau Heidi Segers im Medizinhistorischen Institut der Universität Zürich und Frau Ruth Simons, Friedrich Ebert-Stiftung Bonn. Sie haben es uns ermöglicht, auch verborgene Schriften und Illustrationen zu finden.

Die Schweizerische Stiftung für Alpine Forschung mit ihrem Präsidenten, Jürg Marmet, hat uns finanziell unterstützt und Hinweise zur Sauerstoffbenützung bei den schweizerischen Mount-Everest-Expeditionen geliefert.

Frau Charlotte Neuenschwander hat unser Manuskript mit viel Geduld bearbeitet, der Lektor Andres Betschart hat es sensibel verbessert. Heinz von Arx hat dem Werk mit der grafischen Gestaltung den letzten Schliff gegeben.

Ihnen allen sei hier herzlich gedankt.

Elisabeth Simons und Oswald Oelz

Schweizerisches Alpines Museum, Bern: S. 113.

Centre d'iconographie Genevoise, Genf: S. 48.

Privatbesitz Jürg Marmet: S. 177.

Privatbesitz/Archiv Oswald Oelz: S. 11, 95, 98, 131, 181, 183, 189, 193.

Medizinhistorisches Institut der Universität Zürich: S. 71.

Zentralbibliothek Zürich, Grafische Sammlung: S. 31, 49, 51, 55.

Akademija nauk SSSR. Personal 'nyj sostav: 1724–1917, Moskau 1974: S. 53.

Bert, Paul: La Pression barométrique, Paris 1878: S. 87, 89.

Durig, Arnold: Physiologische Ergebnisse der im Jahre 1906 durchgeführten Monte Rosa Expedition. Denkschrift der kaiserlichen Akademie der Wissenschaften 86 (1911): S. 133.

Finch, George I.: Der Kampf um den Everest, Leipzig 1925: S. 155.

Guglielminetti, Ernest: Le Mal des Altitudes, Paris 1901: S. 85, 99, 101, 103, 104, 105.

Hugi, Franz Josef: Naturhistorische Alpenreise, Solothurn 1830: S. 69.

Loewy, Adolf: Physiologie des Höhenklimas, Berlin 1932: S. 129, 169.

Mosso, Angelo: Life of Man on the High Alps, London 1898: S. 83, 114, 115.

Norton, Edward F.: Bis zur Spitze des Mount Everest. Die Besteigung 1924, Basel 1926: S. 157.

Scheuchzer, Johann Jakob: Itinera per Helvetiae Alpines regiones, Leiden 1723: S. 19.

Scheuchzer, Johann Jakob: Naturgeschichte des Schweizerlandes, Zürich 1746: S. 37, 39.

Schrötter, Hermann von: Zur Kenntnis der Bergkrankheit, Wien/Leipzig 1899: S. 147.

Stumpf, Johannes: Gemeiner loblicher Eydgnoschafft, Stetten, Landen und Völckeren Chronick wirdiger thaaten beschreybung, Zürich 1548: S. 21.

Suter, Felix (Ed.): 75 Jahre Schweizerisches Forschungsinstitut für Hochgebirgsklima und Medizin, Davos 1997: S. 161.

Zuntz, Nathan u. a.: Höhenklima und Bergwanderungen in ihren Wirkungen auf den Menschen, Berlin 1906: S. 25, 35, 119, 121, 123, 199.

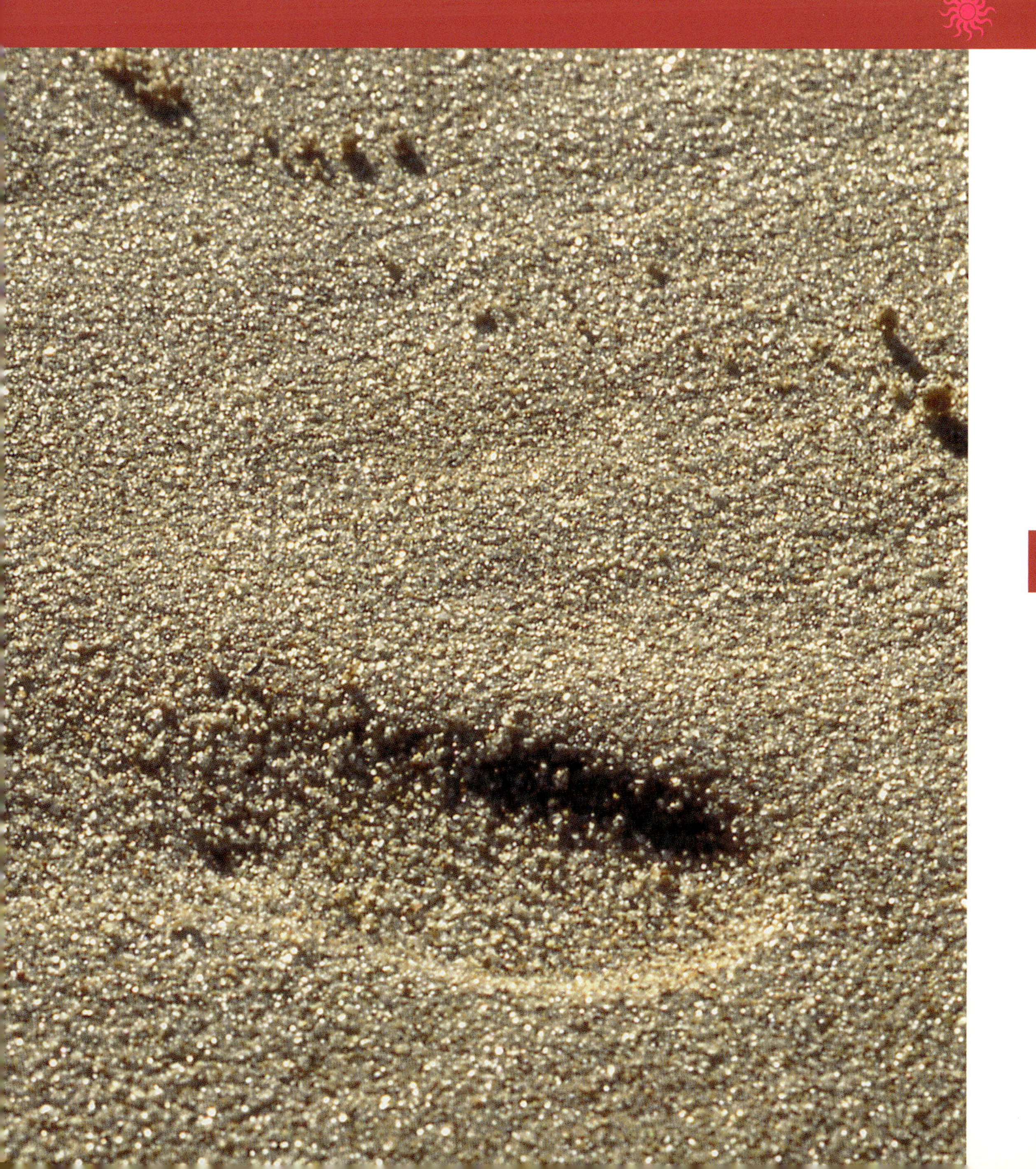

Mit dem Blick in die Vergangenheit verklärt sich vieles. Das führt bisweilen zu der irrigen Meinung, dass früher alles besser gewesen sei als heute. Das stimmt natürlich nicht und ist genauso falsch wie die Vermutung, die Menschen früherer Tage könnten einfältiger gewesen sein, nur weil sie über die technischen Hilfsmittel nicht verfügten, die für uns heute selbstverständlich sind. Man braucht sich nur einen mittelalterlichen Dom anzuschauen, und man staunt über die Baukunst.
Umgekehrt stellt sich die Frage, warum die Welt heute nicht besser dasteht als zum Beispiel vor 2000 Jahren. Auch heute gibt es Mord, Totschlag und Krieg. Das Böse ist immer noch da und führt eine unheimliche Regentschaft. Hat sich denn, so könnte man fragen, nichts zum Guten gewendet seit den Tagen des Jesus von Nazareth? Gewiss: Die Liebe hat Einzug gehalten in den Herzen. Auf der anderen Seite hat doch aber jeder auch heute noch genug an der Bosheit zu leiden, die ihm widerfährt. Und wer könnte von sich sagen, dass er selbst ganz frei sei von eigener Bosheit, mit der er anderen und sich selbst Schaden zufügt.
Die Menschheit lebt nicht im Paradies, und sie ist auch weit davon entfernt, wieder paradiesische Zustände zu erlangen. Das liegt daran, dass mit jedem Menschenleben die Geschichte gleichsam bei Null beginnt. Jeder Mensch muss sich erst mühsam durchringen, um seinen Teil für eine bessere Welt beizutragen. Mit jeder Geburt fängt das Wagnis wieder von vorne an. Mit jedem Tod endet das, was der Apostel Paulus einmal „Stückwerk“ genannt hat. Wir bauen an einer heilen Welt und fangen doch jeden Tag neu damit an.

Andreas Schaller

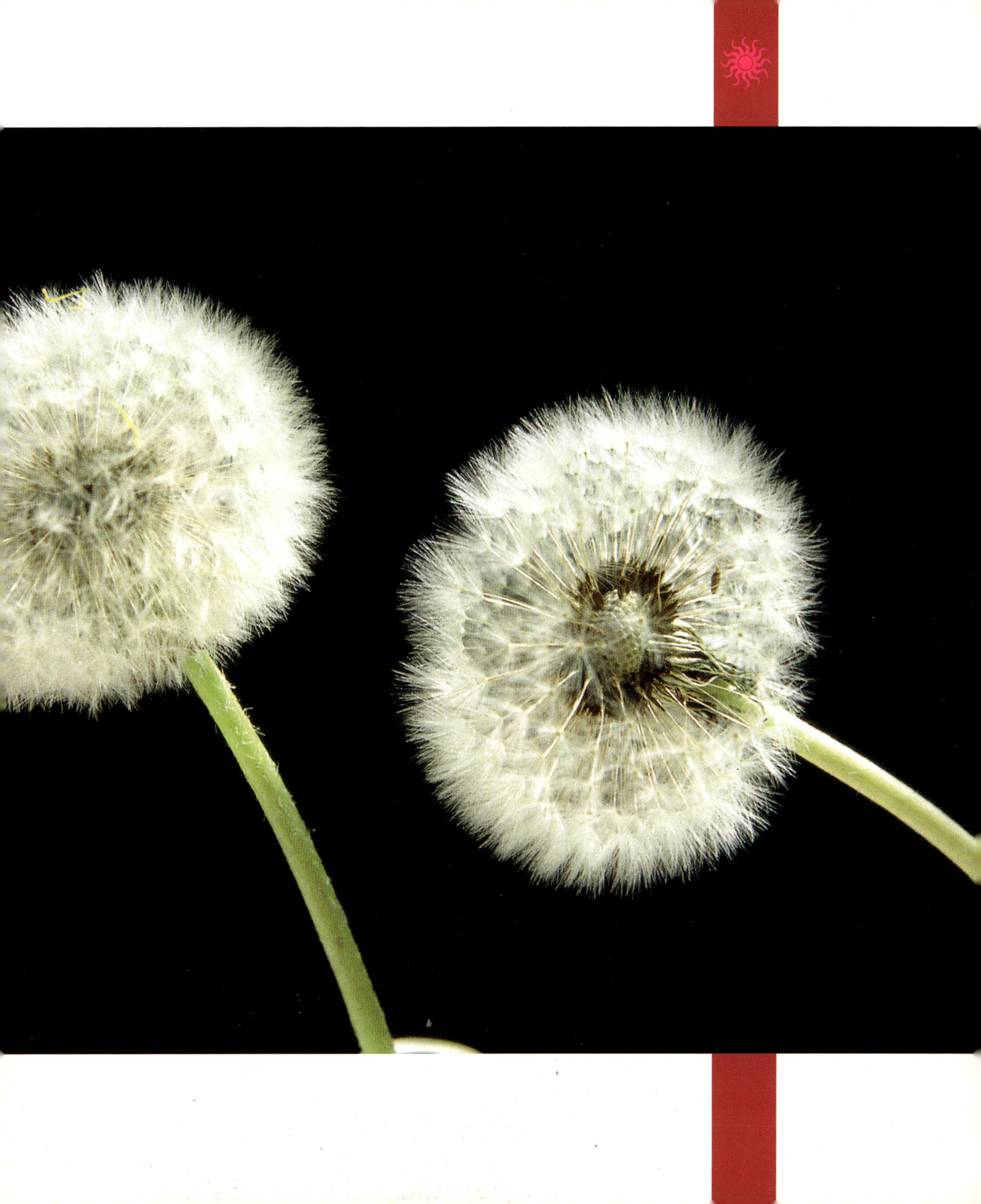

Quellennachweis

Seite 7: Aus: *Max Frisch,* Tagebuch 1946–1949, © Suhrkamp Verlag, Frankfurt am Main 1950
Seite 8: Aus: *Josef Imbach,* Woran Gott glaubt. Denkanstöße für Zeitgenossen, Echter Verlag, Würzburg 2004
Seite 12: Aus: *Jörg Zink,* Wie wir beten können, © Kreuz Verlag, Stuttgart 2002, S. 30
Seite 15: Aus: *Elisabeth Lukas,* Wie Leben gelingen kann, © by Gütersloher Verlagshaus in der Verlagsgruppe Random House GmbH, München, 4. Auflage 2000
Seite 18: *Josef Wienand,* unveröffentlichter Text, Rechte beim Autor
Seite 21: *Reinhard Abeln,* Rechte beim Autor
Seite 25: *Walter Rupp SJ,* unveröffentlichter Text, Rechte beim Autor
Seite 26: Aus: *Fjodor Dostojewski,* Sämtliche Werke in 10 Bänden, Piper Verlag, München 1980
Seite 30: Aus: *Rüdiger Funiok,* Meinen Alltag meditieren, Verlagsgesellschaft Gerhard Kaffke, Aschaffenburg 1985
Seite 33: *Hermann Ritter,* unveröffentlichter Text, Rechte beim Autor
Seite 37: Aus: *Dorothee Sölle,* Liebe deinen Nächsten wie dich, in: Hans Jürgen Schultz (Hrsg.), Was der Mensch braucht. Anregungen für eine neue Kunst zu leben, © Kreuz Verlag, Stuttgart 1977, S. 216f
Seite 38: *Walter Rupp SJ,* Rechte beim Autor
Seite 42: Aus: *Wunibald Müller,* Von der Sehnsucht heimzukehren, © Matthias-Grünewald-Verlag, Mainz, 2. Auflage 1997, S. 25 bzw. S. 28
Seite 45: *Walter Rupp SJ,* unveröffentlichter Text, Rechte beim Autor
Seite 48: Aus: *Nina Larisch-Haider,* Von der Kunst, sich selbst zu lieben, Kösel-Verlag, München 1993
Seite 51: *Andreas Schaller,* unveröffentlichter Text, Rechte beim Autor
Seite 54: *Walter Rupp SJ,* unveröffentlichter Text, Rechte beim Autor
Seite 57: Aus: *Heinrich Fries,* Fundamentaltheologie, Styria Verlag Graz–Wien–Köln
Seite 60: Aus: *Alex Lefrank SJ,* „An unsere Freunde“, Zeitschrift der Jesuiten 3/03
Seite 62: *Andreas Schaller,* unveröffentlichter Text, Rechte beim Autor
Seite 67: *Josef Wienand,* Rechte beim Autor
Seite 68: Aus: *Teilhard de Chardin,* Der Glaube an das Leben. Mein Universum, © Patmos Verlagshaus GmbH & Co. KG, Düsseldorf 1973
Seite 73: Aus: *Kurt Marti,* Grenzverkehr, Neukirchener Verlag, Neukirchen-Vluyn 1976
Seite 75: Aus: *Albert Keller SJ,* GKP-Informationen (Gesellschaft katholischer Publizisten) III / 2003 (Rechte beim Autor)
Seite 78: *Andreas Schaller,* Rechte beim Autor

Besuchen Sie uns im Internet:
www.rosenheimer.com

Bildnachweis: Thomas Ebelt, Mölln: S. 2, 13; Klaus G. Förg, Rosenheim: S. 1, 6, 14, 19, 27, 40/41, 44, 49, 52/53, 64/65, 76/77; Andrea Göppel, Bobingen: S. 9, 10/11, 20, 34/35, 46/47, 56, 74; Albert Gruber, Lajen: S. 16/17, 22/23, 28/29, 31, 39, 43, 50, 55, 61, 66, 69, 70/71, 72, 79; Bernd Römmelt, München: S. 4/5, 24, 32, 36, 58/59; Ilona Stoiber, Bad Aibling: S. 63

Seitenlayout und Satz: avak Publikationsdesign, München
Lithografie: Scan Stragenegg, Kolbermoor
Druck und Bindung: L.E.G.O. S.p.A., Vicenza
Printed in Italy

ISBN 10 3-475-53804-0
ISBN 13 978-3-475-53804-9